人体解剖
彩色图谱

COLOUR ATLAS OF HUMAN ANATOMY

第 3 版

主 编 郭光文 王 序
审 校 何维为 于 频 刘万生

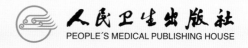

人民卫生出版社
PEOPLE´S MEDICAL PUBLISHING HOUSE

图书在版编目（CIP）数据

人体解剖彩色图谱/郭光文，王序主编. —3版. —北京：人民卫生出版社，2017

ISBN 978 - 7 - 117 - 25615 - 5

Ⅰ. ①人… Ⅱ. ①郭… ②王… Ⅲ. ①人体解剖学–图谱 Ⅳ. ①R322 - 64

中国版本图书馆CIP数据核字(2017)第288646号

| 人卫智网 | www.ipmph.com | 医学教育、学术、考试、健康，购书智慧智能综合服务平台 |
| 人卫官网 | www.pmph.com | 人卫官方资讯发布平台 |

人体解剖彩色图谱
第 3 版

主　　编：郭光文　王　序
出版发行：人民卫生出版社（中继线 010-59780011）
地　　址：北京市朝阳区潘家园南里19号
邮　　编：100021
E - mail：pmph @ pmph. com
购书热线：010-59787592　010-59787584　010-65264830
印　　刷：人卫印务（北京）有限公司
经　　销：新华书店
开　　本：787×1092　1/16　印张：19
字　　数：511千字
版　　次：1986 年 12 月第 1 版　　2018 年 11 月第 3 版
　　　　　2023 年 12 月第 3 版第 10 次印刷（总第 58 次印刷）
标准书号：ISBN 978 - 7 - 117 - 25615 - 5
定　　价：88.00 元

主　　　编　郭光文　王　序

审　　　校　何维为　于　频　刘万生

编　　　者　中国医科大学：郭光文　刘万生　刘元健　曹郁琦

浙江医科大学：邵静山　张克劬

华西医科大学：刘怀琛　丘　明　董　炘

遵义医学院：李名扬　王文贵　陈子为

绘　　　图　中国医科大学：王　序　姚承璋　董　为　李鸿珍

赵连明　李文成　吴宝至　陈桂芳

韩君玉　高　原

浙江医科大学：应肖慰

华西医科大学：彭明莹　王礼冰

遵义医学院：彭炳元

标 本 制 作　中国医科大学：段坤昌　孙静荣

浙江医科大学：曹润卿　单宇定　秦锡荣

华西医科大学：彭庆恩

遵义医学院：王文贵

摄　　　影　中国医科大学：邵景旭

数字资源编者　首都医科大学：王　昊

三 版 前 言

　　《人体解剖彩色图谱》自 1986 年出版以来，承蒙全国各医学院校及医疗单位广大读者的支持和厚爱，迄今已重印 40 余次，曾先后荣获"第四届全国优秀科技图书一等奖"和人民卫生出版社颁发的"首届最佳双效益图书一等奖"。该图谱之所以能够取得这些可喜的成绩，之所以能够成为准确反映国人形态结构特点和我国医学绘图风格、适合于医学生人体解剖学学习和医务工作者临床实践需要的首部国内专家自编的人体彩色图谱，主要得益于该图谱明确的编写宗旨，以及解剖学专家与医学美术专家的亲密合作。

　　随着我国科学技术的进步与发展，本图谱也应与时俱进。在编绘方面，虽然本人年逾九旬，深感力不从心，但仍竭力编绘了头部及躯干部主要断面图 18 幅，为学习 CT、MR 提供重要脏器形态结构和毗邻位置关系的解剖学基础知识。另外，为充分吸纳数字化产品在解剖图谱出版方面的优势，本图谱第三版通过纸数融合的形式增补了 3D、AR 等数字化内容，这部分新增补的内容能否达到广大读者的需求尚需实践验证。悬望各位读者提出宝贵意见，以便进一步改进和完善。

　　当值本图谱第三版出版之际，我们以缅怀之情谨向为本图谱做出贡献的辞世编者及医学美术家们致哀永垂。

郭光文

2018 年 5 月

二 版 前 言

　　《人体解剖彩色图谱》第一版是我国自编的第一部供全国高等及中等医学院校、各医药卫生学习班和各医疗单位使用的彩色图谱。本图谱自 1986 年出版以来，迄今已逾 20 年，承蒙广大读者的支持，现已重印多次。在此期间，本图谱于 1988 年荣获国家新闻出版总署颁发的"第四届全国优秀科技图书一等奖"，1998 年荣获人民卫生出版社颁发的"首届最佳双效益图书一等奖"。这些成就的取得，除中国医科大学、浙江医科大学、华西医科大学及大连医科大学的编绘者共同努力和团结协作外，亦受益于上海医科大学、上海第二医科大学、北京医科大学、首都医科大学、同济医科大学、白求恩医科大学和哈尔滨医科大学等 11 所院校解剖学教研室的同道们，以及郑思竞、何光篪、王永豪、张培林、李墨林、毛增荣、黄瀛、钟世镇等 20 多位老一辈著名专家教授的亲切指导和大力支持。值此第二版出版之际，再次向各兄弟院校的同道们和各位老专家教授表示诚挚的谢意。

　　本图谱第一版与当时的人体解剖学教材均采用 1957 年公布的汉文和拉丁文对照的解剖学名词。随着科学技术的发展和全国有关专业的需要，我国成立了全国自然科学名词审定委员会，并于 1991 年由解剖学名词审定委员会公布了新的人体解剖学名词。其后各版人体解剖学教材皆依据新公布的汉文和英文对照的解剖学名词进行编写。为适应新形势，决定本图谱第二版也相应将全部拉丁文名词改为英文，同时也将个别汉文名词依据新公布的汉文名词予以改正。

　　当值本图谱第二版出版之际，我们以缅怀之情谨向为第一版做出贡献的辞世编者王序教授、刘万生教授、邵静山教授、李明扬教授以及为本图谱赋予亲切指导的我国著名专家教授们致哀永垂。

　　由于时间和水平等条件所限，我们深信本图谱的内容和设计等仍未趋完善，悬望各位读者见谅指正。

郭光文

2008 年 3 月

一 版 前 言

1978 年根据卫生部的指示，由中国医科大学主编，浙江医科大学、华西医科大学、遵义医学院和中国医科大学共同编绘的《人体解剖挂图》，已于1983 年全部出版发行。《人体解剖挂图》是我国自编的第一套供全国高等及中等医药院校、各种医药卫生学习班和各医疗单位使用的大型彩色挂图，现正在全国各地广泛应用。在我们编绘《人体解剖挂图》过程中，许多院校曾屡次提出建议，鉴于人体形态结构和层次毗邻关系的复杂特点，同时在我国至今又无自编的彩色系统解剖图谱等实际情况，希望我们再继续编绘一部《人体解剖彩色图谱》，以适于人体解剖学教学、各医疗单位和医务工作者使用，填补我国此类书籍的空白。众所周知，形态学书籍的插图或形态学图谱专著，对形态结构的理解十分重要，但现有解剖学书籍插图或系统解剖图谱都是线条图和水墨图两类。由于受到这两类绘图方法的限制，在表现上不易清晰逼真地显示人体的复杂形态结构和层次毗邻关系。为此，经研究决定由我们四个院校的编绘人员，在《人体解剖挂图》的基础上，又编著这部《人体解剖彩色图谱》。

由于彩色图的绘制工作难度较大，费时较长，本图谱的一部分图是采用《人体解剖挂图》原稿或修改后的原稿缩制而成，另一部分图稿则是根据实际需要增补绘制的。大多数图稿以实物标本写生为主，力求反映国人的形态结构特点和我国的医学绘图风格，少数图稿是参阅国内外若干资料予以综合或更改后绘制而成。

本图谱全书共有 500 余幅图，按运动系统、消化系统、呼吸系统、泌尿生殖系统、循环系统、神经系统、感觉器、内分泌系统和局部解剖等分部编排。为了节省篇幅和考虑到某些院校的解剖学教学侧重于局部解剖的实际情况，本书的编排包括系统解剖和局部解剖两部分内容。在系统解剖部分中，对某些内容仍按《人体解剖挂图》所采用的一图多用表现方法进行设计绘制，例如各部肌肉、动脉和脊神经等内容，均在局部解剖图中予以综合展示，而未作独立部分或完整系统编排。因此，使用本图谱时可分别在运动系统、循环系统和神经系统的文字说明中查找各部肌肉、动脉和脊神经内容的图号。

本图谱的编绘分工是：运动系统由浙江医科大学和中国医科大学；消化系统、循环系统、内分泌系统由中国医科大学；呼吸系统由浙江医科大学；泌尿生殖系统由遵义医学院和中国医科大学；神经系统由遵义医学院和华西医科大学；感觉器由华西医科大学；局部解剖由中国医科大学和浙江医科大学的设计者、绘图者、标本制作者和摄影者共同编绘的，最后由主编负责统一编排整理、审修校对和引线注字，中国医科大学刘元健同志协助主编做了大量工作。本图谱的 X 线像，大部分由中国医科大学附属第一、三医院放射线科及口腔系提供。

本图谱在编绘过程中，承蒙上海医科大学、上海第二医科大学、上海中医学院、北京医科大学、首都医科大学、北京中医学院、重庆医学院、同济医科大学、哈尔滨医科大学、白求恩医科大学、暨南大学医学院等解剖教研室的同志们以及郑思竞、何光篪、王永豪、张培林、李墨林、杨保淑、张家瑜、毛增荣、黄瀛、蒋文华、陈遥良、陈芝仪、许天禄、钟世镇、罗治寰、关粤玲、袁琏、王健本、张祐曾、刘正津、翁嘉颖、姜均本、戴桂林、王根本、邹令哲等教授专家的大力支持，并提出许多宝贵意见，在此一并表示谢意。

由于我们的编绘水平有限，本图谱难免存在许多缺点和错误，恳望同道和广大读者不吝指正，以便将来修订提高。

郭光文　王　序

获取图书配套增值内容步骤说明

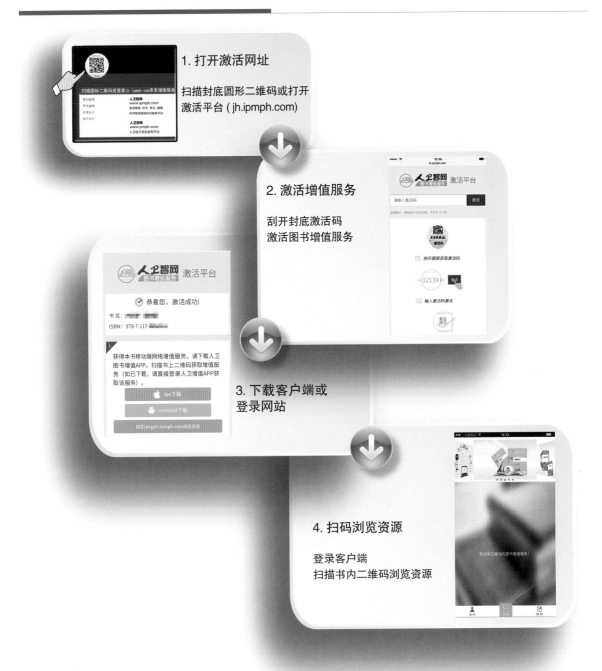

1. 打开激活网址

扫描封底圆形二维码或打开激活平台 (jh.ipmph.com)

2. 激活增值服务

刮开封底激活码激活图书增值服务

3. 下载客户端或登录网站

4. 扫码浏览资源

登录客户端
扫描书内二维码浏览资源

AR 互动：

1. 登录"人卫图书增值"APP；
2. 将图书下载到本地；
3. 点击图书封面，进入图书页面，下载模型；
4. 使用 APP "AR 扫描"功能，扫描书中带有"AR"图标的图片，即可体验增强现实的 AR 内容。

目　录

LIST OF ILLUSTRATIONS

图 Figure　　　　　　　　　　　　　　　　　　　　　　　　　　　　　　　页 Page

Ⅰ. 运动系统　Locomotor system

Ⅱ. 消化系统　Digestive system

Ⅲ. 呼吸系统　Respiratory system

VI. 神经系统　Nervous system

VII. 感觉器 Sensory organs

Ⅷ. 内分泌系统　Endocrine system

Ⅸ. 局部解剖　Topography

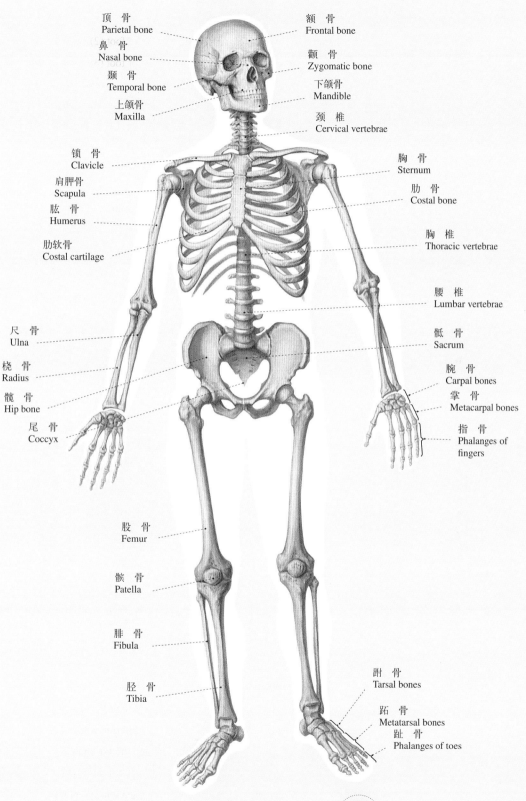

顶 骨
Parietal bone

额 骨
Frontal bone

鼻 骨
Nasal bone

颧 骨
Zygomatic bone

颞 骨
Temporal bone

下颌骨
Mandible

上颌骨
Maxilla

颈 椎
Cervical vertebrae

锁 骨
Clavicle

胸 骨
Sternum

肩胛骨
Scapula

肋 骨
Costal bone

肱 骨
Humerus

胸 椎
Thoracic vertebrae

肋软骨
Costal cartilage

腰 椎
Lumbar vertebrae

尺 骨
Ulna

骶 骨
Sacrum

桡 骨
Radius

腕 骨
Carpal bones

髋 骨
Hip bone

掌 骨
Metacarpal bones

尾 骨
Coccyx

指 骨
Phalanges of
fingers

股 骨
Femur

髌 骨
Patella

腓 骨
Fibula

跗 骨
Tarsal bones

胫 骨
Tibia

跖 骨
Metatarsal bones

趾 骨
Phalanges of toes

1. 全身骨骼（前面观）
The skeleton. Anterior aspect

扫描图片
体验 AR

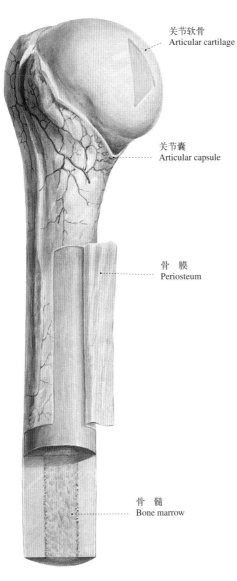

关节软骨
Articular cartilage

关节囊
Articular capsule

骨膜
Periosteum

骨髓
Bone marrow

新鲜骨的构造
Structure of a living bone

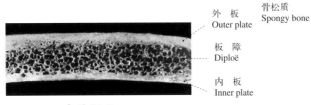

外板
Outer plate

板障
Diploë

内板
Inner plate

扁骨断面
Section of the flat bone

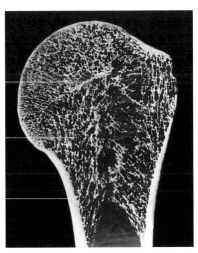

骺线
Epiphisial line

骨松质
Spongy bone

骨密质
Compact bone

肱骨上端冠状切面
Coronal section through the upper end
of the humerus

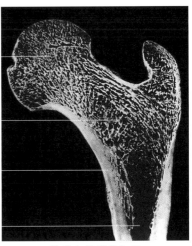

骺线
Epiphisial line

骨松质
Spongy bone

骨密质
Compact bone

髓腔
Medullary cavity

股骨上端冠状切面
Coronal section through the upper end
of the femur

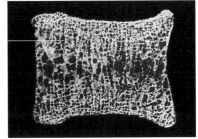

骨松质
Spongy bone

椎体冠状切面
Coronal section through the body of
vertebra

2. 骨的构造
Structure of the bones

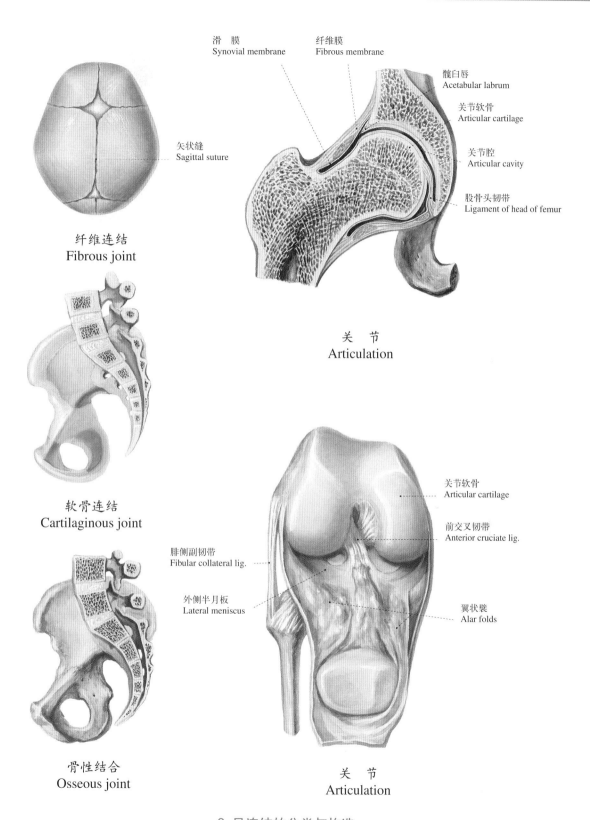

滑 膜
Synovial membrane

纤维膜
Fibrous membrane

髋臼唇
Acetabular labrum

关节软骨
Articular cartilage

关节腔
Articular cavity

股骨头韧带
Ligament of head of femur

矢状缝
Sagittal suture

纤维连结
Fibrous joint

关 节
Articulation

软骨连结
Cartilaginous joint

关节软骨
Articular cartilage

前交叉韧带
Anterior cruciate lig.

腓侧副韧带
Fibular collateral lig.

外侧半月板
Lateral meniscus

翼状襞
Alar folds

骨性结合
Osseous joint

关 节
Articulation

3. 骨连结的分类与构造
Classification and structure of the joints

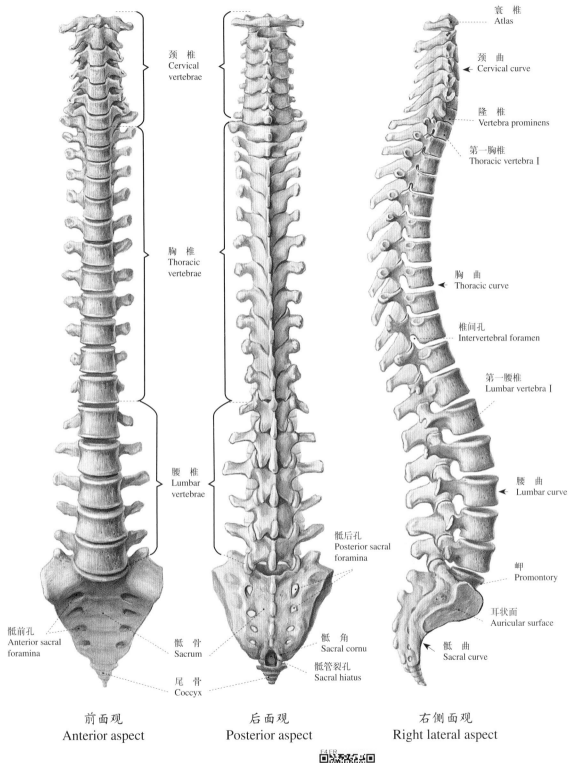

颈 椎
Cervical
vertebrae

寰椎
Atlas

颈 曲
← Cervical curve

隆 椎
Vertebra prominens

第一胸椎
Thoracic vertebra I

胸 椎
Thoracic
vertebrae

胸 曲
← Thoracic curve

椎间孔
Intervertebral foramen

第一腰椎
Lumbar vertebra I

腰 椎
Lumbar
vertebrae

腰 曲
← Lumbar curve

骶后孔
Posterior sacral
foramina

岬
Promontory

耳状面
Auricular surface

骶前孔
Anterior sacral
foramina

骶 骨
Sacrum

骶 角
Sacral cornu

骶 曲
Sacral curve

尾 骨
Coccyx

骶管裂孔
Sacral hiatus

前面观
Anterior aspect

后面观
Posterior aspect

右侧面观
Right lateral aspect

4. 脊柱全貌
The vertebral column

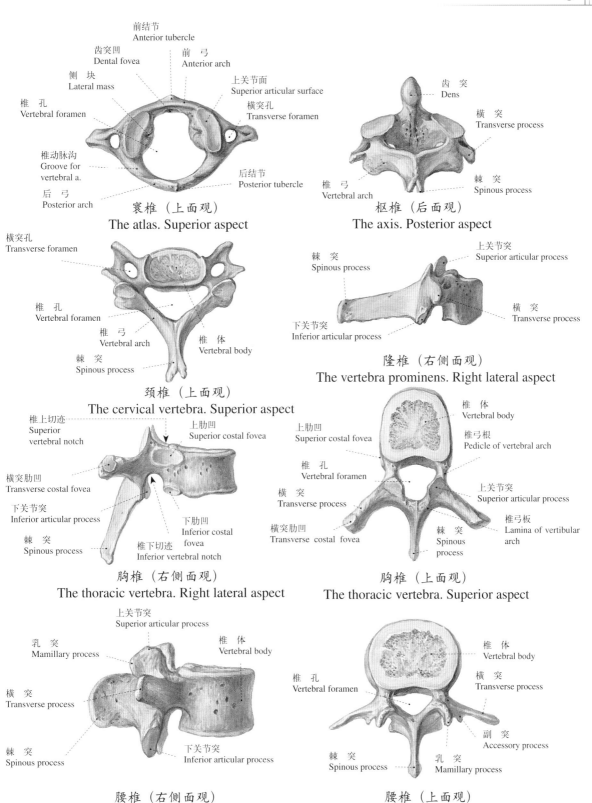

前结节
Anterior tubercle

齿突凹
Dental fovea

前 弓
Anterior arch

侧 块
Lateral mass

上关节面
Superior articular surface

椎 孔
Vertebral foramen

横突孔
Transverse foramen

椎动脉沟
Groove for
vertebral a.

后结节
Posterior tubercle

后 弓
Posterior arch

寰椎（上面观）
The atlas. Superior aspect

齿 突
Dens

横 突
Transverse process

棘 突
Spinous process

椎 弓
Vertebral arch

枢椎（后面观）
The axis. Posterior aspect

横突孔
Transverse foramen

椎 孔
Vertebral foramen

椎 弓
Vertebral arch

棘 突
Spinous process

椎 体
Vertebral body

颈椎（上面观）
The cervical vertebra. Superior aspect

棘 突
Spinous process

上关节突
Superior articular process

横 突
Transverse process

下关节突
Inferior articular process

隆椎（右侧面观）
The vertebra prominens. Right lateral aspect

椎上切迹
Superior
vertebral notch

上肋凹
Superior costal fovea

横突肋凹
Transverse costal fovea

下关节突
Inferior articular process

棘 突
Spinous process

椎下切迹
Inferior vertebral notch

下肋凹
Inferior costal
fovea

胸椎（右侧面观）
The thoracic vertebra. Right lateral aspect

椎 体
Vertebral body

椎弓根
Pedicle of vertebral arch

上肋凹
Superior costal fovea

椎 孔
Vertebral foramen

横 突
Transverse process

横突肋凹
Transverse costal fovea

上关节突
Superior articular process

椎弓板
Lamina of vertibular arch

棘 突
Spinous process

胸椎（上面观）
The thoracic vertebra. Superior aspect

上关节突
Superior articular process

乳 突
Mamillary process

椎 体
Vertebral body

横 突
Transverse process

棘 突
Spinous process

下关节突
Inferior articular process

腰椎（右侧面观）
The lumbar vertebra. Right lateral aspect

椎 体
Vertebral body

椎 孔
Vertebral foramen

横 突
Transverse process

副 突
Accessory process

棘 突
Spinous process

乳 突
Mamillary process

腰椎（上面观）
The lumbar vertebra. Superior aspect

5. 各部椎骨的形态
Features of the individual vertebrae

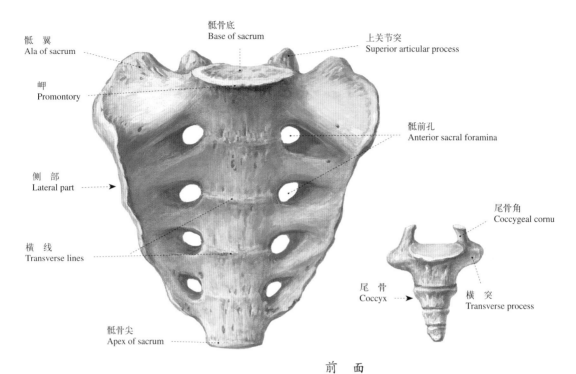

骶翼
Ala of sacrum

岬
Promontory

侧 部
Lateral part

横 线
Transverse lines

骶骨尖
Apex of sacrum

骶骨底
Base of sacrum

上关节突
Superior articular process

骶前孔
Anterior sacral foramina

尾骨角
Coccygeal cornu

尾 骨
Coccyx

横 突
Transverse process

前 面
Anterior aspect

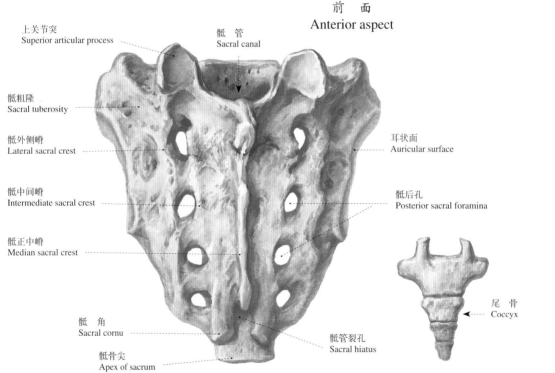

上关节突
Superior articular process

骶粗隆
Sacral tuberosity

骶外侧嵴
Lateral sacral crest

骶中间嵴
Intermediate sacral crest

骶正中嵴
Median sacral crest

骶角
Sacral cornu

骶骨尖
Apex of sacrum

骶 管
Sacral canal

耳状面
Auricular surface

骶后孔
Posterior sacral foramina

骶管裂孔
Sacral hiatus

尾 骨
Coccyx

后 面
Posterior aspect

6. 骶骨和尾骨
The sacrum and coccyx

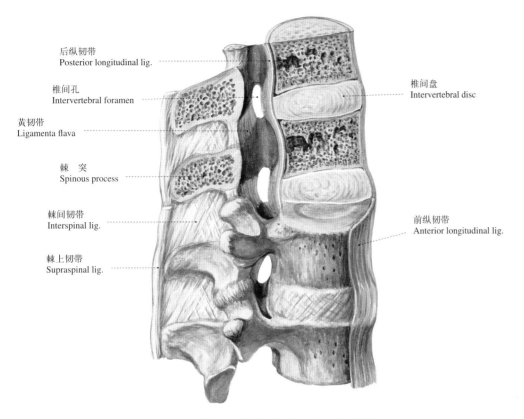

后纵韧带
Posterior longitudinal lig.

椎间孔
Intervertebral foramen

黄韧带
Ligamenta flava

棘 突
Spinous process

棘间韧带
Interspinal lig.

棘上韧带
Supraspinal lig.

椎间盘
Intervertebral disc

前纵韧带
Anterior longitudinal lig.

7. 椎骨间的连结（正中矢状断面）
Intervertebral joints. Median sagittal section

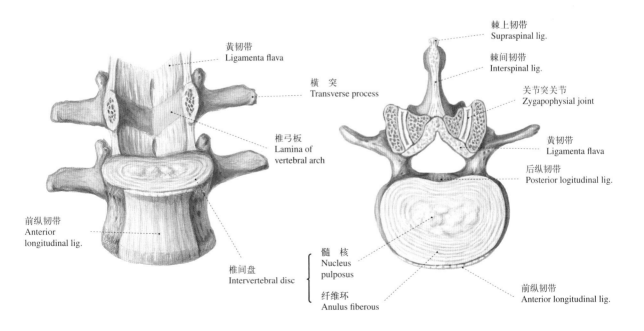

黄韧带
Ligamenta flava

横 突
Transverse process

椎弓板
Lamina of
vertebral arch

前纵韧带
Anterior
longitudinal lig.

椎间盘
Intervertebral disc

棘上韧带
Supraspinal lig.

棘间韧带
Interspinal lig.

关节突关节
Zygapophysial joint

黄韧带
Ligamenta flava

后纵韧带
Posterior logitudinal lig.

髓 核
Nucleus
pulposus

纤维环
Anulus fiberous

前纵韧带
Anterior longitudinal lig.

8. 椎骨间的连结（前面观）
Intervertebral joints. Anterior aspect

9. 椎间盘（上面观）
Intervertebral disc. Superior aspect

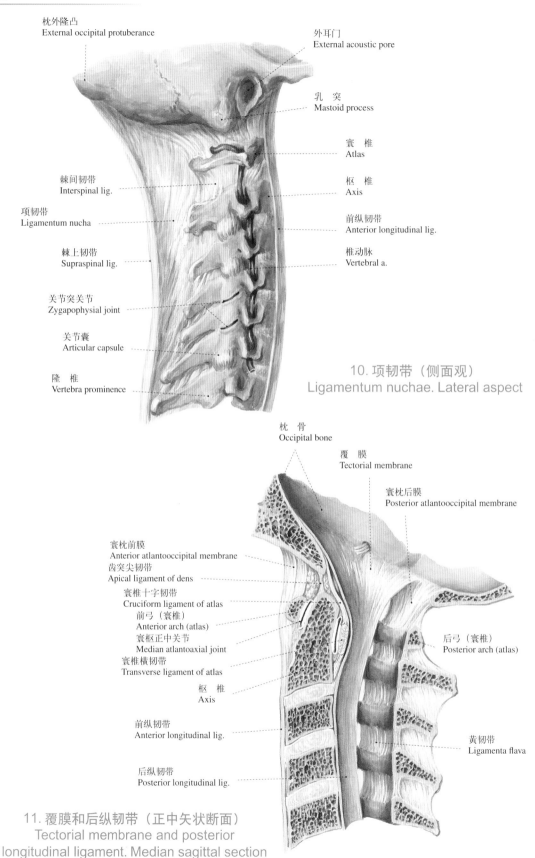

枕外隆凸
External occipital protuberance

外耳门
External acoustic pore

乳 突
Mastoid process

寰 椎
Atlas

枢 椎
Axis

前纵韧带
Anterior longitudinal lig.

椎动脉
Vertebral a.

棘间韧带
Interspinal lig.

项韧带
Ligamentum nucha

棘上韧带
Supraspinal lig.

关节突关节
Zygapophysial joint

关节囊
Articular capsule

隆 椎
Vertebra prominence

10. 项韧带（侧面观）
Ligamentum nuchae. Lateral aspect

枕 骨
Occipital bone

覆 膜
Tectorial membrane

寰枕后膜
Posterior atlantooccipital membrane

寰枕前膜
Anterior atlantooccipital membrane
齿突尖韧带
Apical ligament of dens

寰椎十字韧带
Cruciform ligament of atlas
前弓（寰椎）
Anterior arch (atlas)
寰枢正中关节
Median atlantoaxial joint
寰椎横韧带
Transverse ligament of atlas

枢 椎
Axis

前纵韧带
Anterior longitudinal lig.

后纵韧带
Posterior longitudinal lig.

后弓（寰椎）
Posterior arch (atlas)

黄韧带
Ligamenta flava

11. 覆膜和后纵韧带（正中矢状断面）
Tectorial membrane and posterior
longitudinal ligament. Median sagittal section

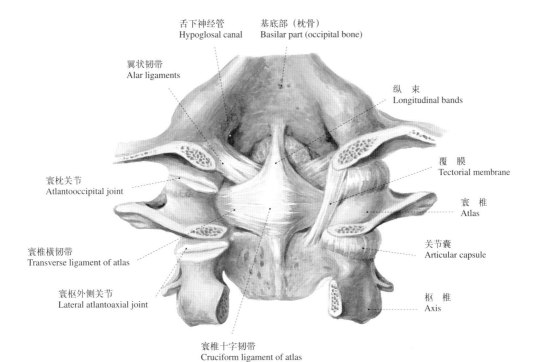

舌下神经管
Hypoglosal canal

基底部（枕骨）
Basilar part (occipital bone)

翼状韧带
Alar ligaments

纵 束
Longitudinal bands

覆 膜
Tectorial membrane

寰枕关节
Atlantooccipital joint

寰 椎
Atlas

关节囊
Articular capsule

寰椎横韧带
Transverse ligament of atlas

寰枢外侧关节
Lateral atlantoaxial joint

枢 椎
Axis

寰椎十字韧带
Cruciform ligament of atlas

12. 寰枕及寰枢关节（后面观）
The atlantooccipital and atlantoaxial joint. Posterior aspect

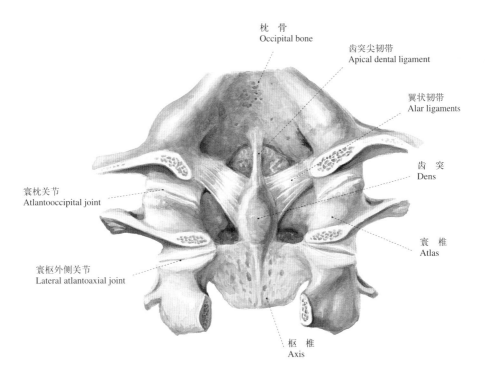

枕 骨
Occipital bone

齿突尖韧带
Apical dental ligament

翼状韧带
Alar ligaments

寰枕关节
Atlantooccipital joint

齿 突
Dens

寰 椎
Atlas

寰枢外侧关节
Lateral atlantoaxial joint

枢 椎
Axis

13. 翼状韧带及齿突尖韧带（后面观）
Alar ligament and apical dental ligament. Posterior aspect

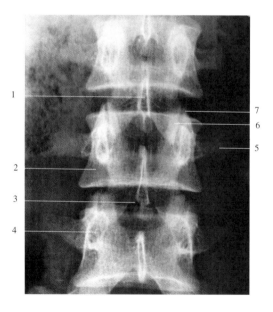

14. 颈椎X线像（前后位）
Anteroposterior radiograph
of the cervical vertebral column

1. 横突孔　Transverse foramina　2.椎间盘　Intervertebral disc
3. 棘突　Spinous process　4. 椎体　Vertebral body

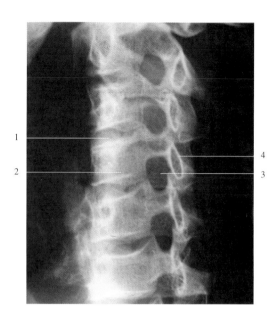

15. 颈椎X线像（斜位）
Oblique radiograph
of the cervical vertebral column

1. 椎间盘　Intervertebral disc　2. 椎体　Vertebral body　3. 椎间孔　Intervertebral foramina　4. 横突　Transverse process

16. 腰椎X线像（前后位）
Anteroposterior radiograph
of the lumbar vertebral column

1. 棘突　Spinous process　2. 椎体　Vertebral body　3. 椎间盘　Intervertebral disc　4. 椎弓根　Pedicle of vertebral arch
5. 横突　Transverse process　6. 下关节突　Inferior articular process　7. 上关节突　Superior articular process

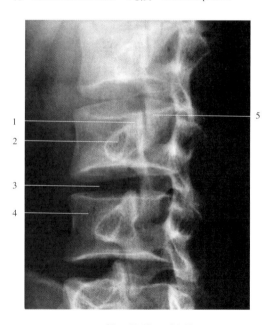

17. 腰椎X线像（斜位）
Oblique radiograph
of the lumbar vertebral column

1. 上关节突　Superior articular joint　2. 横突　Transverse process
3. 椎间盘　Intervertebral disc　4. 椎体　Vertebral body　5. 下关节突　Inferior articular process

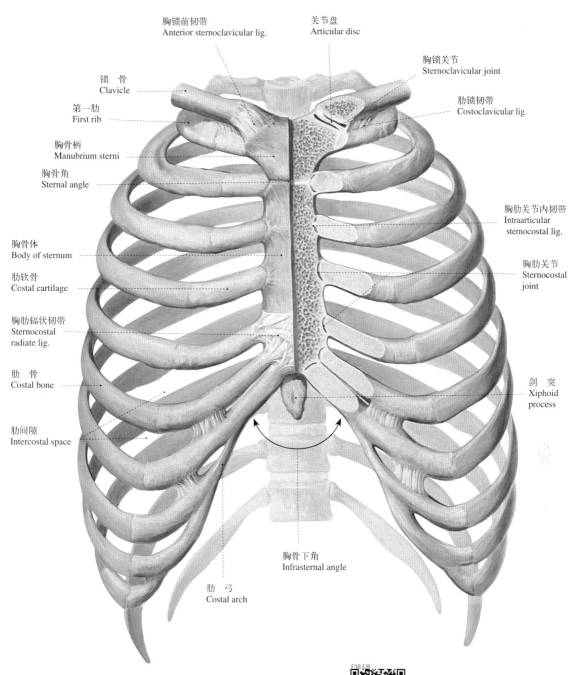

胸锁前韧带
Anterior sternoclavicular lig.

关节盘
Articular disc

胸锁关节
Sternoclavicular joint

锁 骨
Clavicle

第一肋
First rib

肋锁韧带
Costoclavicular lig.

胸骨柄
Manubrium sterni

胸骨角
Sternal angle

胸肋关节内韧带
Intraarticular
sternocostal lig.

胸骨体
Body of sternum

胸肋关节
Sternocostal
joint

肋软骨
Costal cartilage

胸肋辐状韧带
Sternocostal
radiate lig.

肋 骨
Costal bone

剑 突
Xiphoid
process

肋间隙
Intercostal space

胸骨下角
Infrasternal angle

肋 弓
Costal arch

18. 胸廓（前面观）
The thorax. Anterior aspect

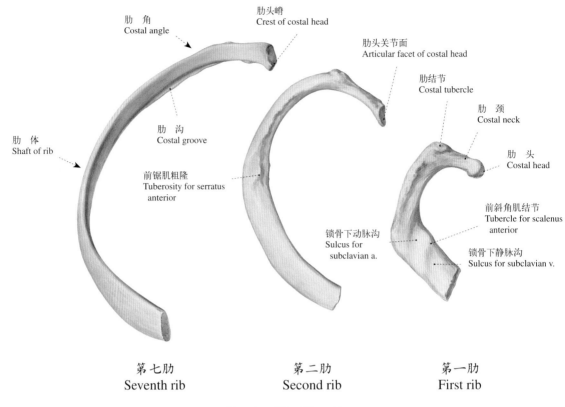

肋角
Costal angle

肋头嵴
Crest of costal head

肋头关节面
Articular facet of costal head

肋结节
Costal tubercle

肋颈
Costal neck

肋体
Shaft of rib

肋沟
Costal groove

肋头
Costal head

前锯肌粗隆
Tuberosity for serratus anterior

前斜角肌结节
Tubercle for scalenus anterior

锁骨下动脉沟
Sulcus for subclavian a.

锁骨下静脉沟
Sulcus for subclavian v.

第七肋
Seventh rib

第二肋
Second rib

第一肋
First rib

19. 肋　骨　The ribs

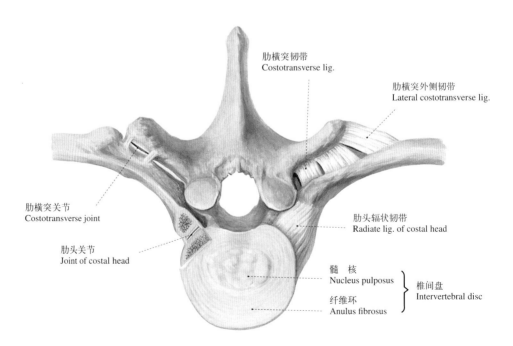

肋横突韧带
Costotransverse lig.

肋横突外侧韧带
Lateral costotransverse lig.

肋横突关节
Costotransverse joint

肋头辐状韧带
Radiate lig. of costal head

肋头关节
Joint of costal head

髓核
Nucleus pulposus

纤维环
Anulus fibrosus

椎间盘
Intervertebral disc

20. 肋椎关节（上面观）
The costovertebral joint. Superior aspect

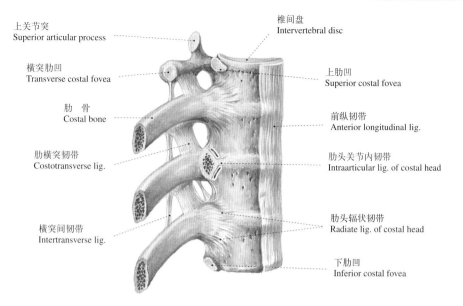

上关节突
Superior articular process

椎间盘
Intervertebral disc

横突肋凹
Transverse costal fovea

上肋凹
Superior costal fovea

肋 骨
Costal bone

前纵韧带
Anterior longitudinal lig.

肋横突韧带
Costotransverse lig.

肋头关节内韧带
Intraarticular lig. of costal head

横突间韧带
Intertransverse lig.

肋头辐状韧带
Radiate lig. of costal head

下肋凹
Inferior costal fovea

21. 肋椎关节（侧面观）
The costovertebral joint. Lateral aspect

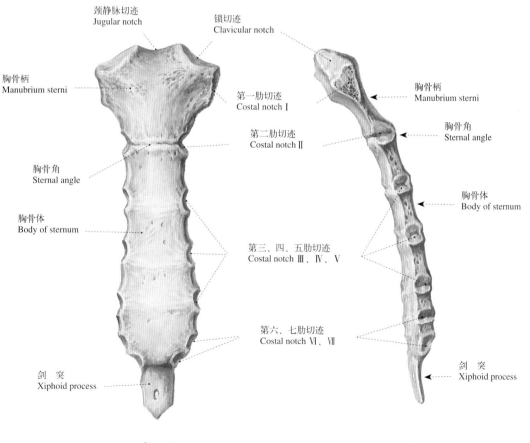

颈静脉切迹
Jugular notch

锁切迹
Clavicular notch

胸骨柄
Manubrium sterni

第一肋切迹
Costal notch Ⅰ

第二肋切迹
Costal notch Ⅱ

胸骨柄
Manubrium sterni

胸骨角
Sternal angle

胸骨角
Sternal angle

胸骨体
Body of sternum

胸骨体
Body of sternum

第三、四、五肋切迹
Costal notch Ⅲ、Ⅳ、Ⅴ

第六、七肋切迹
Costal notch Ⅵ、Ⅶ

剑 突
Xiphoid process

剑 突
Xiphoid process

前 面 观
Anterior aspect

侧 面 观
Lateral aspect

22. 胸 骨 The sternum

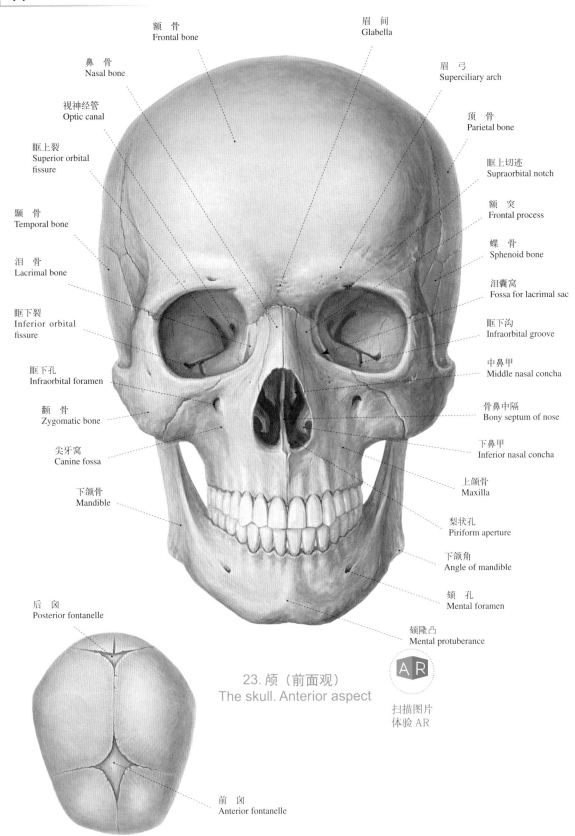

额 骨
Frontal bone

眉 间
Glabella

鼻 骨
Nasal bone

眉 弓
Superciliary arch

视神经管
Optic canal

顶 骨
Parietal bone

眶上裂
Superior orbital fissure

眶上切迹
Supraorbital notch

颞 骨
Temporal bone

额 突
Frontal process

泪 骨
Lacrimal bone

蝶 骨
Sphenoid bone

眶下裂
Inferior orbital fissure

泪囊窝
Fossa for lacrimal sac

眶下孔
Infraorbital foramen

眶下沟
Infraorbital groove

颧 骨
Zygomatic bone

中鼻甲
Middle nasal concha

尖牙窝
Canine fossa

骨鼻中隔
Bony septum of nose

下颌骨
Mandible

下鼻甲
Inferior nasal concha

上颌骨
Maxilla

梨状孔
Piriform aperture

下颌角
Angle of mandible

颏 孔
Mental foramen

后 囟
Posterior fontanelle

颏隆凸
Mental protuberance

23. 颅（前面观）
The skull. Anterior aspect

扫描图片
体验 AR

前 囟
Anterior fontanelle

24. 新生儿颅（上面观）
The skull of a newborn infant. Superior aspect

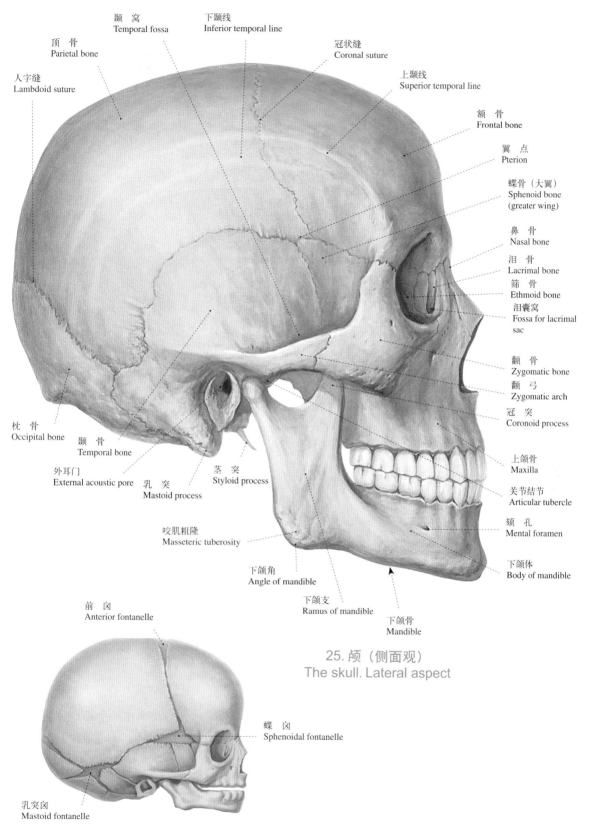

顶 骨
Parietal bone

颞 窝
Temporal fossa

下颞线
Inferior temporal line

冠状缝
Coronal suture

上颞线
Superior temporal line

人字缝
Lambdoid suture

额 骨
Frontal bone

翼 点
Pterion

蝶骨（大翼）
Sphenoid bone
(greater wing)

鼻 骨
Nasal bone

泪 骨
Lacrimal bone

筛 骨
Ethmoid bone

泪囊窝
Fossa for lacrimal
sac

颧 骨
Zygomatic bone

颧 弓
Zygomatic arch

冠 突
Coronoid process

上颌骨
Maxilla

关节结节
Articular tubercle

颏 孔
Mental foramen

下颌体
Body of mandible

枕 骨
Occipital bone

颞 骨
Temporal bone

外耳门
External acoustic pore

乳 突
Mastoid process

茎 突
Styloid process

咬肌粗隆
Masseteric tuberosity

下颌角
Angle of mandible

下颌支
Ramus of mandible

下颌骨
Mandible

25. 颅（侧面观）
The skull. Lateral aspect

前 囟
Anterior fontanelle

蝶 囟
Sphenoidal fontanelle

乳突囟
Mastoid fontanelle

26. 新生儿颅（侧面观）
The skull of a newborn infant. Lateral aspect

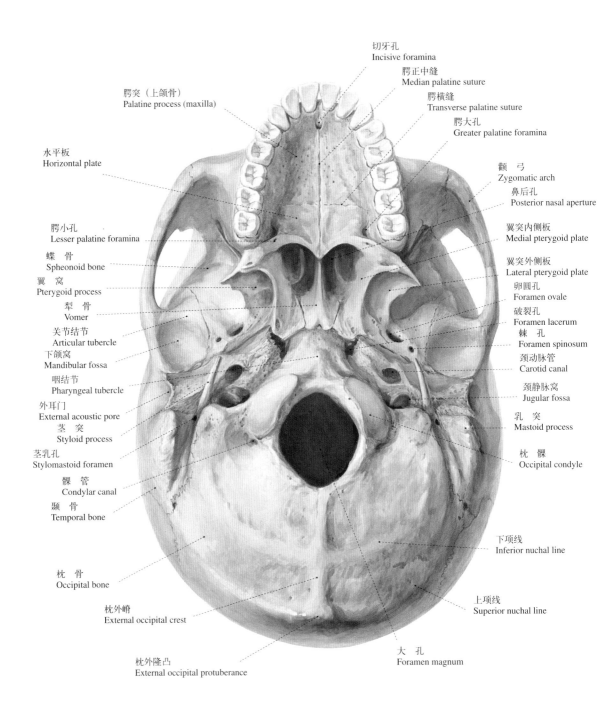

切牙孔
Incisive foramina

腭正中缝
Median palatine suture

腭横缝
Transverse palatine suture

腭大孔
Greater palatine foramina

腭突（上颌骨）
Palatine process (maxilla)

颧弓
Zygomatic arch

鼻后孔
Posterior nasal aperture

水平板
Horizontal plate

翼突内侧板
Medial pterygoid plate

翼突外侧板
Lateral pterygoid plate

腭小孔
Lesser palatine foramina

卵圆孔
Foramen ovale

蝶骨
Spheonoid bone

破裂孔
Foramen lacerum

翼窝
Pterygoid process

棘孔
Foramen spinosum

犁骨
Vomer

颈动脉管
Carotid canal

关节结节
Articular tubercle

颈静脉窝
Jugular fossa

下颌窝
Mandibular fossa

咽结节
Pharyngeal tubercle

乳突
Mastoid process

外耳门
External acoustic pore

枕髁
Occipital condyle

茎突
Styloid process

茎乳孔
Stylomastoid foramen

髁管
Condylar canal

颞骨
Temporal bone

下项线
Inferior nuchal line

枕骨
Occipital bone

上项线
Superior nuchal line

枕外嵴
External occipital crest

大孔
Foramen magnum

枕外隆凸
External occipital protuberance

27. 颅底外面
The external surface of the base of skull

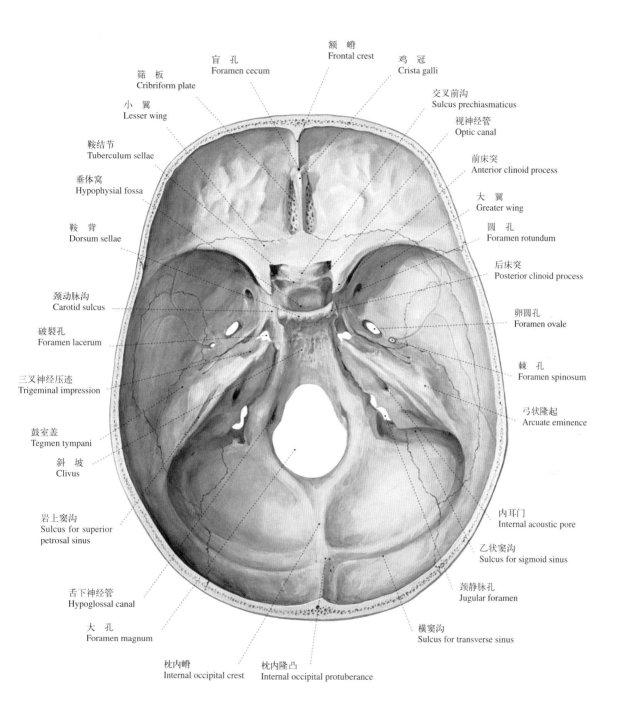

筛 板
Cribriform plate

盲 孔
Foramen cecum

额 嵴
Frontal crest

鸡 冠
Crista galli

小 翼
Lesser wing

交叉前沟
Sulcus prechiasmaticus

视神经管
Optic canal

鞍结节
Tuberculum sellae

前床突
Anterior clinoid process

垂体窝
Hypophysial fossa

大 翼
Greater wing

圆 孔
Foramen rotundum

鞍 背
Dorsum sellae

后床突
Posterior clinoid process

颈动脉沟
Carotid sulcus

卵圆孔
Foramen ovale

破裂孔
Foramen lacerum

棘 孔
Foramen spinosum

三叉神经压迹
Trigeminal impression

弓状隆起
Arcuate eminence

鼓室盖
Tegmen tympani

斜 坡
Clivus

内耳门
Internal acoustic pore

岩上窦沟
Sulcus for superior
petrosal sinus

乙状窦沟
Sulcus for sigmoid sinus

舌下神经管
Hypoglossal canal

颈静脉孔
Jugular foramen

大 孔
Foramen magnum

横窦沟
Sulcus for transverse sinus

枕内嵴
Internal occipital crest

枕内隆凸
Internal occipital protuberance

28. 颅底内面
The internal surface of the base of skull

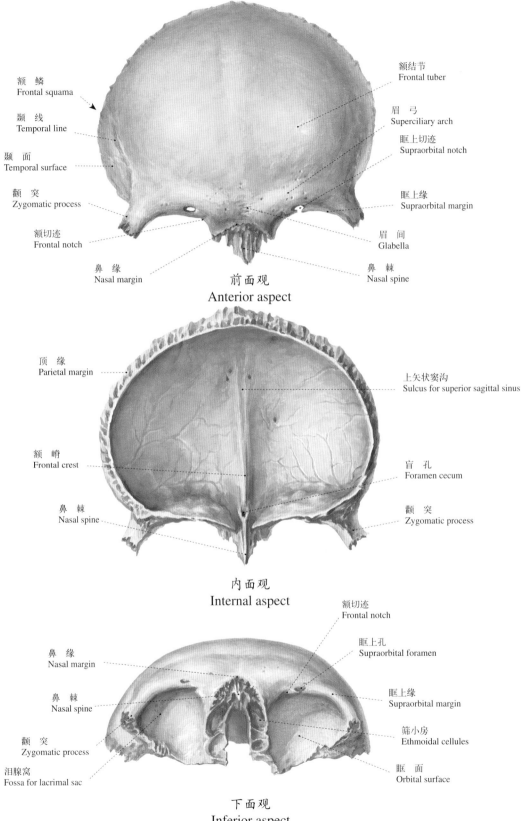

额鳞
Frontal squama

颞线
Temporal line

颞面
Temporal surface

颧突
Zygomatic process

额切迹
Frontal notch

鼻缘
Nasal margin

额结节
Frontal tuber

眉弓
Superciliary arch

眶上切迹
Supraorbital notch

眶上缘
Supraorbital margin

眉间
Glabella

鼻棘
Nasal spine

前面观
Anterior aspect

顶缘
Parietal margin

额嵴
Frontal crest

鼻棘
Nasal spine

上矢状窦沟
Sulcus for superior sagittal sinus

盲孔
Foramen cecum

颧突
Zygomatic process

内面观
Internal aspect

额切迹
Frontal notch

眶上孔
Supraorbital foramen

眶上缘
Supraorbital margin

筛小房
Ethmoidal cellules

眶面
Orbital surface

鼻缘
Nasal margin

鼻棘
Nasal spine

颧突
Zygomatic process

泪腺窝
Fossa for lacrimal sac

下面观
Inferior aspect

29. 额骨 The frontal bone

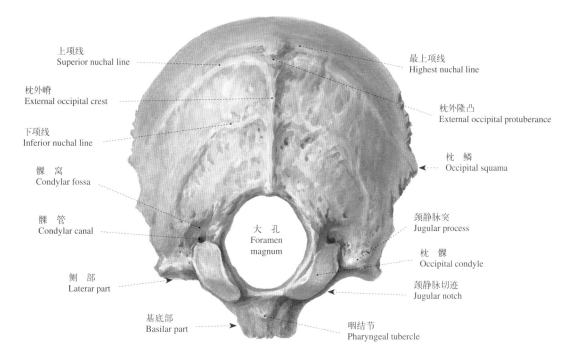

上项线
Superior nuchal line

最上项线
Highest nuchal line

枕外嵴
External occipital crest

枕外隆凸
External occipital protuberance

下项线
Inferior nuchal line

枕鳞
Occipital squama

髁窝
Condylar fossa

髁管
Condylar canal

颈静脉突
Jugular process

大孔
Foramen magnum

枕髁
Occipital condyle

侧部
Laterar part

颈静脉切迹
Jugular notch

基底部
Basilar part

咽结节
Pharyngeal tubercle

外面观
External aspect

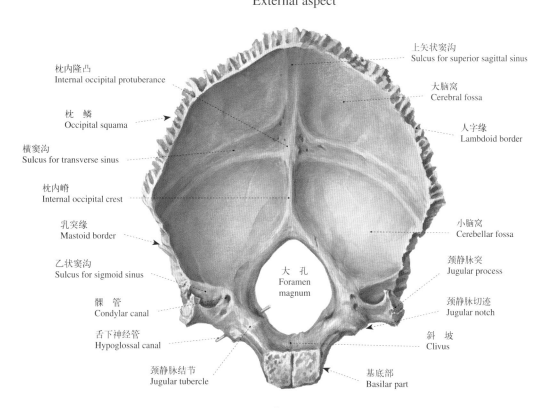

上矢状窦沟
Sulcus for superior sagittal sinus

枕内隆凸
Internal occipital protuberance

大脑窝
Cerebral fossa

枕鳞
Occipital squama

人字缘
Lambdoid border

横窦沟
Sulcus for transverse sinus

枕内嵴
Internal occipital crest

小脑窝
Cerebellar fossa

乳突缘
Mastoid border

颈静脉突
Jugular process

乙状窦沟
Sulcus for sigmoid sinus

大孔
Foramen magnum

颈静脉切迹
Jugular notch

髁管
Condylar canal

舌下神经管
Hypoglossal canal

斜坡
Clivus

颈静脉结节
Jugular tubercle

基底部
Basilar part

内面观
Internal aspect

30. 枕　骨　The occipital bone

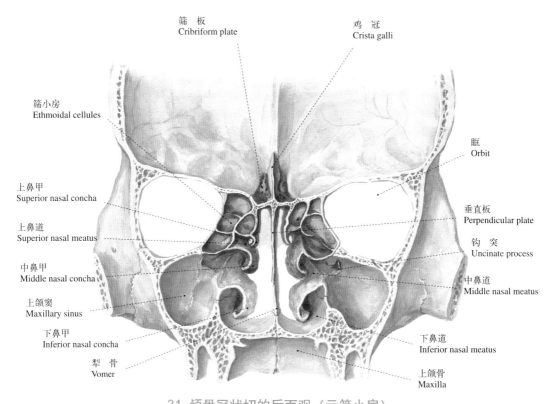

筛 板
Cribriform plate

鸡 冠
Crista galli

筛小房
Ethmoidal cellules

眶
Orbit

上鼻甲
Superior nasal concha

垂直板
Perpendicular plate

上鼻道
Superior nasal meatus

钩 突
Uncinate process

中鼻甲
Middle nasal concha

中鼻道
Middle nasal meatus

上颌窦
Maxillary sinus

下鼻甲
Inferior nasal concha

下鼻道
Inferior nasal meatus

犁 骨
Vomer

上颌骨
Maxilla

31. 颅骨冠状切的后面观（示筛小房）
Posterior aspect of coronal section of the skull. Showing the ethmoidal cellules

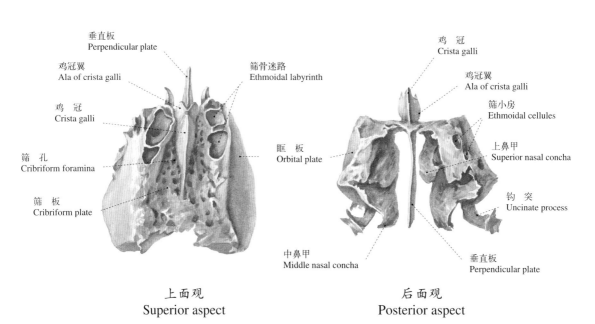

垂直板
Perpendicular plate

鸡 冠
Crista galli

鸡冠翼
Ala of crista galli

筛骨迷路
Ethmoidal labyrinth

鸡冠翼
Ala of crista galli

鸡 冠
Crista galli

筛小房
Ethmoidal cellules

筛 孔
Cribriform foramina

眶 板
Orbital plate

上鼻甲
Superior nasal concha

筛 板
Cribriform plate

钩 突
Uncinate process

中鼻甲
Middle nasal concha

垂直板
Perpendicular plate

上面观
Superior aspect

后面观
Posterior aspect

32. 筛 骨
The ethmoid bone

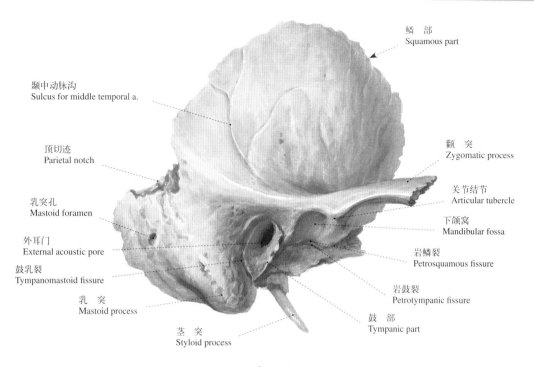

颞中动脉沟
Sulcus for middle temporal a.

鳞部
Squamous part

顶切迹
Parietal notch

颧突
Zygomatic process

乳突孔
Mastoid foramen

关节结节
Articular tubercle

外耳门
External acoustic pore

下颌窝
Mandibular fossa

鼓乳裂
Tympanomastoid fissure

岩鳞裂
Petrosquamous fissure

乳突
Mastoid process

岩鼓裂
Petrotympanic fissure

茎突
Styloid process

鼓部
Tympanic part

外面观
External aspect

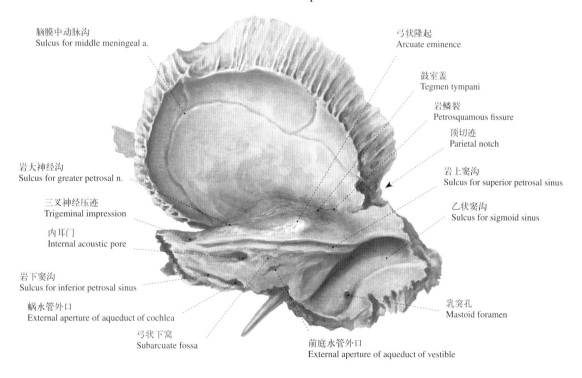

脑膜中动脉沟
Sulcus for middle meningeal a.

弓状隆起
Arcuate eminence

鼓室盖
Tegmen tympani

岩鳞裂
Petrosquamous fissure

顶切迹
Parietal notch

岩大神经沟
Sulcus for greater petrosal n.

岩上窦沟
Sulcus for superior petrosal sinus

三叉神经压迹
Trigeminal impression

乙状窦沟
Sulcus for sigmoid sinus

内耳门
Internal acoustic pore

岩下窦沟
Sulcus for inferior petrosal sinus

蜗水管外口
External aperture of aqueduct of cochlea

乳突孔
Mastoid foramen

弓状下窝
Subarcuate fossa

前庭水管外口
External aperture of aqueduct of vestible

内面观
Internal aspect

33. 颞 骨（1）
The temporal bone (1)

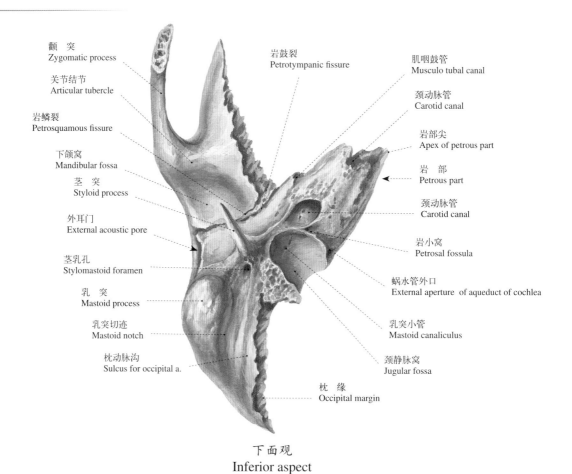

颧 突
Zygomatic process

关节结节
Articular tubercle

岩鳞裂
Petrosquamous fissure

下颌窝
Mandibular fossa

茎 突
Styloid process

外耳门
External acoustic pore

茎乳孔
Stylomastoid foramen

乳 突
Mastoid process

乳突切迹
Mastoid notch

枕动脉沟
Sulcus for occipital a.

岩鼓裂
Petrotympanic fissure

肌咽鼓管
Musculo tubal canal

颈动脉管
Carotid canal

岩部尖
Apex of petrous part

岩 部
Petrous part

颈动脉管
Carotid canal

岩小窝
Petrosal fossula

蜗水管外口
External aperture of aqueduct of cochlea

乳突小管
Mastoid canaliculus

颈静脉窝
Jugular fossa

枕 缘
Occipital margin

下面观
Inferior aspect

34. 颞 骨（2）
The temporal bone (2)

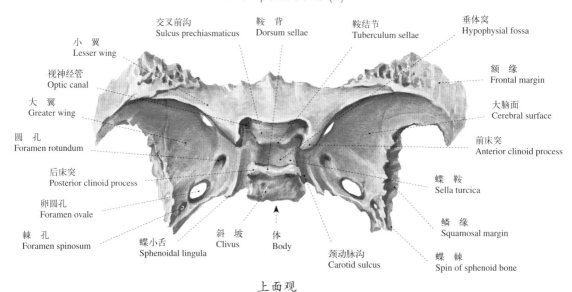

交叉前沟
Sulcus prechiasmaticus

鞍 背
Dorsum sellae

鞍结节
Tuberculum sellae

垂体窝
Hypophysial fossa

小 翼
Lesser wing

视神经管
Optic canal

大 翼
Greater wing

圆 孔
Foramen rotundum

后床突
Posterior clinoid process

卵圆孔
Foramen ovale

棘 孔
Foramen spinosum

蝶小舌
Sphenoidal lingula

斜 坡
Clivus

体
Body

颈动脉沟
Carotid sulcus

额 缘
Frontal margin

大脑面
Cerebral surface

前床突
Anterior clinoid process

蝶 鞍
Sella turcica

鳞 缘
Squamosal margin

蝶 棘
Spin of sphenoid bone

上面观
Superior aspect

35. 蝶 骨（1）
The sphenoid bone (1)

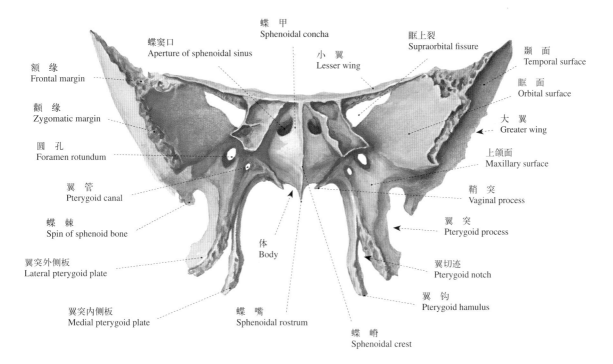

蝶窦口
Aperture of sphenoidal sinus

蝶甲
Sphenoidal concha

小翼
Lesser wing

眶上裂
Supraorbital fissure

颞面
Temporal surface

额缘
Frontal margin

眶面
Orbital surface

颧缘
Zygomatic margin

大翼
Greater wing

圆孔
Foramen rotundum

上颌面
Maxillary surface

翼管
Pterygoid canal

鞘突
Vaginal process

蝶棘
Spin of sphenoid bone

翼突
Pterygoid process

翼突外侧板
Lateral pterygoid plate

体
Body

翼切迹
Pterygoid notch

翼突内侧板
Medial pterygoid plate

蝶嘴
Sphenoidal rostrum

蝶嵴
Sphenoidal crest

翼钩
Pterygoid hamulus

前面观
Anterior aspect

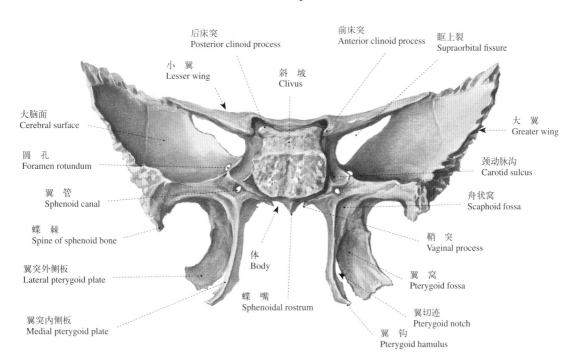

后床突
Posterior clinoid process

前床突
Anterior clinoid process

眶上裂
Supraorbital fissure

小翼
Lesser wing

斜坡
Clivus

大脑面
Cerebral surface

大翼
Greater wing

圆孔
Foramen rotundum

颈动脉沟
Carotid sulcus

翼管
Sphenoid canal

舟状窝
Scaphoid fossa

蝶棘
Spine of sphenoid bone

鞘突
Vaginal process

翼突外侧板
Lateral pterygoid plate

体
Body

翼窝
Pterygoid fossa

翼突内侧板
Medial pterygoid plate

蝶嘴
Sphenoidal rostrum

翼切迹
Pterygoid notch

翼钩
Pterygoid hamulus

后面观
Posterior aspect

36. 蝶 骨（2）
The sphenoid bone (2)

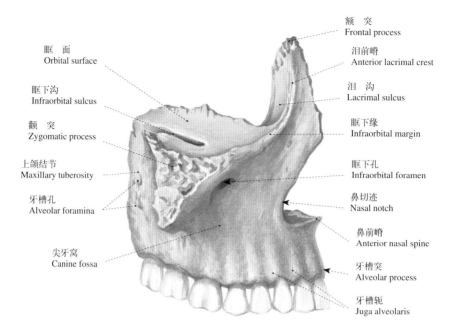

额 突
Frontal process

泪前嵴
Anterior lacrimal crest

泪 沟
Lacrimal sulcus

眶下缘
Infraorbital margin

眶下孔
Infraorbital foramen

鼻切迹
Nasal notch

鼻前嵴
Anterior nasal spine

牙槽突
Alveolar process

牙槽轭
Juga alveolaris

眶 面
Orbital surface

眶下沟
Infraorbital sulcus

颧 突
Zygomatic process

上颌结节
Maxillary tuberosity

牙槽孔
Alveolar foramina

尖牙窝
Canine fossa

外侧面观
Lateral aspect

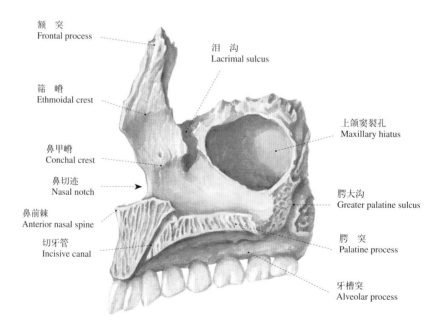

额 突
Frontal process

泪 沟
Lacrimal sulcus

筛 嵴
Ethmoidal crest

上颌窦裂孔
Maxillary hiatus

鼻甲嵴
Conchal crest

鼻切迹
Nasal notch

腭大沟
Greater palatine sulcus

鼻前棘
Anterior nasal spine

切牙管
Incisive canal

腭 突
Palatine process

牙槽突
Alveolar process

内侧面观
Internal aspect

37. 上颌骨　The maxilla

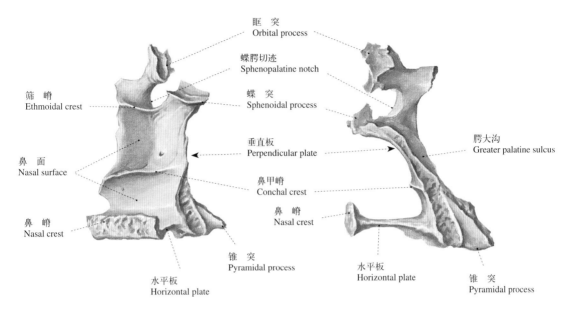

眶 突
Orbital process

蝶腭切迹
Sphenopalatine notch

蝶 突
Sphenoidal process

筛 嵴
Ethmoidal crest

垂直板
Perpendicular plate

腭大沟
Greater palatine sulcus

鼻 面
Nasal surface

鼻甲嵴
Conchal crest

鼻 嵴
Nasal crest

鼻 嵴
Nasal crest

锥 突
Pyramidal process

水平板
Horizontal plate

锥 突
Pyramidal process

水平板
Horizontal plate

内侧面观
Medial aspect

后面观
Posterior aspect

38. 腭 骨
The palatine bone

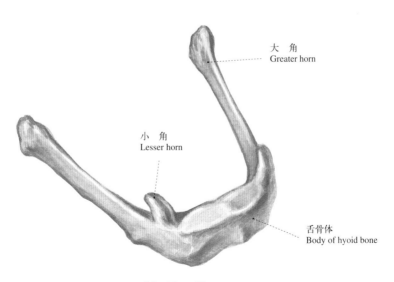

大 角
Greater horn

小 角
Lesser horn

舌骨体
Body of hyoid bone

39. 舌 骨
The hyoid bone

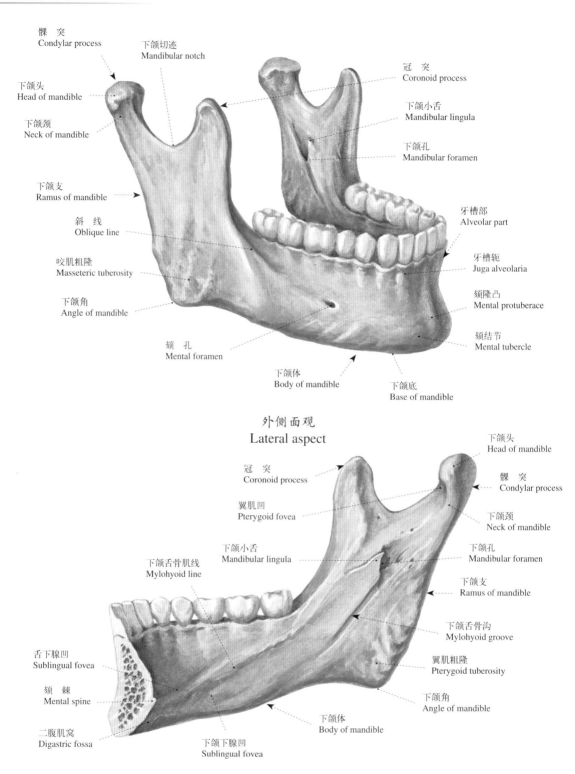

髁 突
Condylar process

下颌切迹
Mandibular notch

冠 突
Coronoid process

下颌头
Head of mandible

下颌小舌
Mandibular lingula

下颌颈
Neck of mandible

下颌孔
Mandibular foramen

下颌支
Ramus of mandible

牙槽部
Alveolar part

斜 线
Oblique line

牙槽轭
Juga alveolaria

咬肌粗隆
Masseteric tuberosity

颏隆凸
Mental protuberace

下颌角
Angle of mandible

颏结节
Mental tubercle

颏 孔
Mental foramen

下颌体
Body of mandible

下颌底
Base of mandible

外侧面观
Lateral aspect

冠 突
Coronoid process

下颌头
Head of mandible

髁 突
Condylar process

翼肌凹
Pterygoid fovea

下颌颈
Neck of mandible

下颌小舌
Mandibular lingula

下颌孔
Mandibular foramen

下颌舌骨肌线
Mylohyoid line

下颌支
Ramus of mandible

下颌舌骨沟
Mylohyoid groove

舌下腺凹
Sublingual fovea

翼肌粗隆
Pterygoid tuberosity

颏 棘
Mental spine

下颌角
Angle of mandible

二腹肌窝
Digastric fossa

下颌体
Body of mandible

下颌下腺凹
Sublingual fovea

内侧面观
Medial aspect

40. 下颌骨　The mandible

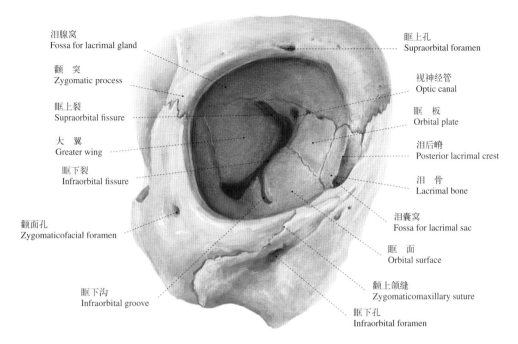

泪腺窝
Fossa for lacrimal gland

颧 突
Zygomatic process

眶上裂
Supraorbital fissure

大 翼
Greater wing

眶下裂
Infraorbital fissure

颧面孔
Zygomaticofacial foramen

眶下沟
Infraorbital groove

眶上孔
Supraorbital foramen

视神经管
Optic canal

眶 板
Orbital plate

泪后嵴
Posterior lacrimal crest

泪 骨
Lacrimal bone

泪囊窝
Fossa for lacrimal sac

眶 面
Orbital surface

颧上颌缝
Zygomaticomaxillary suture

眶下孔
Infraorbital foramen

41. 眶（前面观）
The orbit. Anterior aspect

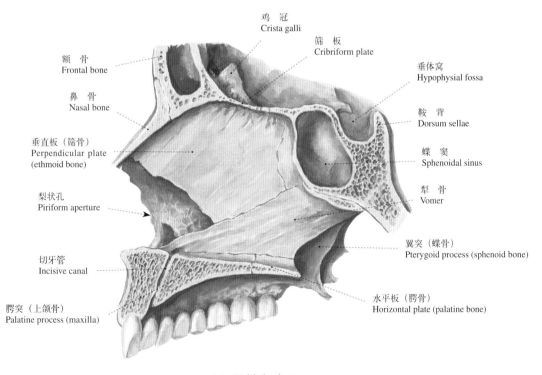

鸡 冠
Crista galli

筛 板
Cribriform plate

额 骨
Frontal bone

鼻 骨
Nasal bone

垂直板（筛骨）
Perpendicular plate
(ethmoid bone)

梨状孔
Piriform aperture

切牙管
Incisive canal

腭突（上颌骨）
Palatine process (maxilla)

垂体窝
Hypophysial fossa

鞍 背
Dorsum sellae

蝶 窦
Sphenoidal sinus

犁 骨
Vomer

翼突（蝶骨）
Pterygoid process (sphenoid bone)

水平板（腭骨）
Horizontal plate (palatine bone)

42. 骨性鼻中隔
The bony nasal septum

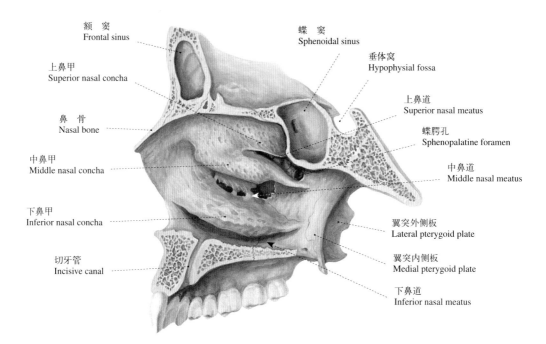

额　窦
Frontal sinus

上鼻甲
Superior nasal concha

鼻　骨
Nasal bone

中鼻甲
Middle nasal concha

下鼻甲
Inferior nasal concha

切牙管
Incisive canal

蝶　窦
Sphenoidal sinus

垂体窝
Hypophysial fossa

上鼻道
Superior nasal meatus

蝶腭孔
Sphenopalatine foramen

中鼻道
Middle nasal meatus

翼突外侧板
Lateral pterygoid plate

翼突内侧板
Medial pterygoid plate

下鼻道
Inferior nasal meatus

示鼻甲及鼻道
Showing the nasal conchae and meatuses

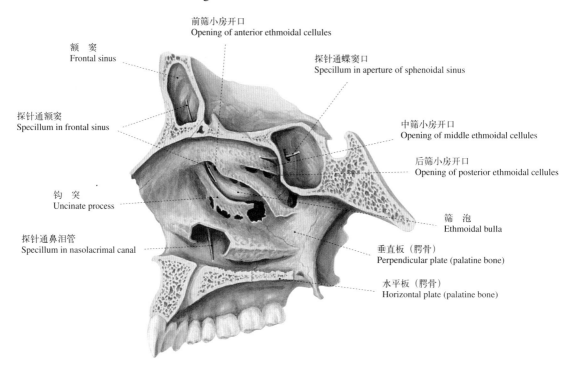

前筛小房开口
Opening of anterior ethmoidal cellules

额　窦
Frontal sinus

探针通额窦
Specillum in frontal sinus

钩　突
Uncinate process

探针通鼻泪管
Specillum in nasolacrimal canal

探针通蝶窦口
Specillum in aperture of sphenoidal sinus

中筛小房开口
Opening of middle ethmoidal cellules

后筛小房开口
Opening of posterior ethmoidal cellules

筛　泡
Ethmoidal bulla

垂直板（腭骨）
Perpendicular plate (palatine bone)

水平板（腭骨）
Horizontal plate (palatine bone)

切除部分鼻甲、示鼻旁窦及鼻泪管开口
Parts of the conchae have been removed to show the orifices of paranasal sinuses and nasolacrimal canal

43. 骨性鼻腔外侧壁
The lateral wall of the bony nasal cavity

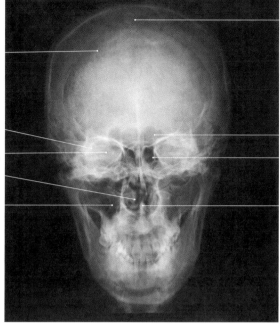

冠状缝
Coronal suture

矢状缝
Sagittal suture

岩　部
Petrous part

内耳门
Internal acoustic pore

下鼻甲
Inferior nasal concha

上颌窦
Maxillary sinus

额　窦
Frontal sinus

筛　窦
Ethmoidal sinus

鼻中隔
Septum of nose

44. 颅的X线像（前后位）
Anteroposterior radiograph of the skull

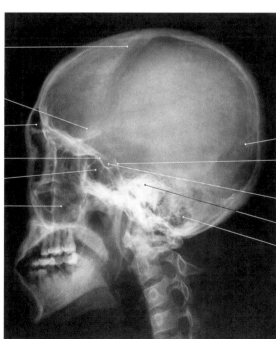

冠状缝
Coronal suture

脑膜中动脉沟
Sulcus for middle meningeal a.

额　窦
Frontal sinus

前床突
Anterior clinoid process

蝶　窦
Sphenoidal sinus

上颌窦
Maxillary sinus

人字缝
Lambdoid suture

后床突
Posterior clinoid process

蝶　鞍
Sella turcica

岩　部
Petrous part

乳突小房
Mastoid cells

45. 颅的X线像（侧位）
Lateral radiograph of the skull

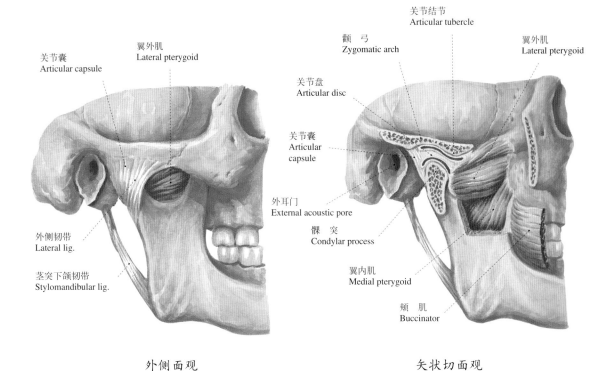

关节囊
Articular capsule

翼外肌
Lateral pterygoid

外侧韧带
Lateral lig.

茎突下颌韧带
Stylomandibular lig.

外侧面观
Lateral aspect

关节结节
Articular tubercle

颧 弓
Zygomatic arch

翼外肌
Lateral pterygoid

关节盘
Articular disc

关节囊
Articular
capsule

外耳门
External acoustic pore

髁 突
Condylar process

翼内肌
Medial pterygoid

颊 肌
Buccinator

矢状切面观
Sagittal section

蝶 棘
Spine of sphenoid bone

关节囊
Articular capsule

茎 突
Styloid process

翼棘韧带
Pterygospinous lig.

蝶下颌韧带
Sphenomandibular lig.

翼 突
Pterygoid process

茎突下颌韧带
Stylomandibular lig.

翼 钩
Pterygoid hamulus

下颌舌骨沟
Mylohyoid groove

内侧面观
Medial aspect

46. 颞下颌关节
The temporomandibular joint

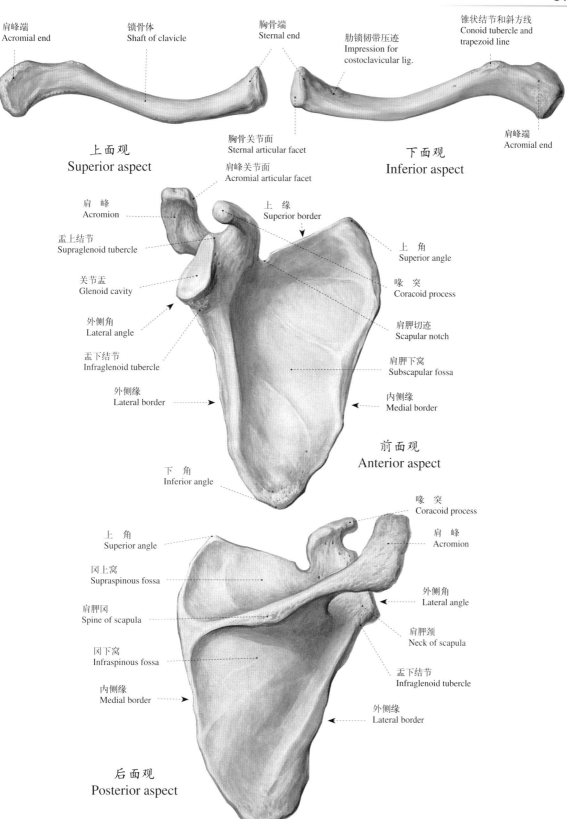

肩峰端
Acromial end

锁骨体
Shaft of clavicle

胸骨端
Sternal end

肋锁韧带压迹
Impression for
costoclavicular lig.

锥状结节和斜方线
Conoid tubercle and
trapezoid line

胸骨关节面
Sternal articular facet

肩峰端
Acromial end

上面观
Superior aspect

下面观
Inferior aspect

肩峰关节面
Acromial articular facet

肩峰
Acromion

盂上结节
Supraglenoid tubercle

关节盂
Glenoid cavity

外侧角
Lateral angle

盂下结节
Infraglenoid tubercle

外侧缘
Lateral border

上缘
Superior border

上角
Superior angle

喙突
Coracoid process

肩胛切迹
Scapular notch

肩胛下窝
Subscapular fossa

内侧缘
Medial border

前面观
Anterior aspect

下角
Inferior angle

喙突
Coracoid process

肩峰
Acromion

上角
Superior angle

冈上窝
Supraspinous fossa

肩胛冈
Spine of scapula

冈下窝
Infraspinous fossa

内侧缘
Medial border

外侧角
Lateral angle

肩胛颈
Neck of scapula

盂下结节
Infraglenoid tubercle

外侧缘
Lateral border

后面观
Posterior aspect

47. 锁骨和肩胛骨　The clavicle and scapula

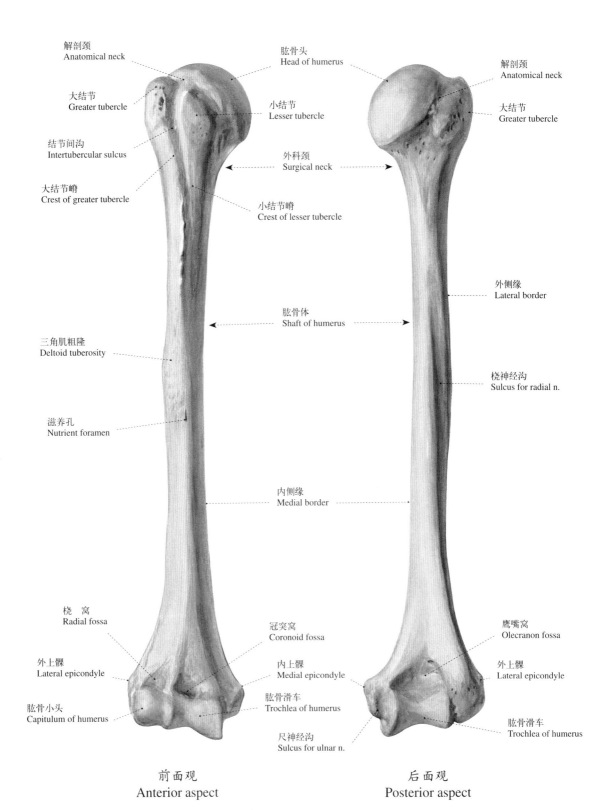

解剖颈
Anatomical neck

肱骨头
Head of humerus

解剖颈
Anatomical neck

大结节
Greater tubercle

小结节
Lesser tubercle

大结节
Greater tubercle

结节间沟
Intertubercular sulcus

外科颈
Surgical neck

大结节嵴
Crest of greater tubercle

小结节嵴
Crest of lesser tubercle

外侧缘
Lateral border

肱骨体
Shaft of humerus

三角肌粗隆
Deltoid tuberosity

桡神经沟
Sulcus for radial n.

滋养孔
Nutrient foramen

内侧缘
Medial border

桡窝
Radial fossa

冠突窝
Coronoid fossa

鹰嘴窝
Olecranon fossa

外上髁
Lateral epicondyle

内上髁
Medial epicondyle

外上髁
Lateral epicondyle

肱骨小头
Capitulum of humerus

肱骨滑车
Trochlea of humerus

肱骨滑车
Trochlea of humerus

尺神经沟
Sulcus for ulnar n.

前面观
Anterior aspect

后面观
Posterior aspect

48.肱 骨　The humerus

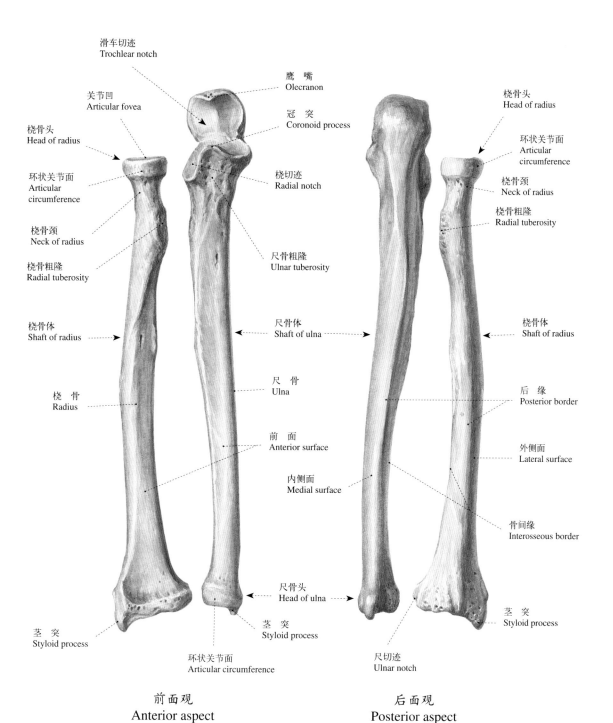

滑车切迹
Trochlear notch

鹰 嘴
Olecranon

关节凹
Articular fovea

冠 突
Coronoid process

桡骨头
Head of radius

桡骨头
Head of radius

环状关节面
Articular
circumference

环状关节面
Articular
circumference

桡切迹
Radial notch

桡骨颈
Neck of radius

桡骨颈
Neck of radius

桡骨粗隆
Radial tuberosity

桡骨粗隆
Radial tuberosity

尺骨粗隆
Ulnar tuberosity

桡骨体
Shaft of radius

尺骨体
Shaft of ulna

桡骨体
Shaft of radius

桡 骨
Radius

尺 骨
Ulna

后 缘
Posterior border

前 面
Anterior surface

外侧面
Lateral surface

内侧面
Medial surface

骨间缘
Interosseous border

尺骨头
Head of ulna

茎 突
Styloid process

茎 突
Styloid process

茎 突
Styloid process

尺切迹
Ulnar notch

环状关节面
Articular circumference

前面观
Anterior aspect

后面观
Posterior aspect

49. 桡骨和尺骨
The radius and ulna

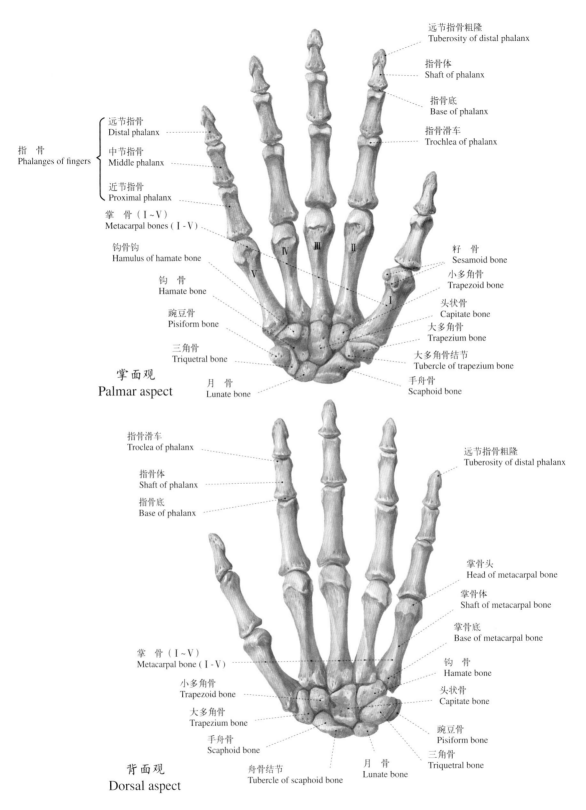

远节指骨粗隆
Tuberosity of distal phalanx

指骨体
Shaft of phalanx

指骨底
Base of phalanx

指骨滑车
Trochlea of phalanx

远节指骨
Distal phalanx

中节指骨
Middle phalanx

近节指骨
Proximal phalanx

指 骨
Phalanges of fingers

掌骨（I~V）
Metacarpal bones (I-V)

钩骨钩
Hamulus of hamate bone

钩 骨
Hamate bone

豌豆骨
Pisiform bone

三角骨
Triquetral bone

掌面观
Palmar aspect

月 骨
Lunate bone

籽 骨
Sesamoid bone

小多角骨
Trapezoid bone

头状骨
Capitate bone

大多角骨
Trapezium bone

大多角骨结节
Tubercle of trapezium bone

手舟骨
Scaphoid bone

指骨滑车
Troclea of phalanx

指骨体
Shaft of phalanx

指骨底
Base of phalanx

远节指骨粗隆
Tuberosity of distal phalanx

掌骨头
Head of metacarpal bone

掌骨体
Shaft of metacarpal bone

掌骨底
Base of metacarpal bone

钩 骨
Hamate bone

头状骨
Capitate bone

豌豆骨
Pisiform bone

三角骨
Triquetral bone

掌 骨（I~V）
Metacarpal bone (I-V)

小多角骨
Trapezoid bone

大多角骨
Trapezium bone

手舟骨
Scaphoid bone

背面观
Dorsal aspect

舟骨结节
Tubercle of scaphoid bone

月 骨
Lunate bone

50. 手 骨
The bones of the hand

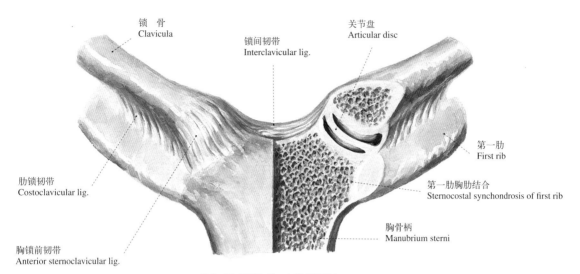

锁 骨
Clavicula

锁间韧带
Interclavicular lig.

关节盘
Articular disc

第一肋
First rib

肋锁韧带
Costoclavicular lig.

第一肋胸肋结合
Sternocostal synchondrosis of first rib

胸骨柄
Manubrium sterni

胸锁前韧带
Anterior sternoclavicular lig.

51. 胸锁关节（前面观）
The sternoclavicular joint. Anterior aspect

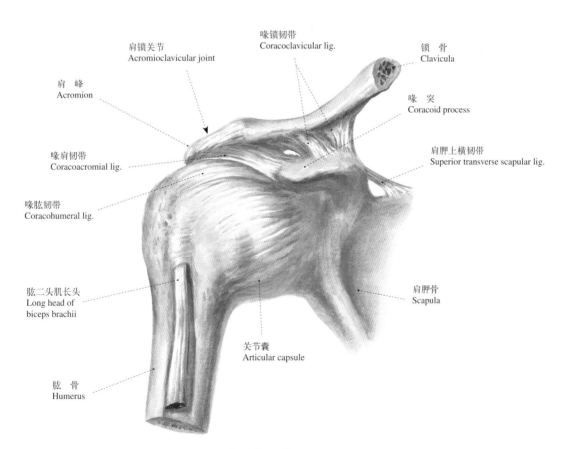

肩锁关节
Acromioclavicular joint

喙锁韧带
Coracoclavicular lig.

锁 骨
Clavicula

肩 峰
Acromion

喙 突
Coracoid process

喙肩韧带
Coracoacromial lig.

肩胛上横韧带
Superior transverse scapular lig.

喙肱韧带
Coracohumeral lig.

肱二头肌长头
Long head of biceps brachii

肩胛骨
Scapula

肱 骨
Humerus

关节囊
Articular capsule

52. 肩关节（前面观）
The shoulder joint. Anterior aspect

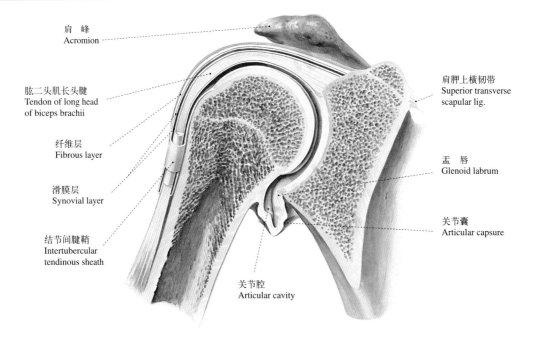

肩　峰
Acromion

肱二头肌长头腱
Tendon of long head
of biceps brachii

纤维层
Fibrous layer

滑膜层
Synovial layer

结节间腱鞘
Intertubercular
tendinous sheath

肩胛上横韧带
Superior transverse
scapular lig.

盂　唇
Glenoid labrum

关节囊
Articular capsure

关节腔
Articular cavity

53. 肩关节（冠状切面）
The shoulder joint. Coronal section

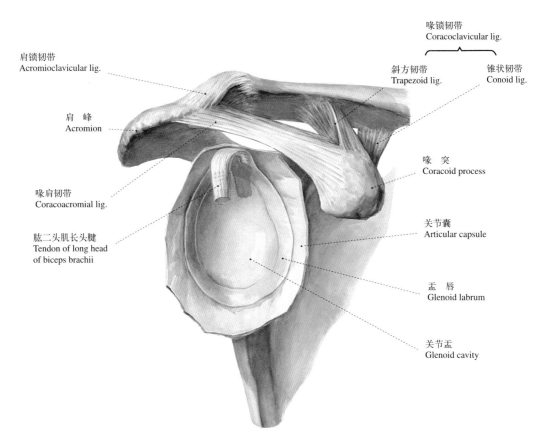

肩锁韧带
Acromioclavicular lig.

肩　峰
Acromion

喙肩韧带
Coracoacromial lig.

肱二头肌长头腱
Tendon of long head
of biceps brachii

喙锁韧带
Coracoclavicular lig.

斜方韧带
Trapezoid lig.

锥状韧带
Conoid lig.

喙　突
Coracoid process

关节囊
Articular capsule

盂　唇
Glenoid labrum

关节盂
Glenoid cavity

54. 肩关节内面（前外侧观）
Interior of the shoulder joint. Anterolateral aspect

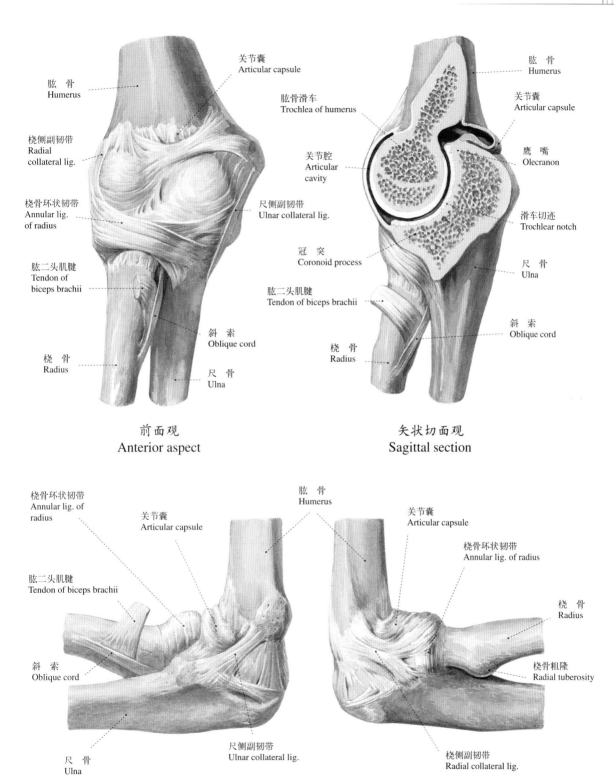

肱 骨
Humerus

关节囊
Articular capsule

桡侧副韧带
Radial collateral lig.

桡骨环状韧带
Annular lig. of radius

肱二头肌腱
Tendon of biceps brachii

桡 骨
Radius

尺 骨
Ulna

尺侧副韧带
Ulnar collateral lig.

斜 索
Oblique cord

前面观
Anterior aspect

肱骨滑车
Trochlea of humerus

关节腔
Articular cavity

冠 突
Coronoid process

肱二头肌腱
Tendon of biceps brachii

桡 骨
Radius

肱 骨
Humerus

关节囊
Articular capsule

鹰 嘴
Olecranon

滑车切迹
Trochlear notch

尺 骨
Ulna

斜 索
Oblique cord

矢状切面观
Sagittal section

桡骨环状韧带
Annular lig. of radius

肱二头肌腱
Tendon of biceps brachii

斜 索
Oblique cord

尺 骨
Ulna

关节囊
Articular capsule

肱 骨
Humerus

尺侧副韧带
Ulnar collateral lig.

内侧面观
Medial aspect

关节囊
Articular capsule

桡骨环状韧带
Annular lig. of radius

桡 骨
Radius

桡骨粗隆
Radial tuberosity

桡侧副韧带
Radial collateral lig.

外侧面观
Lateral aspect

55. 肘关节
The elbow joint

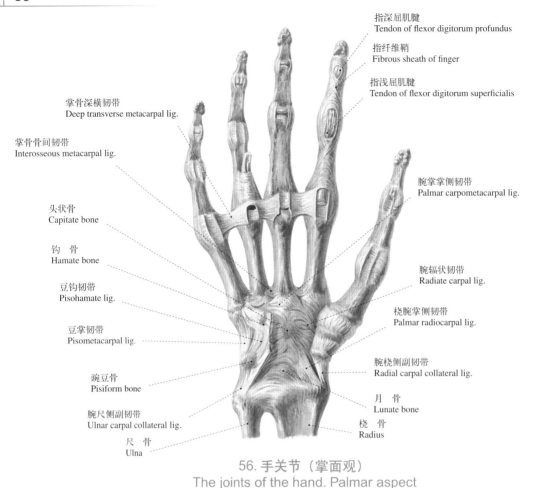

指深屈肌腱
Tendon of flexor digitorum profundus

指纤维鞘
Fibrous sheath of finger

指浅屈肌腱
Tendon of flexor digitorum superficialis

掌骨深横韧带
Deep transverse metacarpal lig.

掌骨骨间韧带
Interosseous metacarpal lig.

头状骨
Capitate bone

钩 骨
Hamate bone

豆钩韧带
Pisohamate lig.

豆掌韧带
Pisometacarpal lig.

豌豆骨
Pisiform bone

腕尺侧副韧带
Ulnar carpal collateral lig.

尺 骨
Ulna

腕掌掌侧韧带
Palmar carpometacarpal lig.

腕辐状韧带
Radiate carpal lig.

桡腕掌侧韧带
Palmar radiocarpal lig.

腕桡侧副韧带
Radial carpal collateral lig.

月 骨
Lunate bone

桡 骨
Radius

56. 手关节（掌面观）
The joints of the hand. Palmar aspect

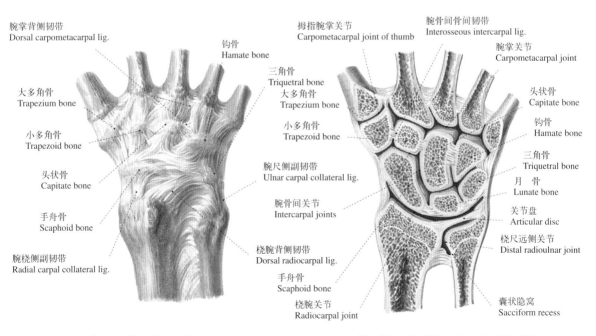

腕掌背侧韧带
Dorsal carpometacarpal lig.

钩骨
Hamate bone

大多角骨
Trapezium bone

小多角骨
Trapezoid bone

头状骨
Capitate bone

手舟骨
Scaphoid bone

腕桡侧副韧带
Radial carpal collateral lig.

三角骨
Triquetral bone

大多角骨
Trapezium bone

小多角骨
Trapezoid bone

腕尺侧副韧带
Ulnar carpal collateral lig.

腕骨间关节
Intercarpal joints

桡腕背侧韧带
Dorsal radiocarpal lig.

手舟骨
Scaphoid bone

桡腕关节
Radiocarpal joint

拇指腕掌关节
Carpometacarpal joint of thumb

腕骨间骨间韧带
Interosseous intercarpal lig.

腕掌关节
Carpometacarpal joint

头状骨
Capitate bone

钩骨
Hamate bone

三角骨
Triquetral bone

月 骨
Lunate bone

关节盘
Articular disc

桡尺远侧关节
Distal radioulnar joint

囊状隐窝
Sacciform recess

57. 腕的韧带（背面观）
The ligaments of the wrist. Dorsal aspect

58. 腕关节冠状切面（背面观）
A coronal section through the joint at the wrist.
Dorsal aspect

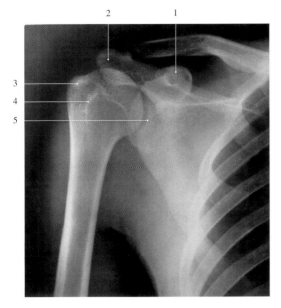

59. 肩关节X线像（前后位）
Anteroposterior radiograph of the shoulder joint

1. 喙突　Coracoid process　2. 肩峰　Acromion　3. 大结节
Greater tubercle　4. 小结节　Lesser tubercle　5. 盂唇
Glenoid labrum

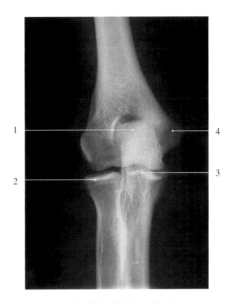

60. 肘关节X线像（前后位）
Anteroposterior radiograph of the elbow joint

1. 鹰嘴　Olecranon　2. 桡骨头　Head of radius　3. 冠突
Coronoid process　4. 内上髁　Medial epicondyle

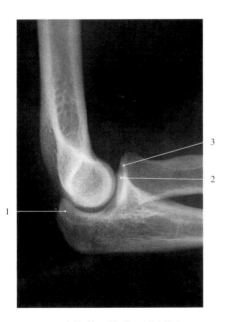

61. 肘关节X线像（侧位）
Lateral radiograph of the elbow joint

1. 鹰嘴　Olecranon　2. 冠突　Coronoid process
3. 桡骨头　Head of radius

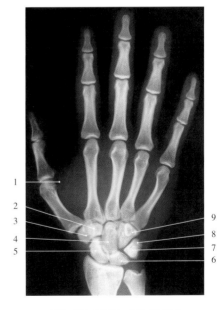

62. 手X线像（前后位）
Anteroposterior radiograph of the hand

1. 籽骨　Sesamoid bone　2. 小多角骨　Trapezoid bone
3. 大多角骨　Trapezium bone　4. 头状骨　Capitate bone
5. 手舟骨　Scaphoid bone　6. 月骨　Lunate bone
7. 豌豆骨　Pisiform bone　8. 三角骨　Triquetral bone
9. 钩骨　Hamate bone

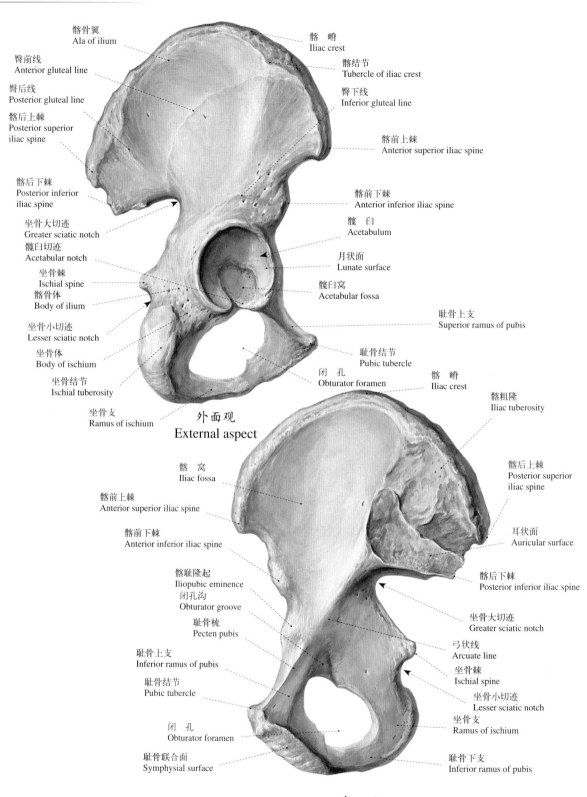

髂骨翼
Ala of ilium

臀前线
Anterior gluteal line

臀后线
Posterior gluteal line

髂后上棘
Posterior superior
iliac spine

髂后下棘
Posterior inferior
iliac spine

坐骨大切迹
Greater sciatic notch

髋臼切迹
Acetabular notch

坐骨棘
Ischial spine

髂骨体
Body of ilium

坐骨小切迹
Lesser sciatic notch

坐骨体
Body of ischium

坐骨结节
Ischial tuberosity

坐骨支
Ramus of ischium

髂 嵴
Iliac crest

髂结节
Tubercle of iliac crest

臀下线
Inferior gluteal line

髂前上棘
Anterior superior iliac spine

髂前下棘
Anterior inferior iliac spine

髋 臼
Acetabulum

月状面
Lunate surface

髋臼窝
Acetabular fossa

耻骨上支
Superior ramus of pubis

耻骨结节
Pubic tubercle

闭 孔
Obturator foramen

外面观
External aspect

髂 窝
Iliac fossa

髂前上棘
Anterior superior iliac spine

髂前下棘
Anterior inferior iliac spine

髂耻隆起
Iliopubic eminence

闭孔沟
Obturator groove

耻骨梳
Pecten pubis

耻骨上支
Inferior ramus of pubis

耻骨结节
Pubic tubercle

闭 孔
Obturator foramen

耻骨联合面
Symphysial surface

髂 嵴
Iliac crest

髂粗隆
Iliac tuberosity

髂后上棘
Posterior superior
iliac spine

耳状面
Auricular surface

髂后下棘
Posterior inferior iliac spine

坐骨大切迹
Greater sciatic notch

弓状线
Arcuate line

坐骨棘
Ischial spine

坐骨小切迹
Lesser sciatic notch

坐骨支
Ramus of ischium

耻骨下支
Inferior ramus of pubis

内面观
Internal aspect

63. 髋　骨　The hip bone

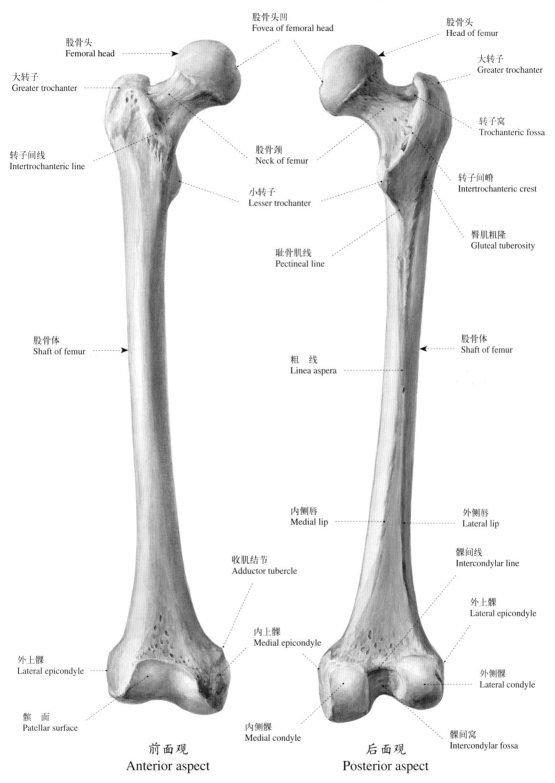

股骨头凹
Fovea of femoral head

股骨头
Head of femur

股骨头
Femoral head

大转子
Greater trochanter

大转子
Greater trochanter

转子窝
Trochanteric fossa

转子间线
Intertrochanteric line

股骨颈
Neck of femur

转子间嵴
Intertrochanteric crest

小转子
Lesser trochanter

臀肌粗隆
Gluteal tuberosity

耻骨肌线
Pectineal line

股骨体
Shaft of femur

股骨体
Shaft of femur

粗 线
Linea aspera

内侧唇
Medial lip

外侧唇
Lateral lip

收肌结节
Adductor tubercle

髁间线
Intercondylar line

内上髁
Medial epicondyle

外上髁
Lateral epicondyle

外上髁
Lateral epicondyle

外侧髁
Lateral condyle

髌 面
Patellar surface

内侧髁
Medial condyle

髁间窝
Intercondylar fossa

前 面 观
Anterior aspect

后 面 观
Posterior aspect

64. 股 骨 The femur

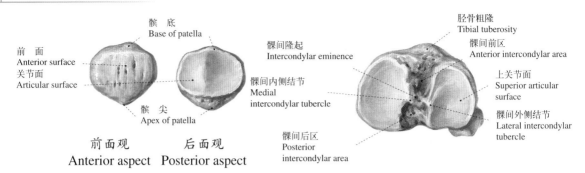

髌底
Base of patella

前面
Anterior surface
关节面
Articular surface

髌尖
Apex of patella

髁间隆起
Intercondylar eminence

髁间内侧结节
Medial intercondylar tubercle

髁间后区
Posterior intercondylar area

胫骨粗隆
Tibial tuberosity

髁间前区
Anterior intercondylar area

上关节面
Superior articular surface

髁间外侧结节
Lateral intercondylar tubercle

前面观
Anterior aspect

后面观
Posterior aspect

65. 髌骨
The patella

66. 胫骨（上面观）
The tibia. Superior aspect

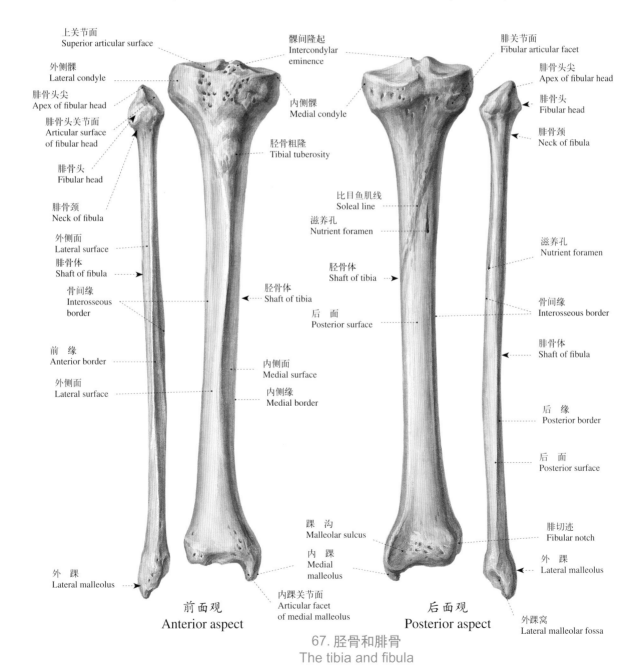

上关节面
Superior articular surface

外侧髁
Lateral condyle

腓骨头尖
Apex of fibular head

腓骨头关节面
Articular surface of fibular head

腓骨头
Fibular head

腓骨颈
Neck of fibula

外侧面
Lateral surface

腓骨体
Shaft of fibula

骨间缘
Interosseous border

前缘
Anterior border

外侧面
Lateral surface

外踝
Lateral malleolus

髁间隆起
Intercondylar eminence

内侧髁
Medial condyle

胫骨粗隆
Tibial tuberosity

胫骨体
Shaft of tibia

后面
Posterior surface

内侧面
Medial surface

内侧缘
Medial border

踝沟
Malleolar sulcus

内踝
Medial malleolus

内踝关节面
Articular facet of medial malleolus

腓关节面
Fibular articular facet

腓骨头尖
Apex of fibular head

腓骨头
Fibular head

腓骨颈
Neck of fibula

比目鱼肌线
Soleal line

滋养孔
Nutrient foramen

胫骨体
Shaft of tibia

滋养孔
Nutrient foramen

骨间缘
Interosseous border

腓骨体
Shaft of fibula

后缘
Posterior border

后面
Posterior surface

腓切迹
Fibular notch

外踝
Lateral malleolus

外踝窝
Lateral malleolar fossa

前面观
Anterior aspect

后面观
Posterior aspect

67. 胫骨和腓骨
The tibia and fibula

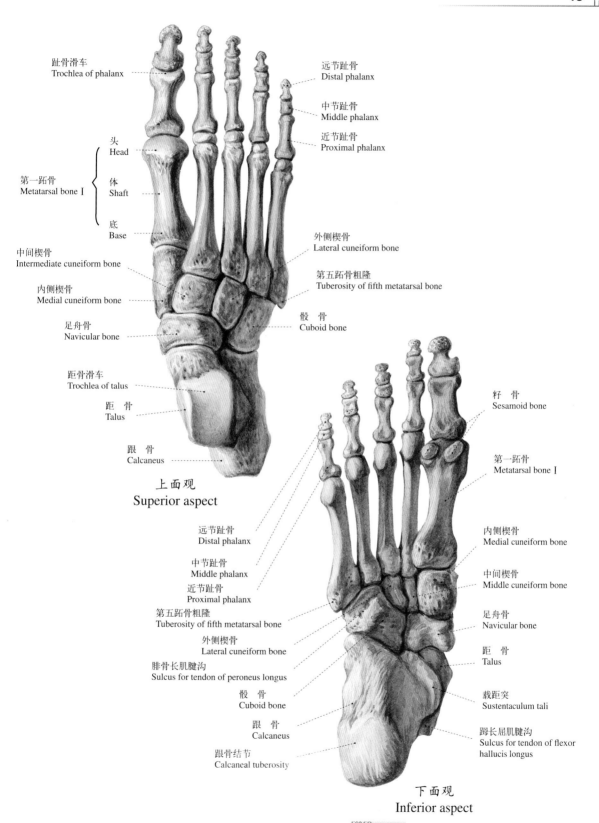

趾骨滑车
Trochlea of phalanx

远节趾骨
Distal phalanx

中节趾骨
Middle phalanx

近节趾骨
Proximal phalanx

头
Head

体
Shaft

第一跖骨
Metatarsal bone Ⅰ

底
Base

中间楔骨
Intermediate cuneiform bone

内侧楔骨
Medial cuneiform bone

足舟骨
Navicular bone

外侧楔骨
Lateral cuneiform bone

第五跖骨粗隆
Tuberosity of fifth metatarsal bone

骰骨
Cuboid bone

距骨滑车
Trochlea of talus

距骨
Talus

跟骨
Calcaneus

上面观
Superior aspect

籽骨
Sesamoid bone

第一跖骨
Metatarsal bone Ⅰ

内侧楔骨
Medial cuneiform bone

中间楔骨
Middle cuneiform bone

足舟骨
Navicular bone

距骨
Talus

载距突
Sustentaculum tali

𧿹长屈肌腱沟
Sulcus for tendon of flexor hallucis longus

远节趾骨
Distal phalanx

中节趾骨
Middle phalanx

近节趾骨
Proximal phalanx

第五跖骨粗隆
Tuberosity of fifth metatarsal bone

外侧楔骨
Lateral cuneiform bone

腓骨长肌腱沟
Sulcus for tendon of peroneus longus

骰骨
Cuboid bone

跟骨
Calcaneus

跟骨结节
Calcaneal tuberosity

下面观
Inferior aspect

68. 足 骨 (1)
The bones of the foot (1)

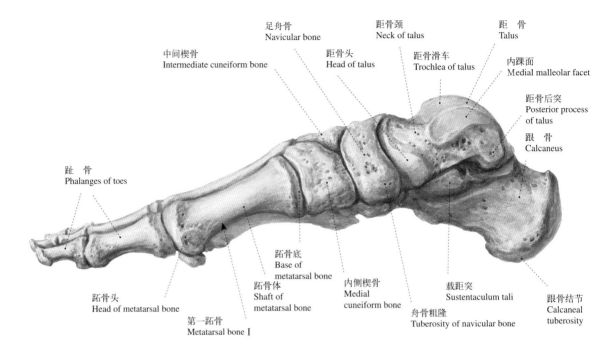

足舟骨
Navicular bone

距骨颈
Neck of talus

距 骨
Talus

中间楔骨
Intermediate cuneiform bone

距骨头
Head of talus

距骨滑车
Trochlea of talus

内踝面
Medial malleolar facet

距骨后突
Posterior process
of talus

跟 骨
Calcaneus

趾 骨
Phalanges of toes

跖骨底
Base of
metatarsal bone

内侧楔骨
Medial
cuneiform bone

载距突
Sustentaculum tali

跟骨结节
Calcaneal
tuberosity

跖骨头
Head of metatarsal bone

跖骨体
Shaft of
metatarsal bone

舟骨粗隆
Tuberosity of navicular bone

第一跖骨
Metatarsal bone Ⅰ

69. 足 骨 (2)
The bones of the foot (2)

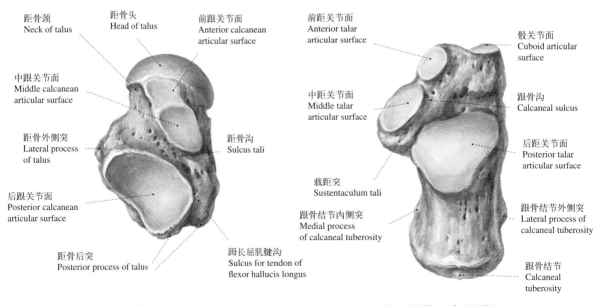

距骨颈
Neck of talus

距骨头
Head of talus

前跟关节面
Anterior calcanean
articular surface

前距关节面
Anterior talar
articular surface

骰关节面
Cuboid articular
surface

中跟关节面
Middle calcanean
articular surface

中距关节面
Middle talar
articular surface

跟骨沟
Calcaneal sulcus

距骨外侧突
Lateral process
of talus

距骨沟
Sulcus tali

后距关节面
Posterior talar
articular surface

后跟关节面
Posterior calcanean
articular surface

载距突
Sustentaculum tali

跟骨结节外侧突
Lateral process of
calcaneal tuberosity

距骨后突
Posterior process of talus

跟骨结节内侧突
Medial process
of calcaneal tuberosity

𧿹长屈肌腱沟
Sulcus for tendon of
flexor hallucis longus

跟骨结节
Calcaneal
tuberosity

70. 距骨（下面观）
The talus. Inferior aspect

71. 跟骨（上面观）
The calcaneus. Superior aspect

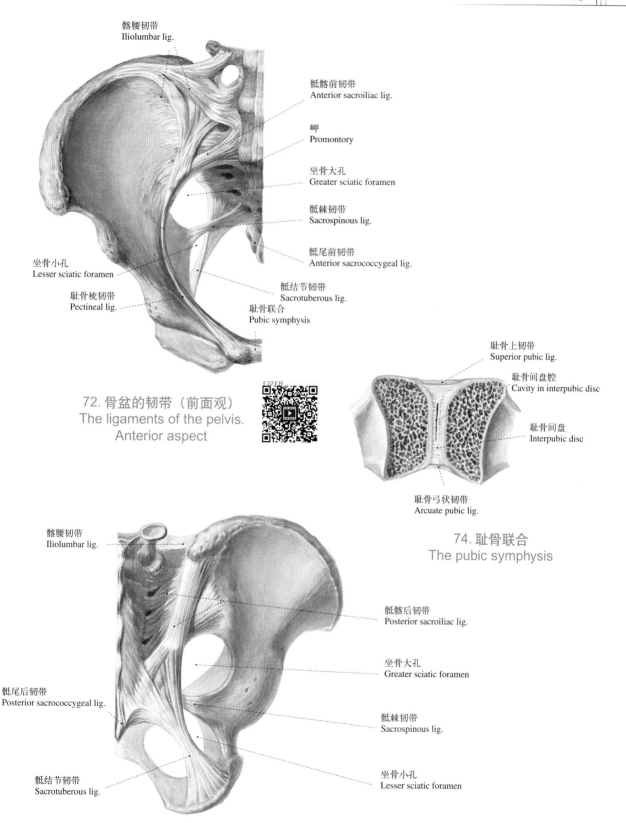

髂腰韧带
Iliolumbar lig.

骶髂前韧带
Anterior sacroiliac lig.

岬
Promontory

坐骨大孔
Greater sciatic foramen

骶棘韧带
Sacrospinous lig.

骶尾前韧带
Anterior sacrococcygeal lig.

坐骨小孔
Lesser sciatic foramen

耻骨梳韧带
Pectineal lig.

骶结节韧带
Sacrotuberous lig.

耻骨联合
Pubic symphysis

72. 骨盆的韧带（前面观）
The ligaments of the pelvis.
Anterior aspect

耻骨上韧带
Superior pubic lig.

耻骨间盘腔
Cavity in interpubic disc

耻骨间盘
Interpubic disc

耻骨弓状韧带
Arcuate pubic lig.

74. 耻骨联合
The pubic symphysis

髂腰韧带
Iliolumbar lig.

骶髂后韧带
Posterior sacroiliac lig.

坐骨大孔
Greater sciatic foramen

骶尾后韧带
Posterior sacrococcygeal lig.

骶棘韧带
Sacrospinous lig.

骶结节韧带
Sacrotuberous lig.

坐骨小孔
Lesser sciatic foramen

73. 骨盆的韧带（后面观）
The ligaments of the pelvis. Posterior aspect

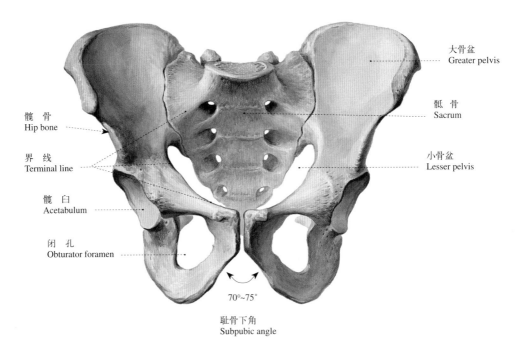

髋 骨
Hip bone

界 线
Terminal line

髋 臼
Acetabulum

闭 孔
Obturator foramen

大骨盆
Greater pelvis

骶 骨
Sacrum

小骨盆
Lesser pelvis

70°~75°

耻骨下角
Subpubic angle

男 性
Male

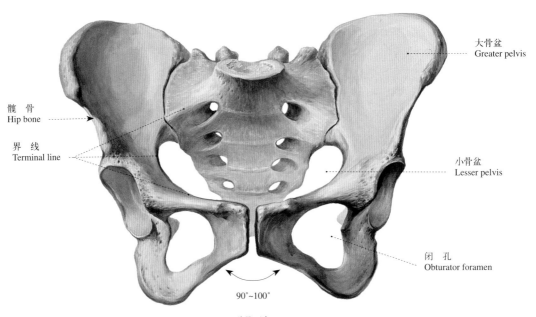

髋 骨
Hip bone

界 线
Terminal line

大骨盆
Greater pelvis

小骨盆
Lesser pelvis

闭 孔
Obturator foramen

90°~100°

耻骨下角
Subpubic angle

女 性
Female

75. 骨 盆 The pelvis

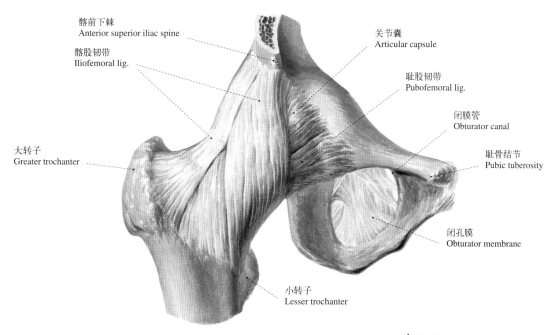

髂前下棘
Anterior superior iliac spine

髂股韧带
Iliofemoral lig.

大转子
Greater trochanter

关节囊
Articular capsule

耻股韧带
Pubofemoral lig.

闭膜管
Obturator canal

耻骨结节
Pubic tuberosity

闭孔膜
Obturator membrane

小转子
Lesser trochanter

前 面 观
Anterior aspect

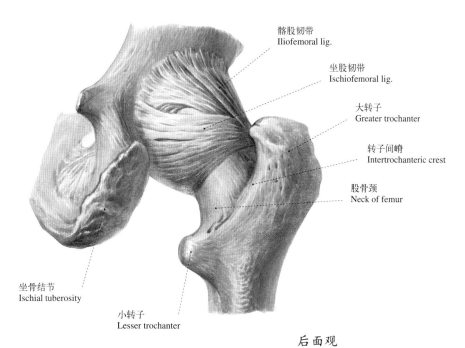

髂股韧带
Iliofemoral lig.

坐股韧带
Ischiofemoral lig.

大转子
Greater trochanter

转子间嵴
Intertrochanteric crest

股骨颈
Neck of femur

坐骨结节
Ischial tuberosity

小转子
Lesser trochanter

后 面 观
Posterior aspect

76. 髋关节 (1)　The hip joint (1)

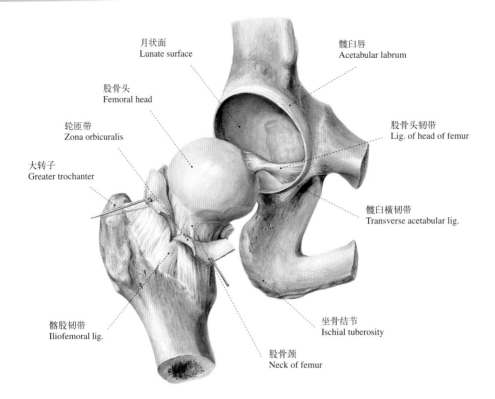

月状面
Lunate surface

髋臼唇
Acetabular labrum

股骨头
Femoral head

轮匝带
Zona orbicuralis

大转子
Greater trochanter

股骨头韧带
Lig. of head of femur

髋臼横韧带
Transverse acetabular lig.

髂股韧带
Iliofemoral lig.

坐骨结节
Ischial tuberosity

股骨颈
Neck of femur

已打开关节囊
The articular capsule has been opened

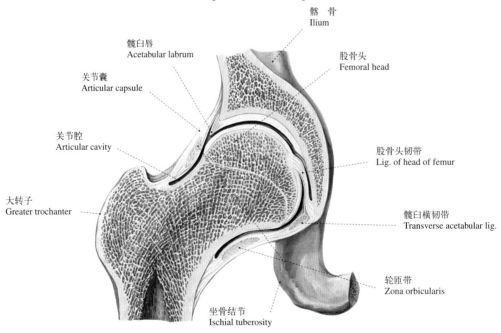

髂 骨
Ilium

髋臼唇
Acetabular labrum

股骨头
Femoral head

关节囊
Articular capsule

关节腔
Articular cavity

股骨头韧带
Lig. of head of femur

大转子
Greater trochanter

髋臼横韧带
Transverse acetabular lig.

轮匝带
Zona orbicularis

坐骨结节
Ischial tuberosity

冠状切面
Coronal section

77. 髋关节 (2)　The hip joint (2)

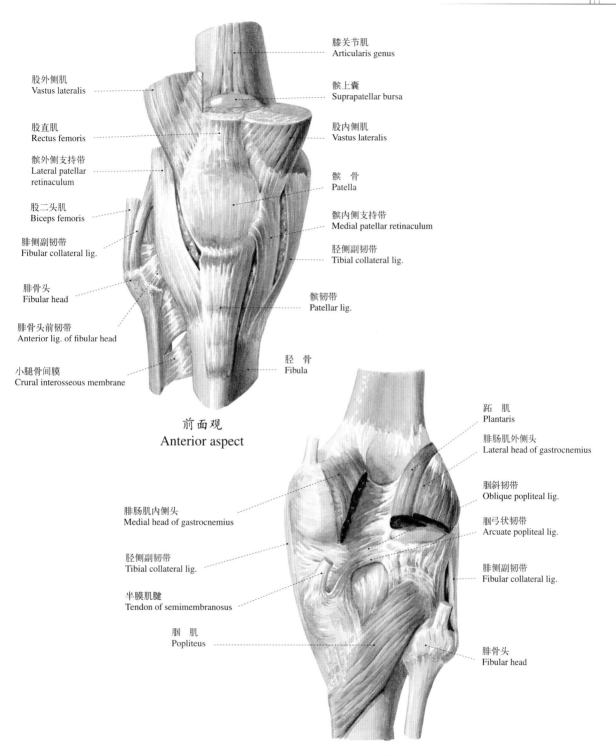

股外侧肌
Vastus lateralis

股直肌
Rectus femoris

髌外侧支持带
Lateral patellar
retinaculum

股二头肌
Biceps femoris

腓侧副韧带
Fibular collateral lig.

腓骨头
Fibular head

腓骨头前韧带
Anterior lig. of fibular head

小腿骨间膜
Crural interosseous membrane

膝关节肌
Articularis genus

髌上囊
Suprapatellar bursa

股内侧肌
Vastus lateralis

髌骨
Patella

髌内侧支持带
Medial patellar retinaculum

胫侧副韧带
Tibial collateral lig.

髌韧带
Patellar lig.

胫骨
Fibula

前面观
Anterior aspect

腓肠肌内侧头
Medial head of gastrocnemius

胫侧副韧带
Tibial collateral lig.

半膜肌腱
Tendon of semimembranosus

腘肌
Popliteus

跖肌
Plantaris

腓肠肌外侧头
Lateral head of gastrocnemius

腘斜韧带
Oblique popliteal lig.

腘弓状韧带
Arcuate popliteal lig.

腓侧副韧带
Fibular collateral lig.

腓骨头
Fibular head

后面观
Posterior aspect

78. 膝关节 (1)　The knee joint (1)

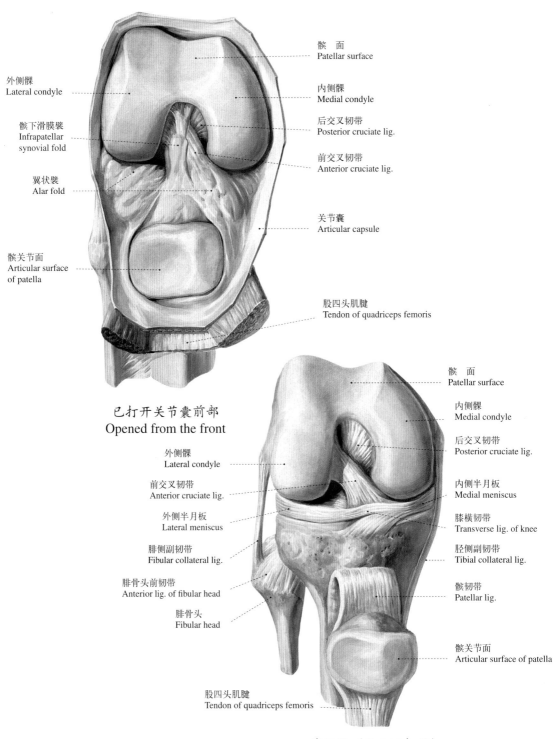

外侧髁
Lateral condyle

髌下滑膜襞
Infrapatellar
synovial fold

翼状襞
Alar fold

髌关节面
Articular surface
of patella

髌 面
Patellar surface

内侧髁
Medial condyle

后交叉韧带
Posterior cruciate lig.

前交叉韧带
Anterior cruciate lig.

关节囊
Articular capsule

股四头肌腱
Tendon of quadriceps femoris

已打开关节囊前部
Opened from the front

外侧髁
Lateral condyle

前交叉韧带
Anterior cruciate lig.

外侧半月板
Lateral meniscus

腓侧副韧带
Fibular collateral lig.

腓骨头前韧带
Anterior lig. of fibular head

腓骨头
Fibular head

股四头肌腱
Tendon of quadriceps femoris

髌 面
Patellar surface

内侧髁
Medial condyle

后交叉韧带
Posterior cruciate lig.

内侧半月板
Medial meniscus

膝横韧带
Transverse lig. of knee

胫侧副韧带
Tibial collateral lig.

髌韧带
Patellar lig.

髌关节面
Articular surface of patella

前面观（示交叉韧带）
Anterior aspect. Showing the cruciate ligament

79. 膝关节 (2)　The knee joint (2)

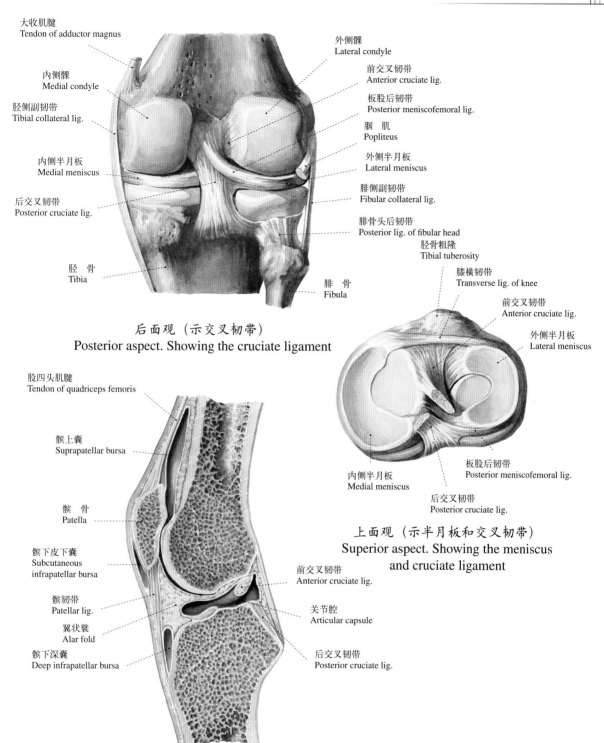

大收肌腱
Tendon of adductor magnus

内侧髁
Medial condyle

胫侧副韧带
Tibial collateral lig.

内侧半月板
Medial meniscus

后交叉韧带
Posterior cruciate lig.

胫　骨
Tibia

外侧髁
Lateral condyle

前交叉韧带
Anterior cruciate lig.

板股后韧带
Posterior meniscofemoral lig.

腘　肌
Popliteus

外侧半月板
Lateral meniscus

腓侧副韧带
Fibular collateral lig.

腓骨头后韧带
Posterior lig. of fibular head

腓　骨
Fibula

后面观（示交叉韧带）
Posterior aspect. Showing the cruciate ligament

胫骨粗隆
Tibial tuberosity

膝横韧带
Transverse lig. of knee

前交叉韧带
Anterior cruciate lig.

外侧半月板
Lateral meniscus

板股后韧带
Posterior meniscofemoral lig.

内侧半月板
Medial meniscus

后交叉韧带
Posterior cruciate lig.

上面观（示半月板和交叉韧带）
Superior aspect. Showing the meniscus
and cruciate ligament

股四头肌腱
Tendon of quadriceps femoris

髌上囊
Suprapatellar bursa

髌　骨
Patella

髌下皮下囊
Subcutaneous
infrapatellar bursa

髌韧带
Patellar lig.

翼状襞
Alar fold

髌下深囊
Deep infrapatellar bursa

前交叉韧带
Anterior cruciate lig.

关节腔
Articular capsule

后交叉韧带
Posterior cruciate lig.

正中矢状切面
Median sagittal section

80. 膝关节 (3)　The knee joint (3)

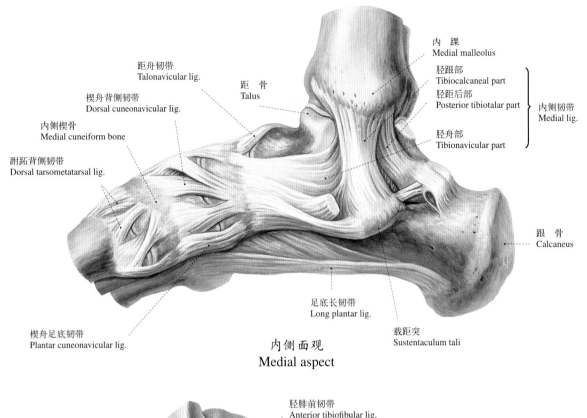

距舟韧带
Talonavicular lig.

楔舟背侧韧带
Dorsal cuneonavicular lig.

内侧楔骨
Medial cuneiform bone

跗跖背侧韧带
Dorsal tarsometatarsal lig.

距 骨
Talus

内 踝
Medial malleolus

胫跟部
Tibiocalcaneal part

胫距后部
Posterior tibiotalar part

胫舟部
Tibionavicular part

内侧韧带
Medial lig.

跟 骨
Calcaneus

足底长韧带
Long plantar lig.

载距突
Sustentaculum tali

楔舟足底韧带
Plantar cuneonavicular lig.

内侧面观
Medial aspect

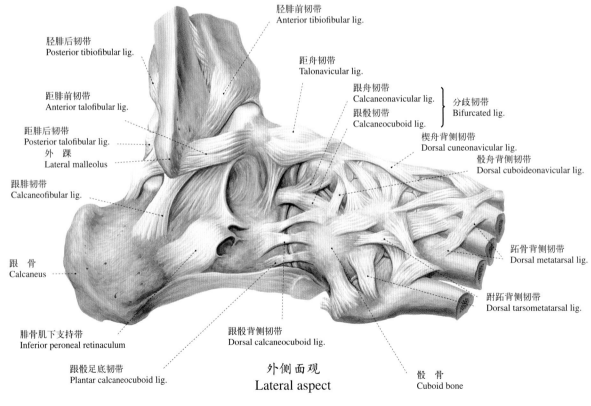

胫腓后韧带
Posterior tibiofibular lig.

距腓前韧带
Anterior talofibular lig.

距腓后韧带
Posterior talofibular lig.

外 踝
Lateral malleolus

跟腓韧带
Calcaneofibular lig.

跟 骨
Calcaneus

腓骨肌下支持带
Inferior peroneal retinaculum

跟骰足底韧带
Plantar calcaneocuboid lig.

胫腓前韧带
Anterior tibiofibular lig.

距舟韧带
Talonavicular lig.

跟舟韧带
Calcaneonavicular lig.

跟骰韧带
Calcaneocuboid lig.

分歧韧带
Bifurcated lig.

楔舟背侧韧带
Dorsal cuneonavicular lig.

骰舟背侧韧带
Dorsal cuboideonavicular lig.

跖骨背侧韧带
Dorsal metatarsal lig.

跗跖背侧韧带
Dorsal tarsometatarsal lig.

跟骰背侧韧带
Dorsal calcaneocuboid lig.

骰 骨
Cuboid bone

外侧面观
Lateral aspect

81. 足的韧带
The ligaments of the foot

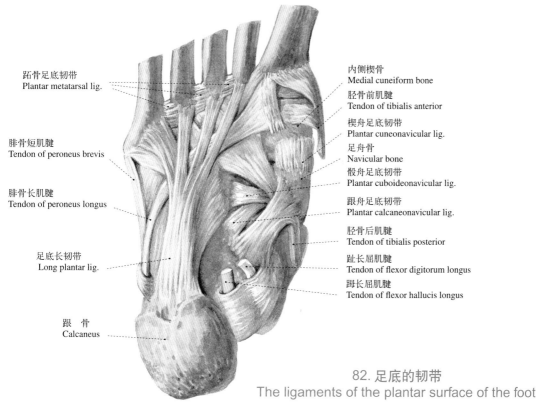

跖骨足底韧带
Plantar metatarsal lig.

腓骨短肌腱
Tendon of peroneus brevis

腓骨长肌腱
Tendon of peroneus longus

足底长韧带
Long plantar lig.

跟 骨
Calcaneus

内侧楔骨
Medial cuneiform bone

胫骨前肌腱
Tendon of tibialis anterior

楔舟足底韧带
Plantar cuneonavicular lig.

足舟骨
Navicular bone

骰舟足底韧带
Plantar cuboideonavicular lig.

跟舟足底韧带
Plantar calcaneonavicular lig.

胫骨后肌腱
Tendon of tibialis posterior

趾长屈肌腱
Tendon of flexor digitorum longus

踇长屈肌腱
Tendon of flexor hallucis longus

82. 足底的韧带
The ligaments of the plantar surface of the foot

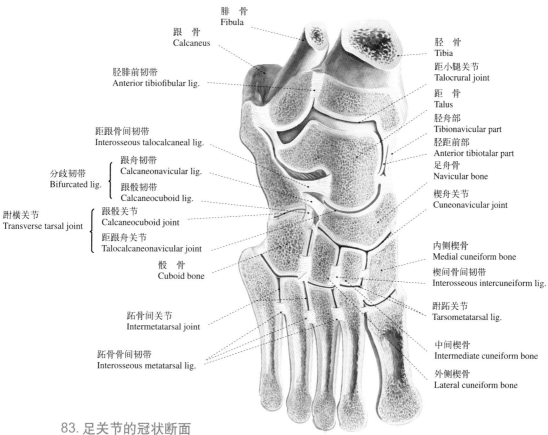

腓 骨
Fibula

跟 骨
Calcaneus

胫腓前韧带
Anterior tibiofibular lig.

距跟骨间韧带
Interosseous talocalcaneal lig.

分歧韧带
Bifurcated lig.

跟舟韧带
Calcaneonavicular lig.

跟骰韧带
Calcaneocuboid lig.

跗横关节
Transverse tarsal joint

跟骰关节
Calcaneocuboid joint

距跟舟关节
Talocalcaneonavicular joint

骰 骨
Cuboid bone

跖骨间关节
Intermetatarsal joint

跖骨骨间韧带
Interosseous metatarsal lig.

胫 骨
Tibia

距小腿关节
Talocrural joint

距 骨
Talus

胫舟部
Tibionavicular part

胫距前部
Anterior tibiotalar part

足舟骨
Navicular bone

楔舟关节
Cuneonavicular joint

内侧楔骨
Medial cuneiform bone

楔间骨间韧带
Interosseous intercuneiform lig.

跗跖关节
Tarsometatarsal lig.

中间楔骨
Intermediate cuneiform bone

外侧楔骨
Lateral cuneiform bone

83. 足关节的冠状断面
A coronal section through the joints of the foot

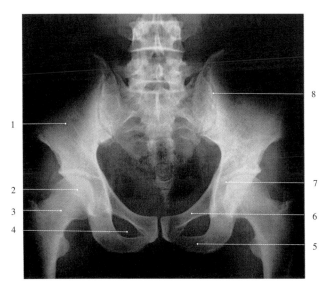

84. 骨盆和髋关节X线像（前后位）
Anteroposterior radiograph of pelvis and hip joint

1. 髂骨　Ilium　2. 股骨头　Femoral head　3. 股骨颈　Neck of femur
4. 闭孔　Obturator foramen　5. 坐骨支　Ramus of ischium　6. 耻骨上支
Superior ramus of pubis　7. 髋关节　Hip joint　8. 骶髂关节　Sacroilial
joint

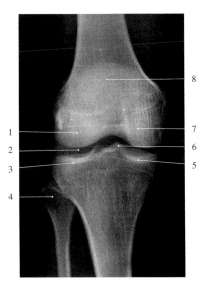

85. 膝关节X线像（前后位）
Anteroposterior radiograph of knee joint

1. 外侧髁　Lateral condyle　2. 膝关节　Knee joint　3. 胫骨外
侧髁　Lateral condyle of tibia　4. 腓骨头　Fibular head　5. 胫
骨内侧髁　Medial condyle of tibia　6. 髁间隆起　Intercondylar
eminence　7. 内侧髁　Medial condyle　8. 股骨　Femur

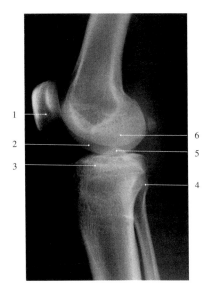

86. 膝关节X线像（侧位）
Lateral radiograph of knee joint

1. 髌骨　Patella　2. 股骨外侧髁　Lateral condyle
of femur　3. 胫骨内侧髁　Medial condyle of
tibia　4. 腓骨头　Fibular head　5. 髁间隆起
Intercondylar eminence　6. 股骨内侧髁　Medial
condyle of femur

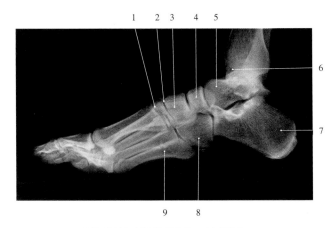

87. 踝和足的X线像（侧位）
Lateral radiograph of ankle and foot

1. 第一跖骨　Metatarsal bone Ⅰ　2. 跗跖关节　Tarsometatarsal joint
3. 中间楔骨　Intermediate cuneiform bone　4. 足舟骨　Navicular bone
5. 距骨　Talus　6. 距小腿关节　Talocrural joint　7. 跟骨　Calcaneus
8. 骰骨　Cuboid bone　9. 第五跖骨　Metatarsal bone Ⅴ

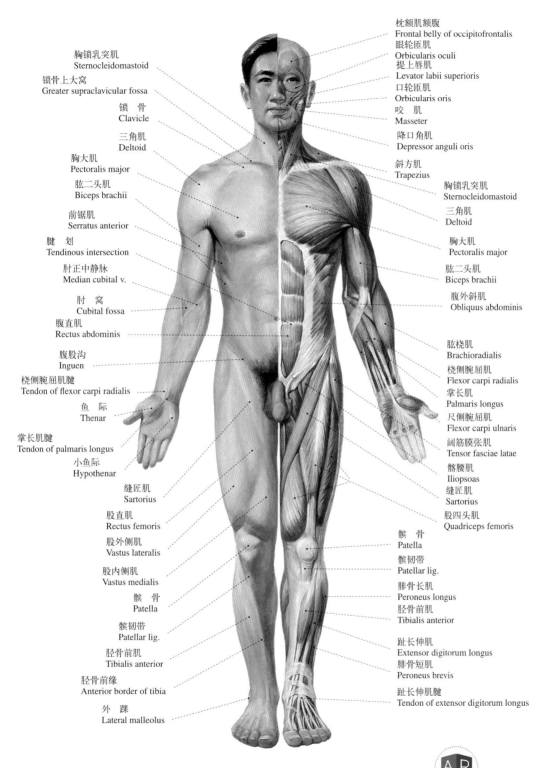

胸锁乳突肌
Sternocleidomastoid

锁骨上大窝
Greater supraclavicular fossa

锁 骨
Clavicle

三角肌
Deltoid

胸大肌
Pectoralis major

肱二头肌
Biceps brachii

前锯肌
Serratus anterior

腱 划
Tendinous intersection

肘正中静脉
Median cubital v.

肘 窝
Cubital fossa

腹直肌
Rectus abdominis

腹股沟
Inguen

桡侧腕屈肌腱
Tendon of flexor carpi radialis

鱼 际
Thenar

掌长肌腱
Tendon of palmaris longus

小鱼际
Hypothenar

缝匠肌
Sartorius

股直肌
Rectus femoris

股外侧肌
Vastus lateralis

股内侧肌
Vastus medialis

髌 骨
Patella

髌韧带
Patellar lig.

胫骨前肌
Tibialis anterior

胫骨前缘
Anterior border of tibia

外 踝
Lateral malleolus

枕额肌额腹
Frontal belly of occipitofrontalis

眼轮匝肌
Orbicularis oculi

提上唇肌
Levator labii superioris

口轮匝肌
Orbicularis oris

咬 肌
Masseter

降口角肌
Depressor anguli oris

斜方肌
Trapezius

胸锁乳突肌
Sternocleidomastoid

三角肌
Deltoid

胸大肌
Pectoralis major

肱二头肌
Biceps brachii

腹外斜肌
Obliquus abdominis

肱桡肌
Brachioradialis

桡侧腕屈肌
Flexor carpi radialis

掌长肌
Palmaris longus

尺侧腕屈肌
Flexor carpi ulnaris

阔筋膜张肌
Tensor fasciae latae

髂腰肌
Iliopsoas

缝匠肌
Sartorius

股四头肌
Quadriceps femoris

髌 骨
Patella

髌韧带
Patellar lig.

腓骨长肌
Peroneus longus

胫骨前肌
Tibialis anterior

趾长伸肌
Extensor digitorum longus

腓骨短肌
Peroneus brevis

趾长伸肌腱
Tendon of extensor digitorum longus

88. 全身体表及肌肉（前面观）
Surface anatomy and muscles of the body. Anterior aspect

扫描图片
体验 AR

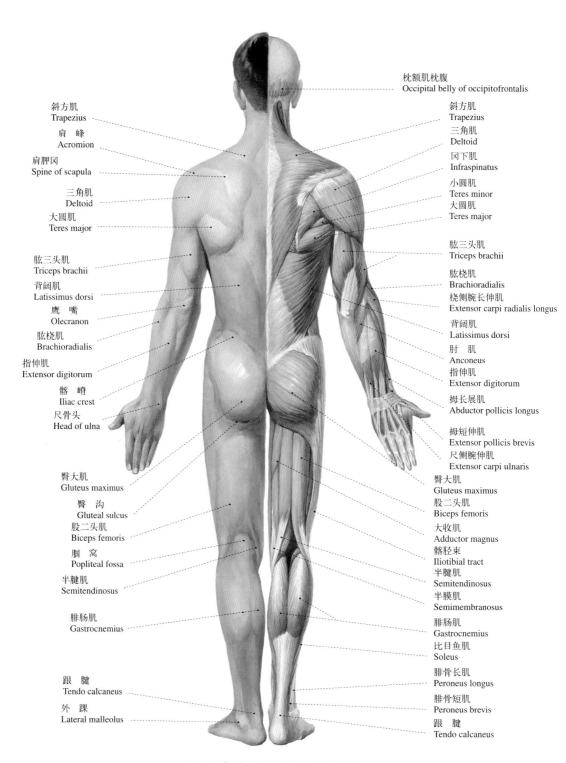

斜方肌
Trapezius

肩 峰
Acromion

肩胛冈
Spine of scapula

三角肌
Deltoid

大圆肌
Teres major

肱三头肌
Triceps brachii

背阔肌
Latissimus dorsi

鹰 嘴
Olecranon

肱桡肌
Brachioradialis

指伸肌
Extensor digitorum

髂 嵴
Iliac crest

尺骨头
Head of ulna

臀大肌
Gluteus maximus

臀 沟
Gluteal sulcus

股二头肌
Biceps femoris

腘 窝
Popliteal fossa

半腱肌
Semitendinosus

腓肠肌
Gastrocnemius

跟 腱
Tendo calcaneus

外 踝
Lateral malleolus

枕额肌枕腹
Occipital belly of occipitofrontalis

斜方肌
Trapezius

三角肌
Deltoid

冈下肌
Infraspinatus

小圆肌
Teres minor

大圆肌
Teres major

肱三头肌
Triceps brachii

肱桡肌
Brachioradialis

桡侧腕长伸肌
Extensor carpi radialis longus

背阔肌
Latissimus dorsi

肘 肌
Anconeus

指伸肌
Extensor digitorum

拇长展肌
Abductor pollicis longus

拇短伸肌
Extensor pollicis brevis

尺侧腕伸肌
Extensor carpi ulnaris

臀大肌
Gluteus maximus

股二头肌
Biceps femoris

大收肌
Adductor magnus

髂胫束
Iliotibial tract

半腱肌
Semitendinosus

半膜肌
Semimembranosus

腓肠肌
Gastrocnemius

比目鱼肌
Soleus

腓骨长肌
Peroneus longus

腓骨短肌
Peroneus brevis

跟 腱
Tendo calcaneus

89. 全身体表及肌肉（后面观）
Surface anatomy and muscles of the body. Posterior aspect

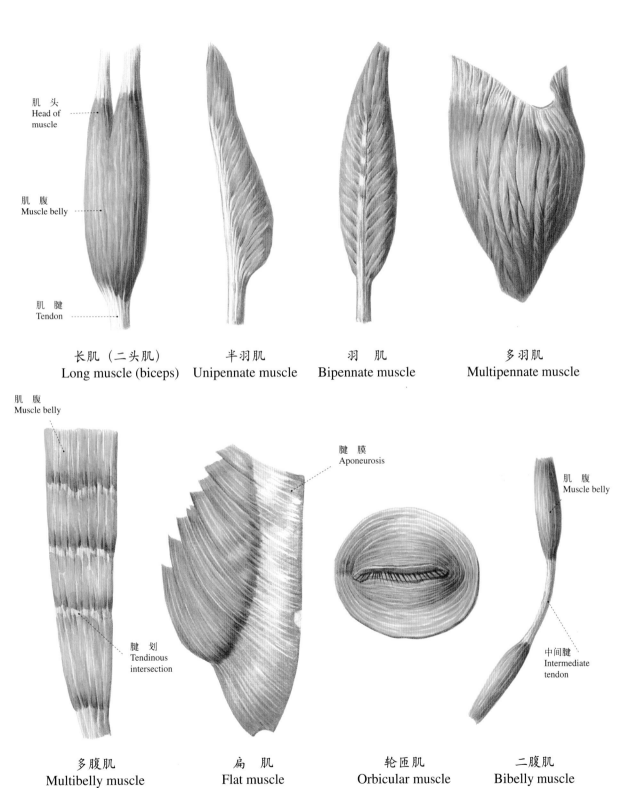

肌 头
Head of
muscle

肌 腹
Muscle belly

肌 腱
Tendon

长肌（二头肌）
Long muscle (biceps)

半羽肌
Unipennate muscle

羽 肌
Bipennate muscle

多羽肌
Multipennate muscle

肌 腹
Muscle belly

腱 膜
Aponeurosis

肌 腹
Muscle belly

腱 划
Tendinous
intersection

中间腱
Intermediate
tendon

多腹肌
Multibelly muscle

扁 肌
Flat muscle

轮匝肌
Orbicular muscle

二腹肌
Bibelly muscle

90. 肌的各种形状
Forms of muscles

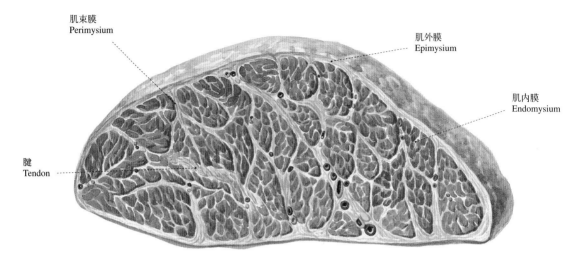

肌束膜
Perimysium

肌外膜
Epimysium

肌内膜
Endomysium

腱
Tendon

91. 肌的横断面
Transverse section of the muscle

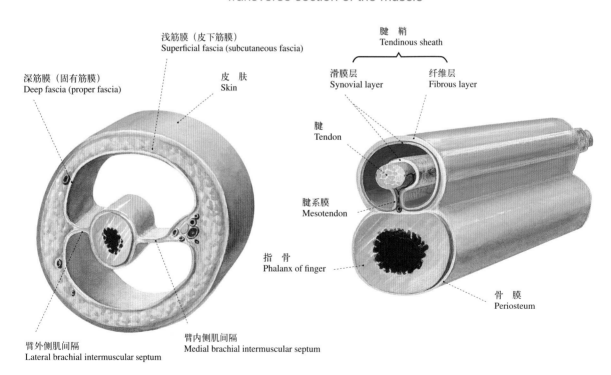

浅筋膜（皮下筋膜）
Superficial fascia (subcutaneous fascia)

深筋膜（固有筋膜）
Deep fascia (proper fascia)

皮 肤
Skin

腱 鞘
Tendinous sheath

滑膜层
Synovial layer

纤维层
Fibrous layer

腱
Tendon

腱系膜
Mesotendon

指 骨
Phalanx of finger

骨 膜
Periosteum

臂外侧肌间隔
Lateral brachial intermuscular septum

臂内侧肌间隔
Medial brachial intermuscular septum

92. 筋膜鞘模式图
Diagram of fascial sheath

93. 腱鞘模式图
Diagram of tendinous sheath

各部肌肉见下述图号

Muscles of different regions see the following figures

肌肉名称　Muscles　　　　　　　　　　　　　　　图号　Figure

面　　肌　　Muscles of face ·················· 351, 352, 353

咀 嚼 肌　　Muscles of mastication ·············· 351, 352, 353, 355

颈　　肌　　Muscles of neck ·················· 351, 352, 353, 354

颈深筋膜　　Deep cervical fascia················· 357, 358

背　　肌　　Muscles of back ·················· 359, 360, 361

胸腰筋膜　　Thoracolumbar fascia ··············· 359, 360, 361, 372

胸　　肌　　Muscles of thorax ················· 362, 363, 364, 365, 366, 367

膈　　　　　Diaphragm ····················· 385

腹　　肌　　Muscles of abdomen ··············· 362, 363

腹直肌鞘　　Sheath of rectus abdominis ··········· 362, 363, 371

腹股沟管　　Inguinal canal ··················· 373, 374, 375, 376

上肢带肌
及臂肌　　　Muscles of shoulder and upper arm ······· 392, 393

前 臂 肌　　Muscles of forearm ················ 394, 395, 396

手　　肌　　Muscles of hand ·················· 397, 398, 399, 400

手的腱滑膜鞘　Synovial sheaths of
和筋膜间隙　tendons and fascial spaces of hand ········· 401

臀肌及大
腿　　肌　　Muscles of buttock and thigh ·········· 404, 405, 406, 407, 408

小 腿 肌　　Muscles of leg ··················· 411, 412, 413, 414

足　　肌　　Muscles of foot ·················· 411, 412, 415, 416, 417

足的腱滑
膜鞘　　　　Synovial sheaths of tendons of foot ······· 418

肌腔隙及
血管腔隙　　Lacuna musculorum and lacuna vasorum ······ 409

股　　鞘　　Femoral sheath ··················· 410

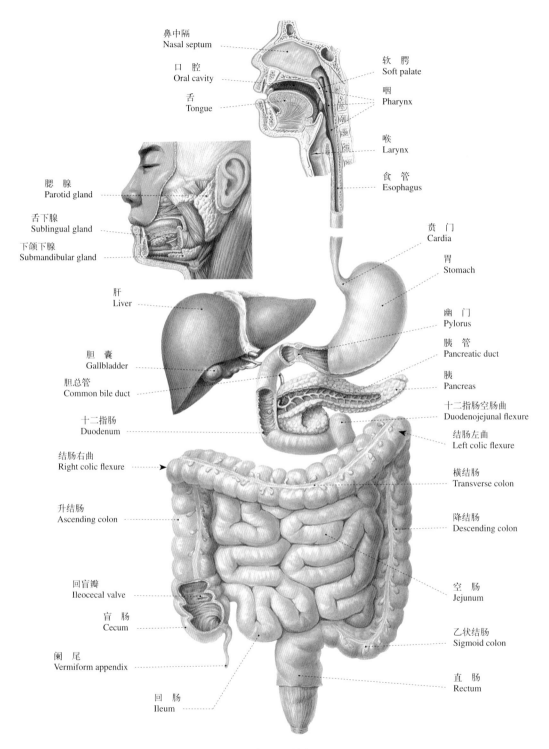

鼻中隔
Nasal septum

口 腔
Oral cavity

舌
Tongue

软 腭
Soft palate

咽
Pharynx

喉
Larynx

食 管
Esophagus

腮 腺
Parotid gland

舌下腺
Sublingual gland

下颌下腺
Submandibular gland

贲 门
Cardia

胃
Stomach

肝
Liver

幽 门
Pylorus

胰 管
Pancreatic duct

胆 囊
Gallbladder

胰
Pancreas

胆总管
Common bile duct

十二指肠空肠曲
Duodenojejunal flexure

十二指肠
Duodenum

结肠左曲
Left colic flexure

结肠右曲
Right colic flexure

横结肠
Transverse colon

升结肠
Ascending colon

降结肠
Descending colon

回盲瓣
Ileocecal valve

空 肠
Jejunum

盲 肠
Cecum

乙状结肠
Sigmoid colon

阑 尾
Vermiform appendix

直 肠
Rectum

回 肠
Ileum

94. 消化系统概观
General arrangement of the digestive system

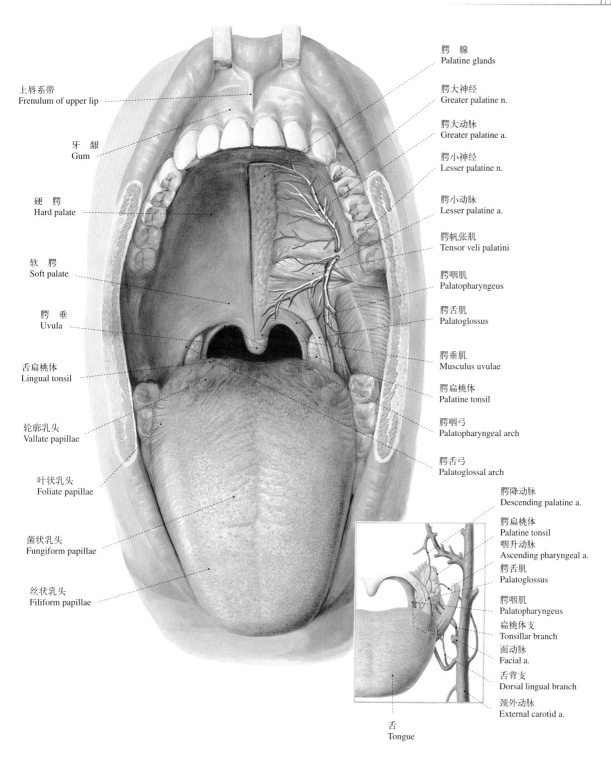

上唇系带
Frenulum of upper lip

牙龈
Gum

硬腭
Hard palate

软腭
Soft palate

腭垂
Uvula

舌扁桃体
Lingual tonsil

轮廓乳头
Vallate papillae

叶状乳头
Foliate papillae

菌状乳头
Fungiform papillae

丝状乳头
Filiform papillae

腭腺
Palatine glands

腭大神经
Greater palatine n.

腭大动脉
Greater palatine a.

腭小神经
Lesser palatine n.

腭小动脉
Lesser palatine a.

腭帆张肌
Tensor veli palatini

腭咽肌
Palatopharyngeus

腭舌肌
Palatoglossus

腭垂肌
Musculus uvulae

腭扁桃体
Palatine tonsil

腭咽弓
Palatopharyngeal arch

腭舌弓
Palatoglossal arch

腭降动脉
Descending palatine a.

腭扁桃体
Palatine tonsil

咽升动脉
Ascending pharyngeal a.

腭舌肌
Palatoglossus

腭咽肌
Palatopharyngeus

扁桃体支
Tonsillar branch

面动脉
Facial a.

舌背支
Dorsal lingual branch

颈外动脉
External carotid a.

舌
Tongue

95. 口腔及腭扁桃体的动脉
The mouth cavity and the arterial supply of the palatine tonsil

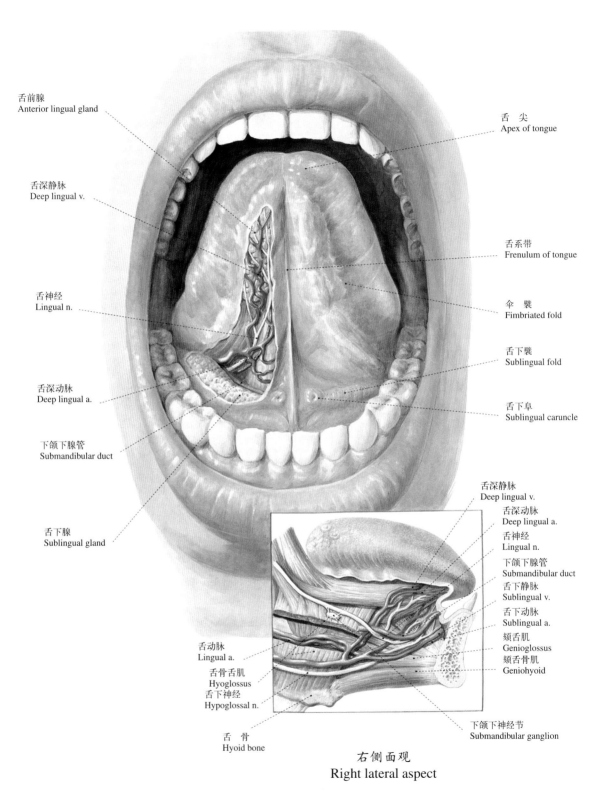

舌前腺
Anterior lingual gland

舌深静脉
Deep lingual v.

舌神经
Lingual n.

舌深动脉
Deep lingual a.

下颌下腺管
Submandibular duct

舌下腺
Sublingual gland

舌尖
Apex of tongue

舌系带
Frenulum of tongue

伞襞
Fimbriated fold

舌下襞
Sublingual fold

舌下阜
Sublingual caruncle

舌深静脉
Deep lingual v.

舌深动脉
Deep lingual a.

舌神经
Lingual n.

下颌下腺管
Submandibular duct

舌下静脉
Sublingual v.

舌下动脉
Sublingual a.

颏舌肌
Genioglossus

颏舌骨肌
Geniohyoid

舌动脉
Lingual a.

舌骨舌肌
Hyoglossus

舌下神经
Hypoglossal n.

舌骨
Hyoid bone

下颌下神经节
Submandibular ganglion

右侧面观
Right lateral aspect

96. 口腔底
The floor of the mouth

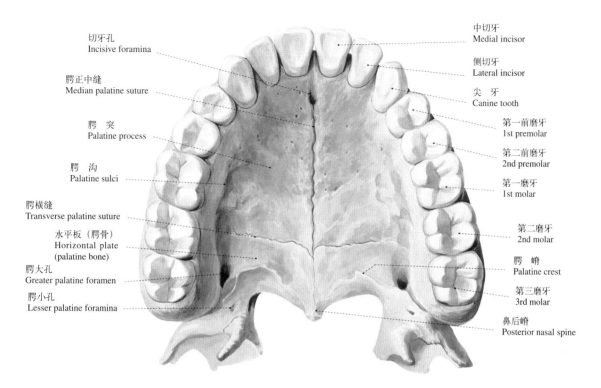

切牙孔
Incisive foramina

腭正中缝
Median palatine suture

腭 突
Palatine process

腭 沟
Palatine sulci

腭横缝
Transverse palatine suture

水平板（腭骨）
Horizontal plate
(palatine bone)

腭大孔
Greater palatine foramen

腭小孔
Lesser palatine foramina

中切牙
Medial incisor

侧切牙
Lateral incisor

尖 牙
Canine tooth

第一前磨牙
1st premolar

第二前磨牙
2nd premolar

第一磨牙
1st molar

第二磨牙
2nd molar

腭 嵴
Palatine crest

第三磨牙
3rd molar

鼻后嵴
Posterior nasal spine

上颌恒牙（下面观）
Upper permanent teeth. Inferior aspect

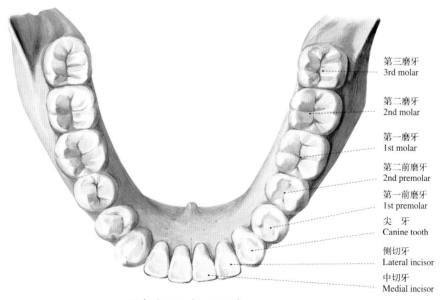

第三磨牙
3rd molar

第二磨牙
2nd molar

第一磨牙
1st molar

第二前磨牙
2nd premolar

第一前磨牙
1st premolar

尖 牙
Canine tooth

侧切牙
Lateral incisor

中切牙
Medial incisor

下颌恒牙（上面观）
Lower permanent teeth. Superior aspect

97. 恒 牙 (1)
The permanent teeth (1)

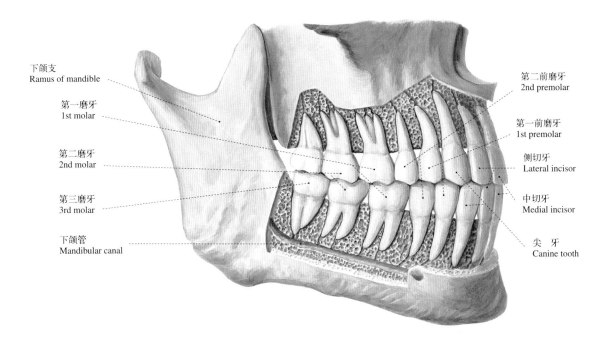

下颌支
Ramus of mandible

第一磨牙
1st molar

第二磨牙
2nd molar

第三磨牙
3rd molar

下颌管
Mandibular canal

第二前磨牙
2nd premolar

第一前磨牙
1st premolar

侧切牙
Lateral incisor

中切牙
Medial incisor

尖牙
Canine tooth

98. 恒　牙 (2)
The permanent teeth (2)

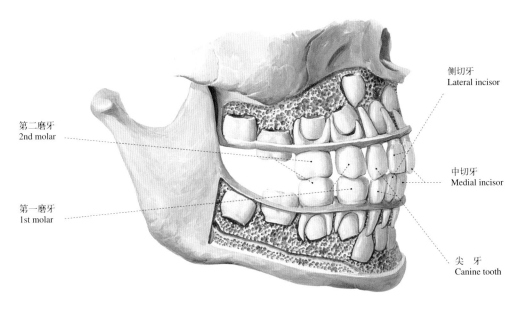

第二磨牙
2nd molar

第一磨牙
1st molar

侧切牙
Lateral incisor

中切牙
Medial incisor

尖　牙
Canine tooth

99. 乳　牙
The deciduous teeth

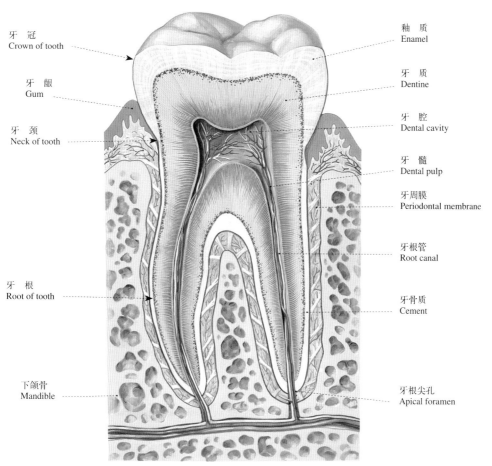

牙 冠
Crown of tooth

牙 龈
Gum

牙 颈
Neck of tooth

牙 根
Root of tooth

下颌骨
Mandible

釉 质
Enamel

牙 质
Dentine

牙 腔
Dental cavity

牙 髓
Dental pulp

牙周膜
Periodontal membrane

牙根管
Root canal

牙骨质
Cement

牙根尖孔
Apical foramen

100. 牙的构造模式图（纵切）
Diagram of the structure of a teeth. Sagittal section

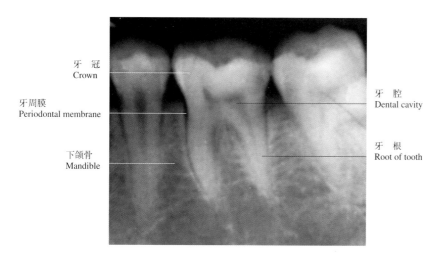

牙 冠
Crown

牙周膜
Periodontal membrane

下颌骨
Mandible

牙 腔
Dental cavity

牙 根
Root of tooth

101. 下颌第一磨牙的X线像
Radiograph of mandibular first permanent molar

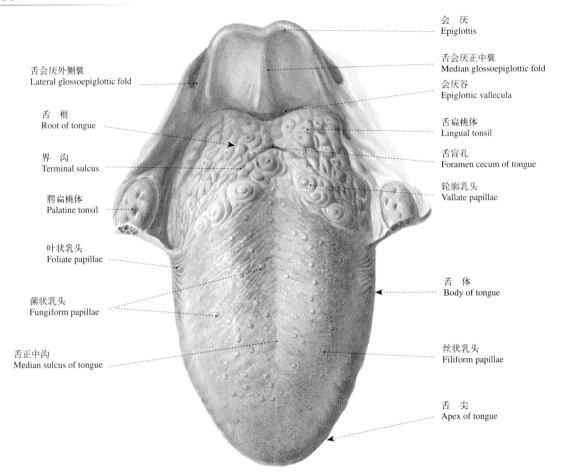

会厌
Epiglottis

舌会厌外侧襞
Lateral glossoepiglottic fold

舌会厌正中襞
Median glossoepiglottic fold

会厌谷
Epiglottic vallecula

舌根
Root of tongue

舌扁桃体
Lingual tonsil

界沟
Terminal sulcus

舌盲孔
Foramen cecum of tongue

腭扁桃体
Palatine tonsil

轮廓乳头
Vallate papillae

叶状乳头
Foliate papillae

舌体
Body of tongue

菌状乳头
Fungiform papillae

丝状乳头
Filiform papillae

舌正中沟
Median sulcus of tongue

舌尖
Apex of tongue

102. 舌背面
The dorsum of the tongue

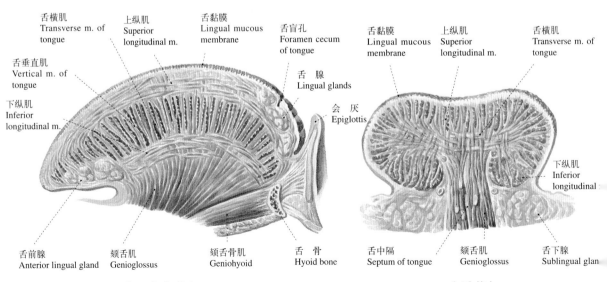

舌横肌
Transverse m. of tongue

上纵肌
Superior longitudinal m.

舌黏膜
Lingual mucous membrane

舌盲孔
Foramen cecum of tongue

舌黏膜
Lingual mucous membrane

上纵肌
Superior longitudinal m.

舌横肌
Transverse m. of tongue

舌垂直肌
Vertical m. of tongue

舌腺
Lingual glands

下纵肌
Inferior longitudinal m.

会厌
Epiglottis

下纵肌
Inferior longitudinal

舌前腺
Anterior lingual gland

颏舌肌
Genioglossus

颏舌骨肌
Geniohyoid

舌骨
Hyoid bone

舌中隔
Septum of tongue

颏舌肌
Genioglossus

舌下腺
Sublingual glan

舌正中矢状切
Median sagittal section through tongue

舌冠状切
Coronal section through tongue

103. 舌 肌
The muscles of the tongue

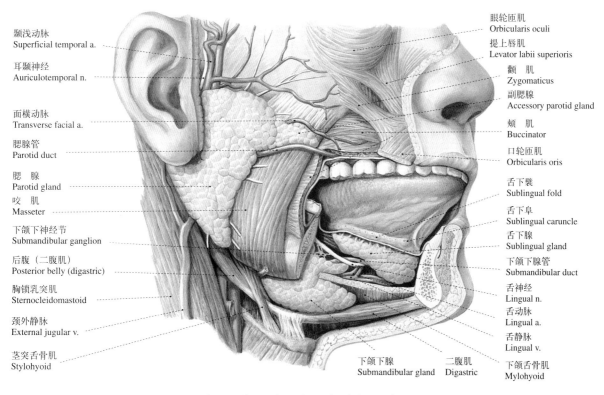

颞浅动脉
Superficial temporal a.

耳颞神经
Auriculotemporal n.

面横动脉
Transverse facial a.

腮腺管
Parotid duct

腮　腺
Parotid gland

咬　肌
Masseter

下颌下神经节
Submandibular ganglion

后腹（二腹肌）
Posterior belly (digastric)

胸锁乳突肌
Sternocleidomastoid

颈外静脉
External jugular v.

茎突舌骨肌
Stylohyoid

眼轮匝肌
Orbicularis oculi

提上唇肌
Levator labii superioris

颧　肌
Zygomaticus

副腮腺
Accessory parotid gland

颊　肌
Buccinator

口轮匝肌
Orbicularis oris

舌下襞
Sublingual fold

舌下阜
Sublingual caruncle

舌下腺
Sublingual gland

下颌下腺管
Submandibular duct

舌神经
Lingual n.

舌动脉
Lingual a.

舌静脉
Lingual v.

下颌舌骨肌
Mylohyoid

下颌下腺
Submandibular gland　二腹肌 Digastric

腮腺、下颌下腺及舌下腺（外侧面）
The parotid, submandibular and sublingual glands. Lateral aspect

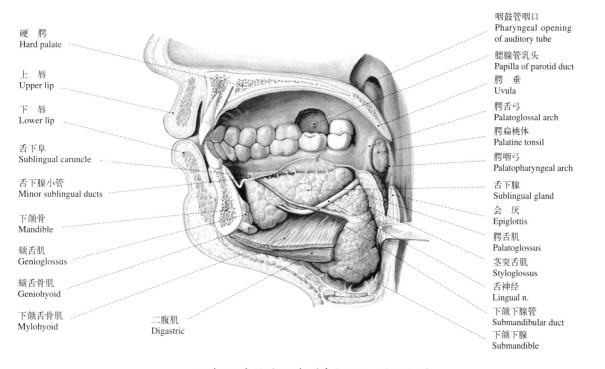

硬　腭
Hard palate

上　唇
Upper lip

下　唇
Lower lip

舌下阜
Sublingual caruncle

舌下腺小管
Minor sublingual ducts

下颌骨
Mandible

颏舌肌
Genioglossus

颏舌骨肌
Geniohyoid

下颌舌骨肌
Mylohyoid

二腹肌
Digastric

咽鼓管咽口
Pharyngeal opening
of auditory tube

腮腺管乳头
Papilla of parotid duct

腭　垂
Uvula

腭舌弓
Palatoglossal arch

腭扁桃体
Palatine tonsil

腭咽弓
Palatopharyngeal arch

舌下腺
Sublingual gland

会　厌
Epiglottis

腭舌肌
Palatoglossus

茎突舌肌
Styloglossus

舌神经
Lingual n.

下颌下腺管
Submandibular duct

下颌下腺
Submandible

下颌下腺及舌下腺（内侧面）. 舌已切除
The submandibular and sublingual glands. Medial aspect. The tongue has been removed

104. 大唾液腺
The major salivary glands

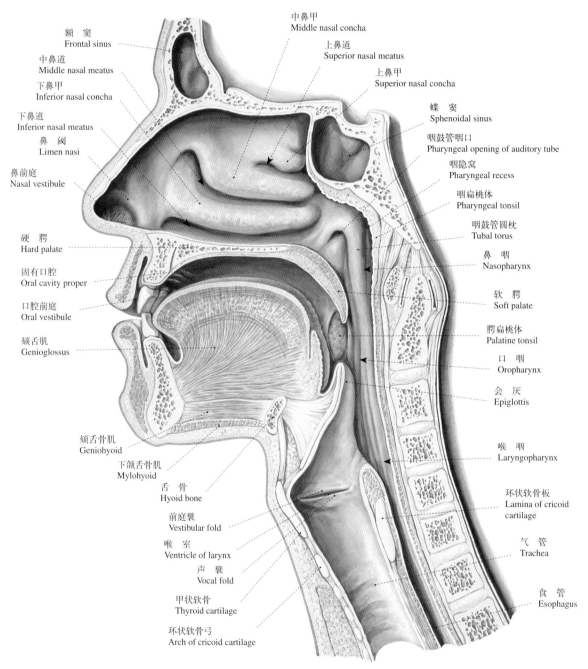

额 窦 Frontal sinus
中鼻道 Middle nasal meatus
下鼻甲 Inferior nasal concha
下鼻道 Inferior nasal meatus
鼻 阈 Limen nasi
鼻前庭 Nasal vestibule
硬 腭 Hard palate
固有口腔 Oral cavity proper
口腔前庭 Oral vestibule
颏舌肌 Genioglossus
颏舌骨肌 Geniohyoid
下颌舌骨肌 Mylohyoid
舌 骨 Hyoid bone
前庭襞 Vestibular fold
喉 室 Ventricle of larynx
声 襞 Vocal fold
甲状软骨 Thyroid cartilage
环状软骨弓 Arch of cricoid cartilage

中鼻甲 Middle nasal concha
上鼻道 Superior nasal meatus
上鼻甲 Superior nasal concha
蝶 窦 Sphenoidal sinus
咽鼓管咽口 Pharyngeal opening of auditory tube
咽隐窝 Pharyngeal recess
咽扁桃体 Pharyngeal tonsil
咽鼓管圆枕 Tubal torus
鼻 咽 Nasopharynx
软 腭 Soft palate
腭扁桃体 Palatine tonsil
口 咽 Oropharynx
会 厌 Epiglottis
喉 咽 Laryngopharynx
环状软骨板 Lamina of cricoid cartilage
气 管 Trachea
食 管 Esophagus

105. 鼻腔、口腔、咽和喉的正中矢状断面
Median section of nasal cavity, oral cavity, pharynx and larynx

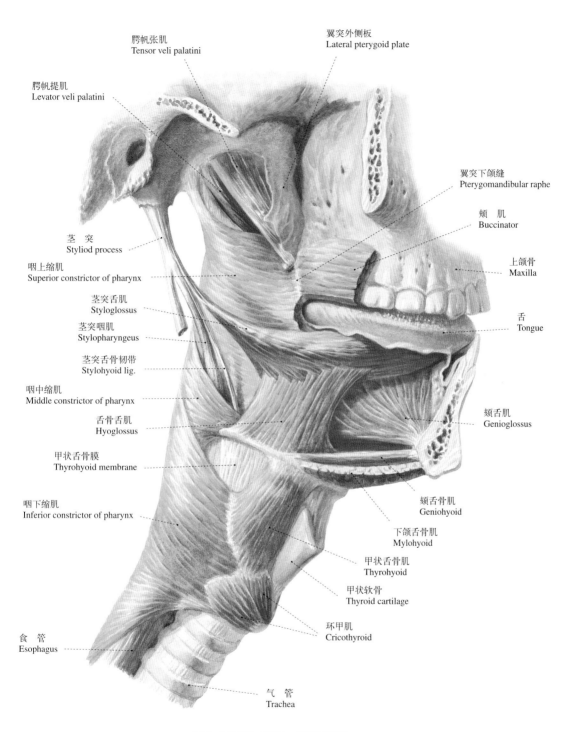

腭帆张肌
Tensor veli palatini

翼突外侧板
Lateral pterygoid plate

腭帆提肌
Levator veli palatini

翼突下颌缝
Pterygomandibular raphe

颊 肌
Buccinator

茎 突
Styliod process

上颌骨
Maxilla

咽上缩肌
Superior constrictor of pharynx

茎突舌肌
Styloglossus

舌
Tongue

茎突咽肌
Stylopharyngeus

茎突舌骨韧带
Stylohyoid lig.

咽中缩肌
Middle constrictor of pharynx

舌骨舌肌
Hyoglossus

颏舌肌
Genioglossus

甲状舌骨膜
Thyrohyoid membrane

咽下缩肌
Inferior constrictor of pharynx

颏舌骨肌
Geniohyoid

下颌舌骨肌
Mylohyoid

甲状舌骨肌
Thyrohyoid

甲状软骨
Thyroid cartilage

环甲肌
Cricothyroid

食 管
Esophagus

气 管
Trachea

106. 咽肌和舌肌（侧面观）
The muscles of the pharynx and tongue. Lateral aspect

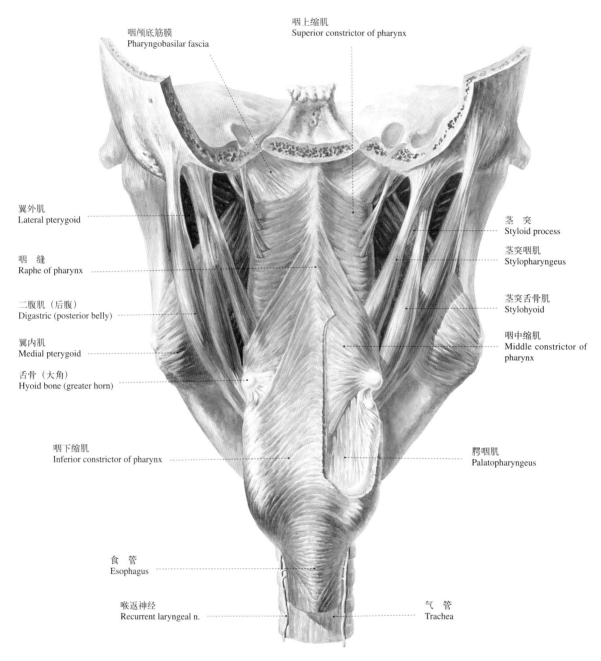

咽颅底筋膜
Pharyngobasilar fascia

咽上缩肌
Superior constrictor of pharynx

翼外肌
Lateral pterygoid

咽　缝
Raphe of pharynx

二腹肌（后腹）
Digastric (posterior belly)

翼内肌
Medial pterygoid

舌骨（大角）
Hyoid bone (greater horn)

咽下缩肌
Inferior constrictor of pharynx

食　管
Esophagus

喉返神经
Recurrent laryngeal n.

茎　突
Styloid process

茎突咽肌
Stylopharyngeus

茎突舌骨肌
Stylohyoid

咽中缩肌
Middle constrictor of
pharynx

腭咽肌
Palatopharyngeus

气　管
Trachea

107. 咽肌（后面观）
The muscles of the pharynx. Posterior aspect

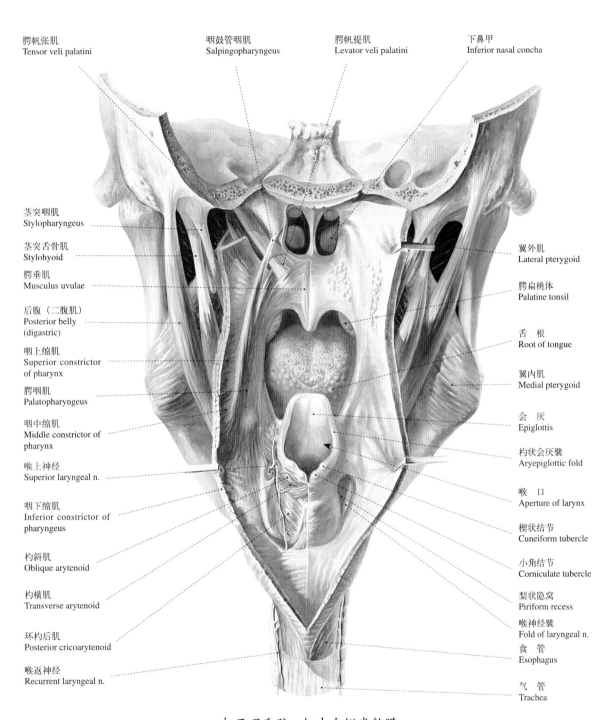

腭帆张肌
Tensor veli palatini

咽鼓管咽肌
Salpingopharyngeus

腭帆提肌
Levator veli palatini

下鼻甲
Inferior nasal concha

茎突咽肌
Stylopharyngeus

茎突舌骨肌
Stylohyoid

腭垂肌
Musculus uvulae

后腹（二腹肌）
Posterior belly
(digastric)

咽上缩肌
Superior constrictor
of pharynx

腭咽肌
Palatopharyngeus

咽中缩肌
Middle constrictor of
pharynx

喉上神经
Superior laryngeal n.

咽下缩肌
Inferior constrictor of
pharyngeus

杓斜肌
Oblique arytenoid

杓横肌
Transverse arytenoid

环杓后肌
Posterior cricoarytenoid

喉返神经
Recurrent laryngeal n.

翼外肌
Lateral pterygoid

腭扁桃体
Palatine tonsil

舌 根
Root of tongue

翼内肌
Medial pterygoid

会 厌
Epiglottis

杓状会厌襞
Aryepiglottic fold

喉 口
Aperture of larynx

楔状结节
Cuneiform tubercle

小角结节
Corniculate tubercle

梨状隐窝
Piriform recess

喉神经襞
Fold of laryngeal n.

食 管
Esophagus

气 管
Trachea

打开咽后壁，切去左侧半黏膜
The posterior wall of the pharynx has been opened and the mucous membrane removed from left half

108. 咽腔（后面观）
The pharyngeal cavity. Posterior aspect

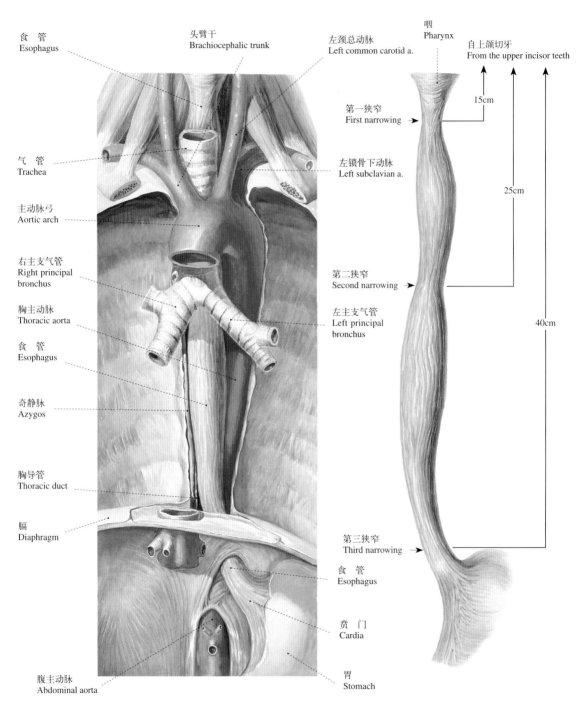

食 管
Esophagus

头臂干
Brachiocephalic trunk

左颈总动脉
Left common carotid a.

咽
Pharynx

自上颌切牙
From the upper incisor teeth

气 管
Trachea

第一狭窄
First narrowing

左锁骨下动脉
Left subclavian a.

15cm

主动脉弓
Aortic arch

右主支气管
Right principal
bronchus

第二狭窄
Second narrowing

25cm

胸主动脉
Thoracic aorta

左主支气管
Left principal
bronchus

食 管
Esophagus

奇静脉
Azygos

40cm

胸导管
Thoracic duct

膈
Diaphragm

第三狭窄
Third narrowing

食 管
Esophagus

贲 门
Cardia

腹主动脉
Abdominal aorta

胃
Stomach

109. 食管（前面观）
The esophagus. Anterior aspect

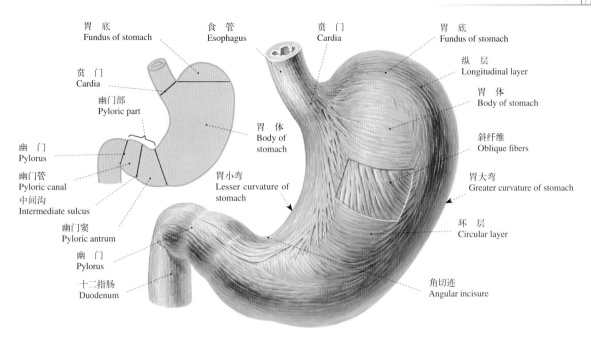

胃底
Fundus of stomach

食 管
Esophagus

贲 门
Cardia

胃 底
Fundus of stomach

贲 门
Cardia

纵 层
Longitudinal layer

幽门部
Pyloric part

胃 体
Body of stomach

幽 门
Pylorus

斜纤维
Oblique fibers

幽门管
Pyloric canal

胃 体
Body of
stomach

中间沟
Intermediate sulcus

胃大弯
Greater curvature of stomach

幽门窦
Pyloric antrum

胃小弯
Lesser curvature of
stomach

幽 门
Pylorus

环 层
Circular layer

十二指肠
Duodenum

角切迹
Angular incisure

胃的肌层和分部
The muscular coat and the subdivisions of the stomach

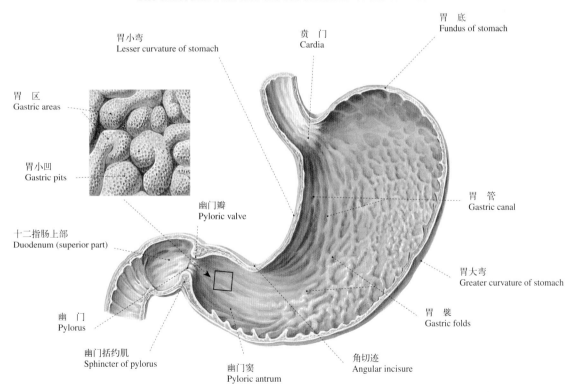

胃小弯
Lesser curvature of stomach

贲 门
Cardia

胃 底
Fundus of stomach

胃 区
Gastric areas

胃 管
Gastric canal

胃小凹
Gastric pits

幽门瓣
Pyloric valve

十二指肠上部
Duodenum (superior part)

胃大弯
Greater curvature of stomach

幽 门
Pylorus

胃襞
Gastric folds

幽门括约肌
Sphincter of pylorus

幽门窦
Pyloric antrum

角切迹
Angular incisure

胃黏膜
The mucous membrane of the stomach

110. 胃　The stomach

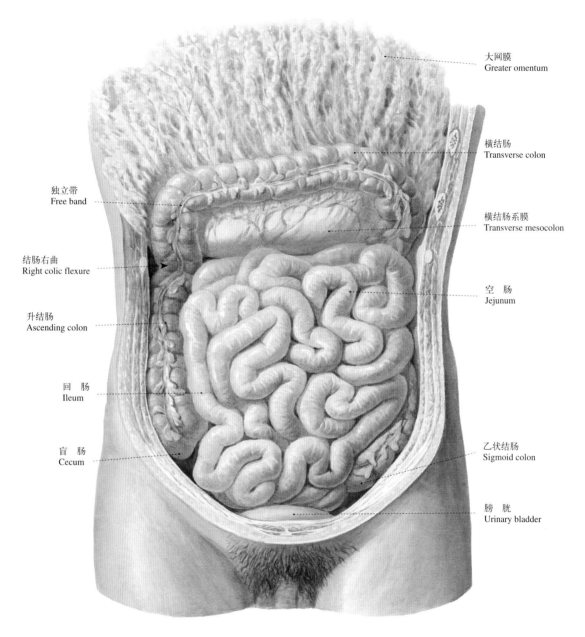

大网膜
Greater omentum

横结肠
Transverse colon

横结肠系膜
Transverse mesocolon

空 肠
Jejunum

乙状结肠
Sigmoid colon

膀 胱
Urinary bladder

独立带
Free band

结肠右曲
Right colic flexure

升结肠
Ascending colon

回 肠
Ileum

盲 肠
Cecum

111. 腹部脏器（前面观）(1)
The viscera of the abdomen. Anterior aspect (1)

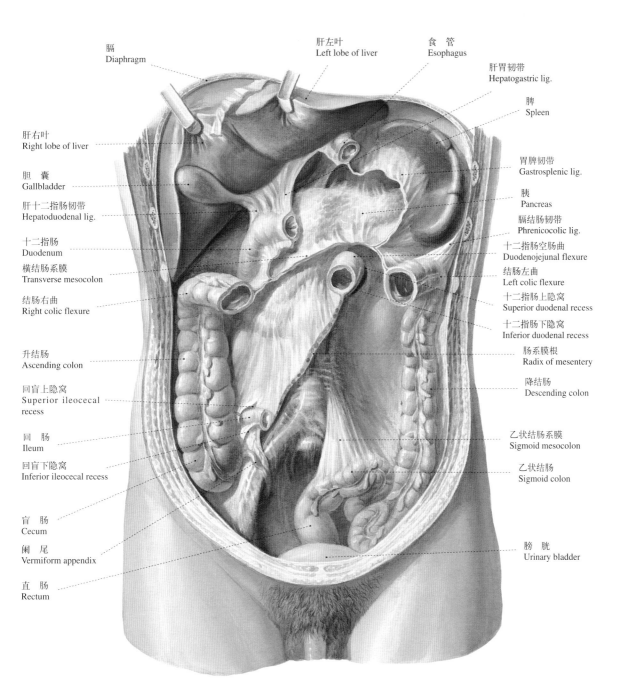

膈
Diaphragm

肝左叶
Left lobe of liver

食 管
Esophagus

肝胃韧带
Hepatogastric lig.

脾
Spleen

肝右叶
Right lobe of liver

胆 囊
Gallbladder

肝十二指肠韧带
Hepatoduodenal lig.

十二指肠
Duodenum

横结肠系膜
Transverse mesocolon

结肠右曲
Right colic flexure

升结肠
Ascending colon

回盲上隐窝
Superior ileocecal
recess

回 肠
Ileum

回盲下隐窝
Inferior ileocecal recess

盲 肠
Cecum

阑 尾
Vermiform appendix

直 肠
Rectum

胃脾韧带
Gastrosplenic lig.

胰
Pancreas

膈结肠韧带
Phrenicocolic lig.

十二指肠空肠曲
Duodenojejunal flexure

结肠左曲
Left colic flexure

十二指肠上隐窝
Superior duodenal recess

十二指肠下隐窝
Inferior duodenal recess

肠系膜根
Radix of mesentery

降结肠
Descending colon

乙状结肠系膜
Sigmoid mesocolon

乙状结肠
Sigmoid colon

膀 胱
Urinary bladder

112. 腹部脏器（前面观）(2)
The viscera of the abdomen. Anterior aspect (2)

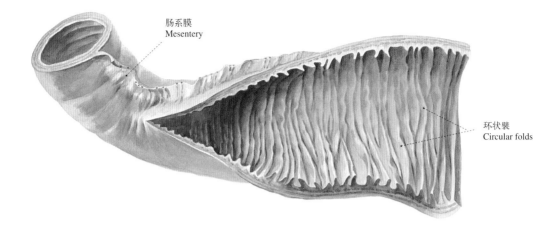

肠系膜
Mesentery

环状襞
Circular folds

113. 空肠（内面观）
The jejunum. Internal aspect

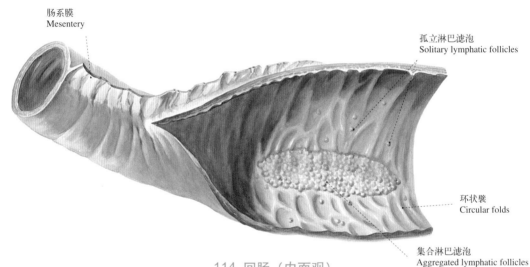

肠系膜
Mesentery

孤立淋巴滤泡
Solitary lymphatic follicles

环状襞
Circular folds

集合淋巴滤泡
Aggregated lymphatic follicles

114. 回肠（内面观）
The ileum. Internal aspect

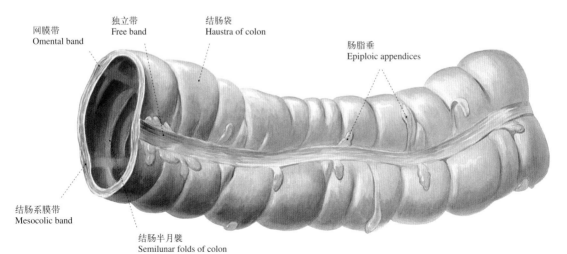

网膜带
Omental band

独立带
Free band

结肠袋
Haustra of colon

肠脂垂
Epiploic appendices

结肠系膜带
Mesocolic band

结肠半月襞
Semilunar folds of colon

115. 结肠（外面观）
The colon. External aspect

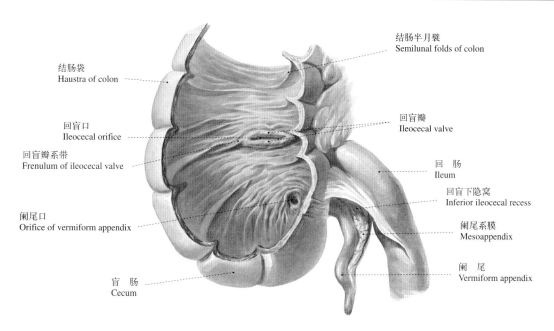

结肠半月襞
Semilunar folds of colon

结肠袋
Haustra of colon

回盲口
Ileocecal orifice

回盲瓣
Ileocecal valve

回盲瓣系带
Frenulum of ileocecal valve

回 肠
Ileum

回盲下隐窝
Inferior ileocecal recess

阑尾口
Orifice of vermiform appendix

阑尾系膜
Mesoappendix

阑 尾
Vermiform appendix

盲 肠
Cecum

116. 盲肠和阑尾
The cecum and vermiform appendix

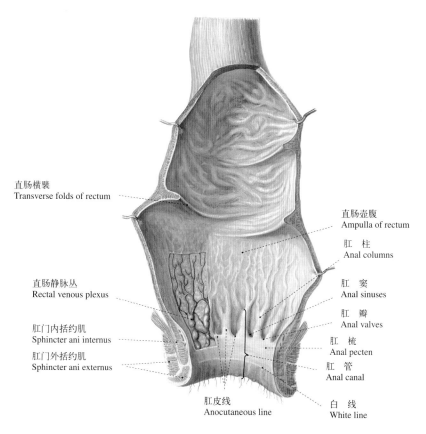

直肠横襞
Transverse folds of rectum

直肠壶腹
Ampulla of rectum

肛 柱
Anal columns

直肠静脉丛
Rectal venous plexus

肛 窦
Anal sinuses

肛 瓣
Anal valves

肛门内括约肌
Sphincter ani internus

肛 梳
Anal pecten

肛门外括约肌
Sphincter ani externus

肛 管
Anal canal

肛皮线
Anocutaneous line

白 线
White line

117. 直肠（内面观）
The rectum. Internal aspect

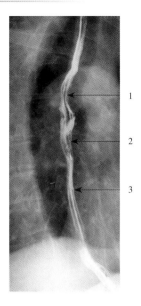

118. 食管的 X 线像（斜位）
Oblique radiograph of the esophagus

1. 主动脉弓压迹 Impression by aortic arch　2. 左主支气管压迹 Impression by left principal bronchus　3. 左心房压迹 Impression by left atrium of heart

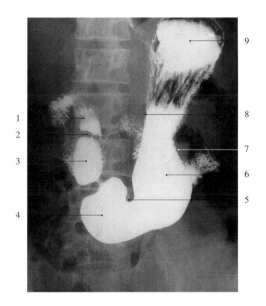

119. 胃和十二指肠的 X 线像（前后位）
Anteroposterior radiograph of the stomach and duodenum

1. 十二指肠上部 Superior part of duodenum　2. 幽门 Pylorus　3. 幽门管 Pyloric canal　4. 幽门窦 Pyloric antrum　5. 角切迹 Angular incisure　6. 胃体 Body of stomach　7. 胃大弯 Greater curvature of stomach　8. 胃小弯 Lesser curvature of stomach　9. 胃底 Fundus of stomach

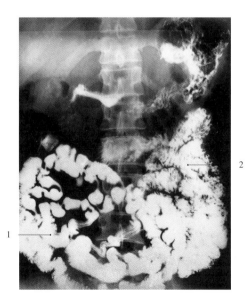

120. 小肠的 X 线像（前后位）
Anteroposterior radiograph of the small intestine

1. 回肠 Ileum　2. 空肠 Jejunum

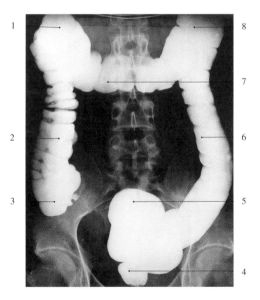

121. 大肠的 X 线像（前后位）
Anteroposterior radiograph of the large intestine

1. 结肠右曲 Right colic flexure　2. 升结肠 Ascending colon　3. 盲肠 Cecum　4. 直肠 Rectum　5. 乙状结肠 Sigmoid colon　6. 降结肠 Descending colon　7. 横结肠 Transverse colon　8. 结肠左曲 Left colic flexure

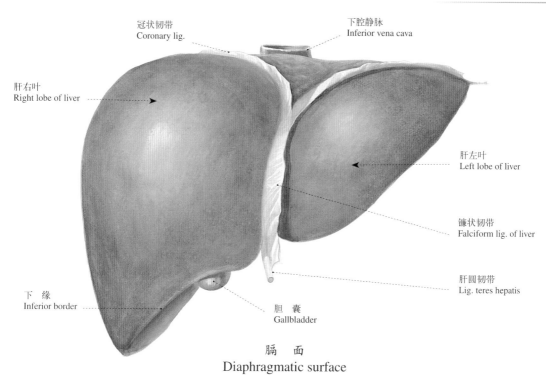

冠状韧带
Coronary lig.

下腔静脉
Inferior vena cava

肝右叶
Right lobe of liver

肝左叶
Left lobe of liver

镰状韧带
Falciform lig. of liver

肝圆韧带
Lig. teres hepatis

下　缘
Inferior border

胆　囊
Gallbladder

膈　面
Diaphragmatic surface

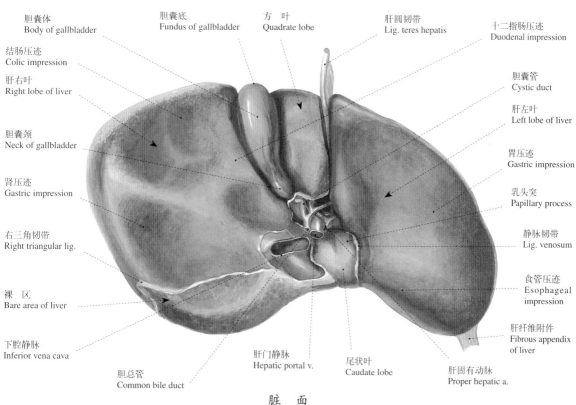

胆囊体
Body of gallbladder

胆囊底
Fundus of gallbladder

方　叶
Quadrate lobe

肝圆韧带
Lig. teres hepatis

十二指肠压迹
Duodenal impression

结肠压迹
Colic impression

胆囊管
Cystic duct

肝右叶
Right lobe of liver

肝左叶
Left lobe of liver

胆囊颈
Neck of gallbladder

胃压迹
Gastric impression

肾压迹
Gastric impression

乳头突
Papillary process

右三角韧带
Right triangular lig.

静脉韧带
Lig. venosum

裸　区
Bare area of liver

食管压迹
Esophageal
impression

下腔静脉
Inferior vena cava

肝纤维附件
Fibrous appendix
of liver

胆总管
Common bile duct

肝门静脉
Hepatic portal v.

尾状叶
Caudate lobe

肝固有动脉
Proper hepatic a.

脏　面
Visceral surface

122. 肝　The liver

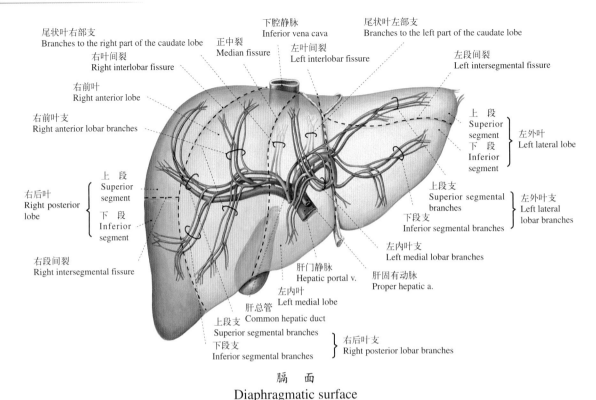

尾状叶右部支
Branches to the right part of the caudate lobe

右叶间裂
Right interlobar fissure

右前叶
Right anterior lobe

右前叶支
Right anterior lobar branches

右后叶
Right posterior lobe

上　段
Superior segment

下　段
Inferior segment

右段间裂
Right intersegmental fissure

下腔静脉
Inferior vena cava

正中裂
Median fissure

左叶间裂
Left interlobar fissure

尾状叶左部支
Branches to the left part of the caudate lobe

左段间裂
Left intersegmental fissure

上　段
Superior segment

下　段
Inferior segment

左外叶
Left lateral lobe

上段支
Superior segmental branches

下段支
Inferior segmental branches

左外叶支
Left lateral lobar branches

左内叶支
Left medial lobar branches

肝门静脉
Hepatic portal v.

肝固有动脉
Proper hepatic a.

左内叶
Left medial lobe

肝总管
Common hepatic duct

上段支
Superior segmental branches

下段支
Inferior segmental branches

右后叶支
Right posterior lobar branches

膈　面
Diaphragmatic surface

右叶间裂
Right interlobar fissure

右前叶支
Right anterior lobar branches

右后叶
Right posterior lobe

下　段
Inferior segment

上　段
Superior segment

右段间裂
Right intersegmental fissure

右后叶支
Right posterior lobar branches

下段支
Inferior segmental branches

上段支
Superior segmental branches

尾状叶右部支
Branches to the right part of the caudate lobe

右前叶
Right anterior lobe

正中裂
Median fissure

肝总管
Common hepatic duct

左内叶
Left medial lobe

左叶间裂
Left interlobar fissure

左内叶支
Left medial lobar branches

肝固有动脉
Proper hepatic a.

下段支
Inferior segmental branches

上段支
Superior segmental branches

左外叶支
Left lateral lobar branches

下　段
Inferior segment

上　段
Superior segment

左外叶
Left lateral lobe

左段间裂
Left intersegmental fissure

肝门静脉
Hepatic portal v.

尾状叶右部
Right part of caudate lobe

尾状叶左部
Left part of caudate lobe

尾状叶左部支
Branches to the left of the caudate lobe

脏　面
Visceral surface

123. 肝叶、肝段和血管、胆管的肝内分布
The liver lobes, the liver segments and the intrahepatic distribution
of the blood vessels and bile ducts

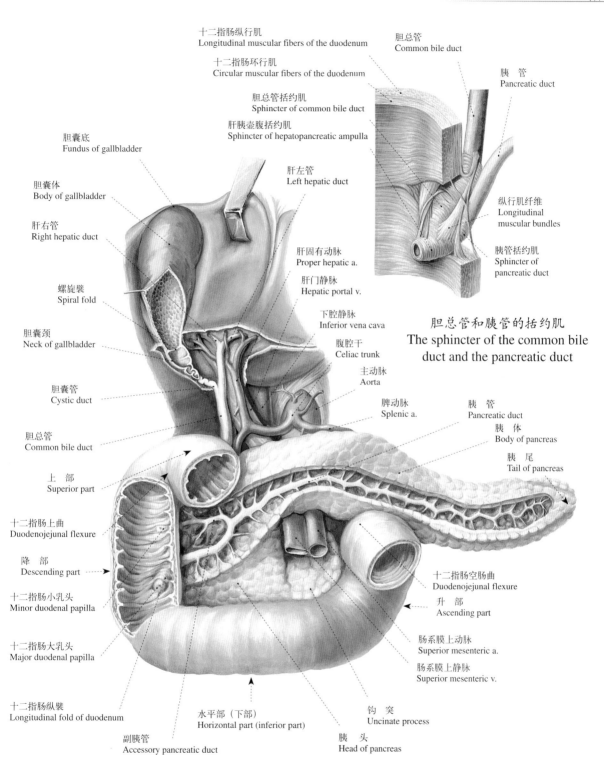

十二指肠纵行肌
Longitudinal muscular fibers of the duodenum

十二指肠环行肌
Circular muscular fibers of the duodenum

胆总管括约肌
Sphincter of common bile duct

肝胰壶腹括约肌
Sphincter of hepatopancreatic ampulla

胆囊底
Fundus of gallbladder

胆囊体
Body of gallbladder

肝右管
Right hepatic duct

螺旋襞
Spiral fold

胆囊颈
Neck of gallbladder

胆囊管
Cystic duct

胆总管
Common bile duct

上　部
Superior part

十二指肠上曲
Duodenojejunal flexure

降　部
Descending part

十二指肠小乳头
Minor duodenal papilla

十二指肠大乳头
Major duodenal papilla

十二指肠纵襞
Longitudinal fold of duodenum

肝左管
Left hepatic duct

肝固有动脉
Proper hepatic a.

肝门静脉
Hepatic portal v.

下腔静脉
Inferior vena cava

腹腔干
Celiac trunk

主动脉
Aorta

脾动脉
Splenic a.

胆总管
Common bile duct

胰　管
Pancreatic duct

纵行肌纤维
Longitudinal muscular bundles

胰管括约肌
Sphincter of pancreatic duct

胆总管和胰管的括约肌
The sphincter of the common bile duct and the pancreatic duct

胰　管
Pancreatic duct

胰　体
Body of pancreas

胰　尾
Tail of pancreas

十二指肠空肠曲
Duodenojejunal flexure

升　部
Ascending part

肠系膜上动脉
Superior mesenteric a.

肠系膜上静脉
Superior mesenteric v.

水平部（下部）
Horizontal part (inferior part)

钩　突
Uncinate process

胰　头
Head of pancreas

副胰管
Accessory pancreatic duct

F124 ER

124. 胆道、十二指肠和胰（前面观）
The bile passages, duodenum and pancreas. Anterior aspect

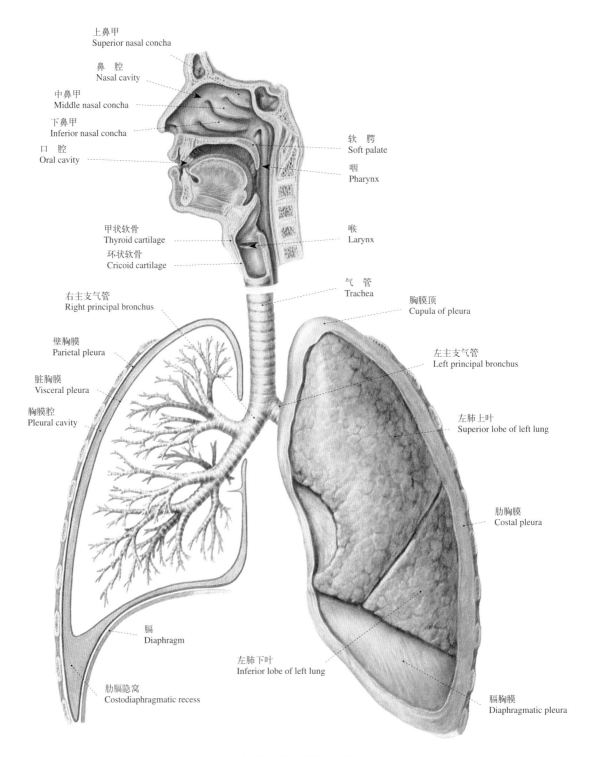

上鼻甲
Superior nasal concha

鼻 腔
Nasal cavity

中鼻甲
Middle nasal concha

下鼻甲
Inferior nasal concha

口 腔
Oral cavity

软 腭
Soft palate

咽
Pharynx

甲状软骨
Thyroid cartilage

环状软骨
Cricoid cartilage

喉
Larynx

右主支气管
Right principal bronchus

气 管
Trachea

胸膜顶
Cupula of pleura

壁胸膜
Parietal pleura

左主支气管
Left principal bronchus

脏胸膜
Visceral pleura

胸膜腔
Pleural cavity

左肺上叶
Superior lobe of left lung

肋胸膜
Costal pleura

膈
Diaphragm

肋膈隐窝
Costodiaphragmatic recess

左肺下叶
Inferior lobe of left lung

膈胸膜
Diaphragmatic pleura

125. 呼吸系统概观
General arrangement of the respiratory system

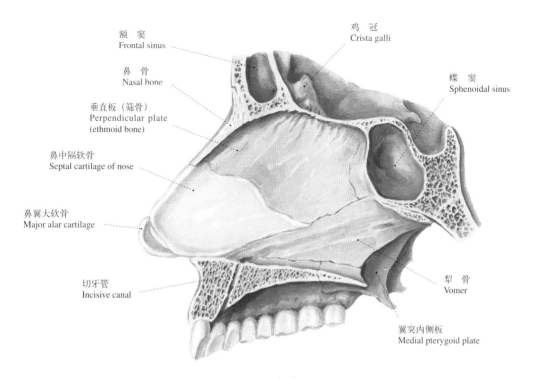

额窦 Frontal sinus
鸡冠 Crista galli
鼻骨 Nasal bone
蝶窦 Sphenoidal sinus
垂直板（筛骨）Perpendicular plate (ethmoid bone)
鼻中隔软骨 Septal cartilage of nose
鼻翼大软骨 Major alar cartilage
切牙管 Incisive canal
犁骨 Vomer
翼突内侧板 Medial pterygoid plate

126. 鼻中隔
The septum of nose

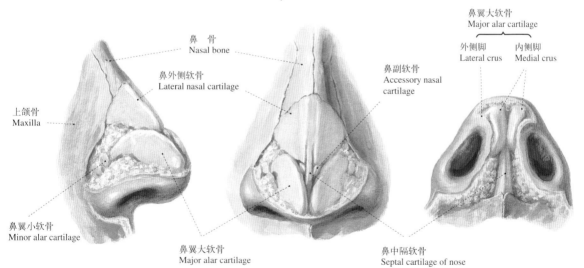

鼻骨 Nasal bone
鼻外侧软骨 Lateral nasal cartilage
上颌骨 Maxilla
鼻翼小软骨 Minor alar cartilage
鼻翼大软骨 Major alar cartilage
鼻副软骨 Accessory nasal cartilage
鼻中隔软骨 Septal cartilage of nose
鼻翼大软骨 Major alar cartilage
外侧脚 Lateral crus
内侧脚 Medial crus

右侧面观
Right lateral aspect

前面观
Anterior aspect

下面观
Inferior aspect

127. 鼻的软骨
The cartilage of nose

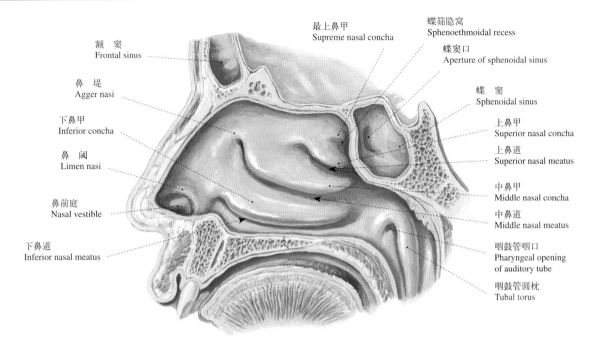

额 窦
Frontal sinus

鼻 堤
Agger nasi

下鼻甲
Inferior concha

鼻 阈
Limen nasi

鼻前庭
Nasal vestibule

下鼻道
Inferior nasal meatus

最上鼻甲
Supreme nasal concha

蝶筛隐窝
Sphenoethmoidal recess

蝶窦口
Aperture of sphenoidal sinus

蝶 窦
Sphenoidal sinus

上鼻甲
Superior nasal concha

上鼻道
Superior nasal meatus

中鼻甲
Middle nasal concha

中鼻道
Middle nasal meatus

咽鼓管咽口
Pharyngeal opening of auditory tube

咽鼓管圆枕
Tubal torus

示鼻甲及鼻道
Showing the nasal conchae and meatuses of the nose

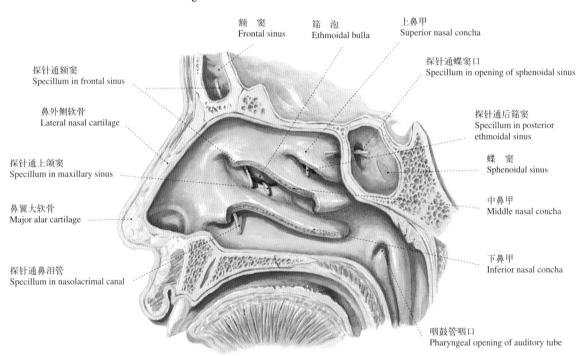

额 窦
Frontal sinus

筛 泡
Ethmoidal bulla

上鼻甲
Superior nasal concha

探针通额窦
Specillum in frontal sinus

鼻外侧软骨
Lateral nasal cartilage

探针通上颌窦
Specillum in maxillary sinus

鼻翼大软骨
Major alar cartilage

探针通鼻泪管
Specillum in nasolacrimal canal

探针通蝶窦口
Specillum in opening of sphenoidal sinus

探针通后筛窦
Specillum in posterior ethmoidal sinus

蝶 窦
Sphenoidal sinus

中鼻甲
Middle nasal concha

下鼻甲
Inferior nasal concha

咽鼓管咽口
Pharyngeal opening of auditory tube

切除部分鼻甲，示鼻旁窦及鼻泪管的开口
Parts of the conchae have been removed to show the openings of paranasal sinuses and nasolacrimal canal

128. 鼻腔外侧壁（内侧面观）
Lateral wall of the nasal cavity. Internal aspect

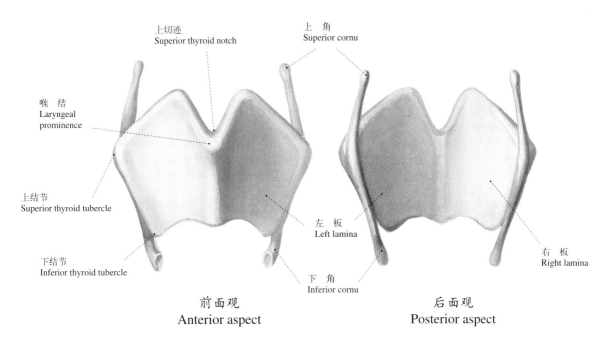

上切迹
Superior thyroid notch

上 角
Superior cornu

喉 结
Laryngeal
prominence

上结节
Superior thyroid tubercle

下结节
Inferior thyroid tubercle

左 板
Left lamina

下 角
Inferior cornu

右 板
Right lamina

前面观
Anterior aspect

后面观
Posterior aspect

129. 甲状软骨
The thyroid cartilage

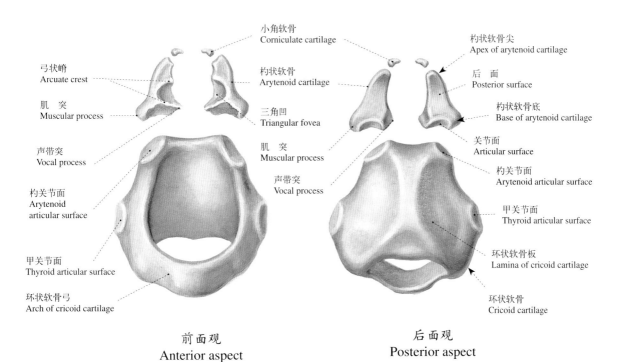

小角软骨
Corniculate cartilage

杓状软骨尖
Apex of arytenoid cartilage

弓状嵴
Arcuate crest

杓状软骨
Arytenoid cartilage

后 面
Posterior surface

肌 突
Muscular process

三角凹
Triangular fovea

杓状软骨底
Base of arytenoid cartilage

声带突
Vocal process

肌 突
Muscular process

关节面
Articular surface

杓关节面
Arytenoid
articular surface

声带突
Vocal process

杓关节面
Arytenoid articular surface

甲关节面
Thyroid articular surface

甲关节面
Thyroid articular surface

环状软骨板
Lamina of cricoid cartilage

环状软骨弓
Arch of cricoid cartilage

环状软骨
Cricoid cartilage

前面观
Anterior aspect

后面观
Posterior aspect

130. 小角软骨、杓状软骨及环状软骨
The corniculate, arytenoid and cricoid cartilage

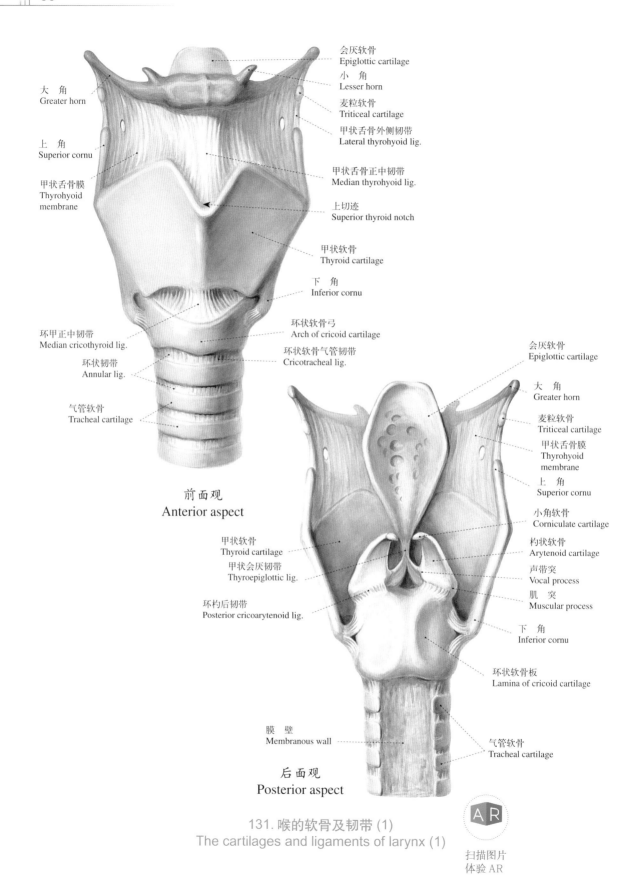

会厌软骨
Epiglottic cartilage

小 角
Lesser horn

麦粒软骨
Triticeal cartilage

甲状舌骨外侧韧带
Lateral thyrohyoid lig.

甲状舌骨正中韧带
Median thyrohyoid lig.

上切迹
Superior thyroid notch

甲状软骨
Thyroid cartilage

下 角
Inferior cornu

环状软骨弓
Arch of cricoid cartilage

环状软骨气管韧带
Cricotracheal lig.

大 角
Greater horn

上 角
Superior cornu

甲状舌骨膜
Thyrohyoid
membrane

环甲正中韧带
Median cricothyroid lig.

环状韧带
Annular lig.

气管软骨
Tracheal cartilage

前面观
Anterior aspect

会厌软骨
Epiglottic cartilage

大 角
Greater horn

麦粒软骨
Triticeal cartilage

甲状舌骨膜
Thyrohyoid
membrane

上 角
Superior cornu

小角软骨
Corniculate cartilage

杓状软骨
Arytenoid cartilage

声带突
Vocal process

肌 突
Muscular process

下 角
Inferior cornu

环状软骨板
Lamina of cricoid cartilage

气管软骨
Tracheal cartilage

甲状软骨
Thyroid cartilage

甲状会厌韧带
Thyroepiglottic lig.

环杓后韧带
Posterior cricoarytenoid lig.

膜 壁
Membranous wall

后面观
Posterior aspect

131. 喉的软骨及韧带 (1)
The cartilages and ligaments of larynx (1)

AR

扫描图片
体验 AR

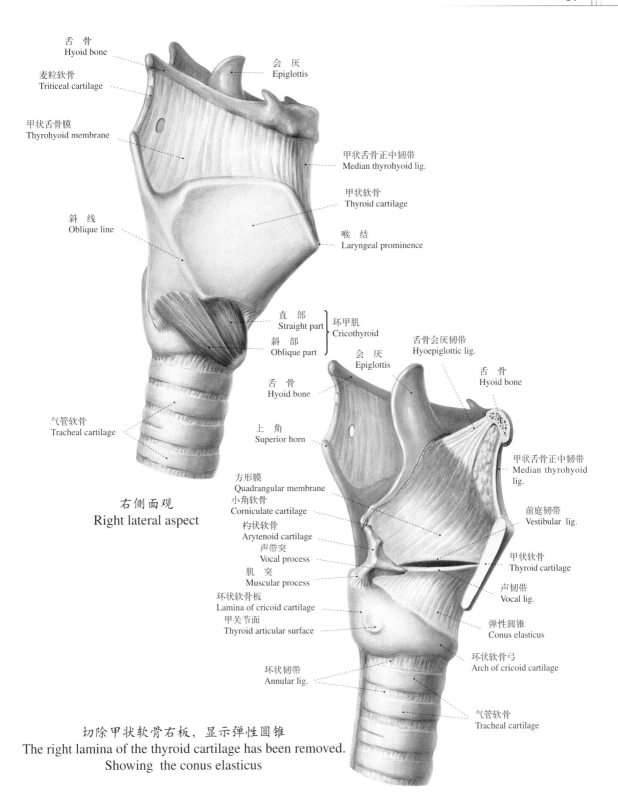

舌 骨
Hyoid bone

会 厌
Epiglottis

麦粒软骨
Triticeal cartilage

甲状舌骨膜
Thyrohyoid membrane

甲状舌骨正中韧带
Median thyrohyoid lig.

甲状软骨
Thyroid cartilage

喉 结
Laryngeal prominence

斜 线
Oblique line

直 部
Straight part
斜 部
Oblique part
环甲肌
Cricothyroid

舌骨会厌韧带
Hyoepiglottic lig.

会 厌
Epiglottis

舌 骨
Hyoid bone

舌 骨
Hyoid bone

上 角
Superior horn

甲状舌骨正中韧带
Median thyrohyoid lig.

气管软骨
Tracheal cartilage

方形膜
Quadrangular membrane

小角软骨
Corniculate cartilage

杓状软骨
Arytenoid cartilage

声带突
Vocal process

肌 突
Muscular process

环状软骨板
Lamina of cricoid cartilage

甲关节面
Thyroid articular surface

前庭韧带
Vestibular lig.

甲状软骨
Thyroid cartilage

声韧带
Vocal lig.

弹性圆锥
Conus elasticus

环状软骨弓
Arch of cricoid cartilage

环状韧带
Annular lig.

气管软骨
Tracheal cartilage

右侧面观
Right lateral aspect

切除甲状软骨右板，显示弹性圆锥
The right lamina of the thyroid cartilage has been removed.
Showing the conus elasticus

132. 喉的软骨及韧带 (2)
The cartilages and ligaments of larynx (2)

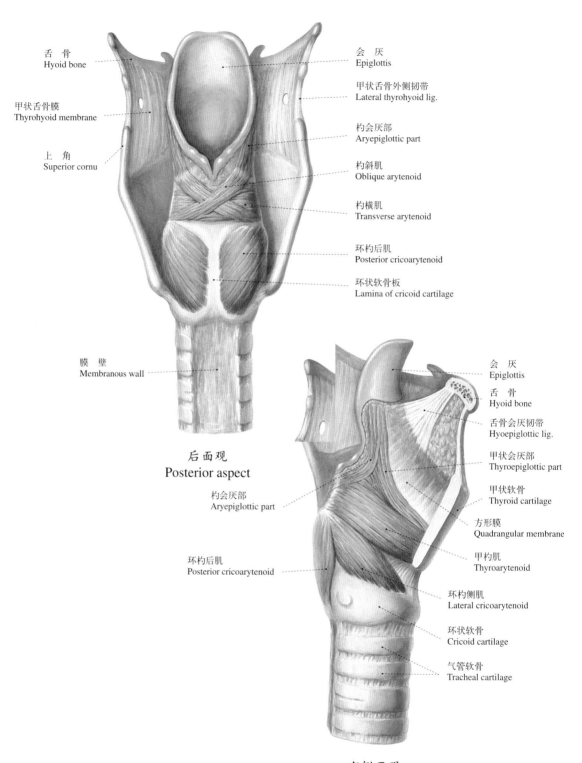

舌 骨
Hyoid bone

甲状舌骨膜
Thyrohyoid membrane

上 角
Superior cornu

膜 壁
Membranous wall

会 厌
Epiglottis

甲状舌骨外侧韧带
Lateral thyrohyoid lig.

杓会厌部
Aryepiglottic part

杓斜肌
Oblique arytenoid

杓横肌
Transverse arytenoid

环杓后肌
Posterior cricoarytenoid

环状软骨板
Lamina of cricoid cartilage

后 面 观
Posterior aspect

杓会厌部
Aryepiglottic part

环杓后肌
Posterior cricoarytenoid

会 厌
Epiglottis

舌 骨
Hyoid bone

舌骨会厌韧带
Hyoepiglottic lig.

甲状会厌部
Thyroepiglottic part

甲状软骨
Thyroid cartilage

方形膜
Quadrangular membrane

甲杓肌
Thyroarytenoid

环杓侧肌
Lateral cricoarytenoid

环状软骨
Cricoid cartilage

气管软骨
Tracheal cartilage

右 侧 面 观
Right lateral aspect

133. 喉 肌
The muscles of the larynx

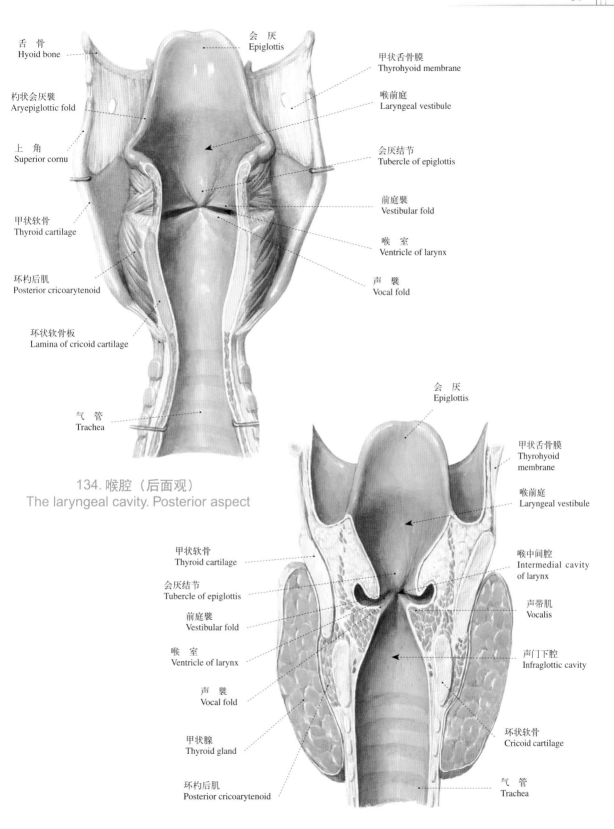

舌 骨
Hyoid bone

会 厌
Epiglottis

甲状舌骨膜
Thyrohyoid membrane

杓状会厌襞
Aryepiglottic fold

喉前庭
Laryngeal vestibule

上 角
Superior cornu

会厌结节
Tubercle of epiglottis

甲状软骨
Thyroid cartilage

前庭襞
Vestibular fold

喉 室
Ventricle of larynx

环杓后肌
Posterior cricoarytenoid

声 襞
Vocal fold

环状软骨板
Lamina of cricoid cartilage

气 管
Trachea

134. 喉腔（后面观）
The laryngeal cavity. Posterior aspect

会 厌
Epiglottis

甲状舌骨膜
Thyrohyoid membrane

喉前庭
Laryngeal vestibule

甲状软骨
Thyroid cartilage

喉中间腔
Intermedial cavity of larynx

会厌结节
Tubercle of epiglottis

声带肌
Vocalis

前庭襞
Vestibular fold

喉 室
Ventricle of larynx

声门下腔
Infraglottic cavity

声 襞
Vocal fold

甲状腺
Thyroid gland

环状软骨
Cricoid cartilage

环杓后肌
Posterior cricoarytenoid

气 管
Trachea

135. 喉冠状切面
Coronal section through the larynx

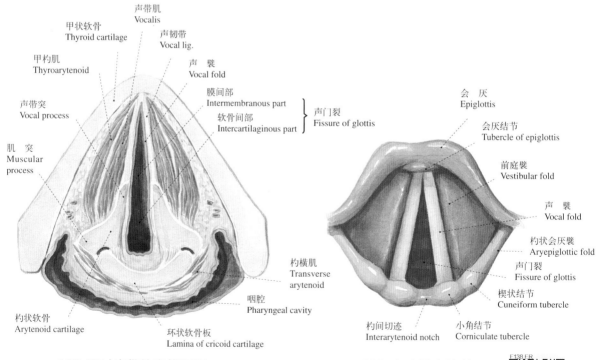

喉 口
Aperture of larynx

舌 根
Root of tongue

会 厌
Epiglottis

前庭襞
Vestibular fold

杓状会厌襞
Aryepiglottic fold

声 襞
Vocal fold

楔状结节
Cuneiform tubercle

梨状隐窝
Piriform recess

声门裂
Fissure of glottis

小角结节
Corniculate tubercle

杓间切迹
Interarytenoid notch

136. 喉口（后面观）
The aperture of larynx. Posterior aspect

甲状软骨
Thyroid cartilage

声带肌
Vocalis

声韧带
Vocal lig.

声 襞
Vocal fold

甲杓肌
Thyroarytenoid

膜间部
Intermembranous part

软骨间部
Intercartilaginous part

声门裂
Fissure of glottis

会 厌
Epiglottis

声带突
Vocal process

会厌结节
Tubercle of epiglottis

肌 突
Muscular process

前庭襞
Vestibular fold

声 襞
Vocal fold

杓横肌
Transverse arytenoid

杓状会厌襞
Aryepiglottic fold

咽腔
Pharyngeal cavity

声门裂
Fissure of glottis

杓状软骨
Arytenoid cartilage

环状软骨板
Lamina of cricoid cartilage

楔状结节
Cuneiform tubercle

杓间切迹
Interarytenoid notch

小角结节
Corniculate tubercle

137. 通过声带的喉横切面
A transverse section of the larynx through
the level of the vocal fold

138. 喉腔的喉镜所见
Laryngoscope view
of the laryngeal cavity

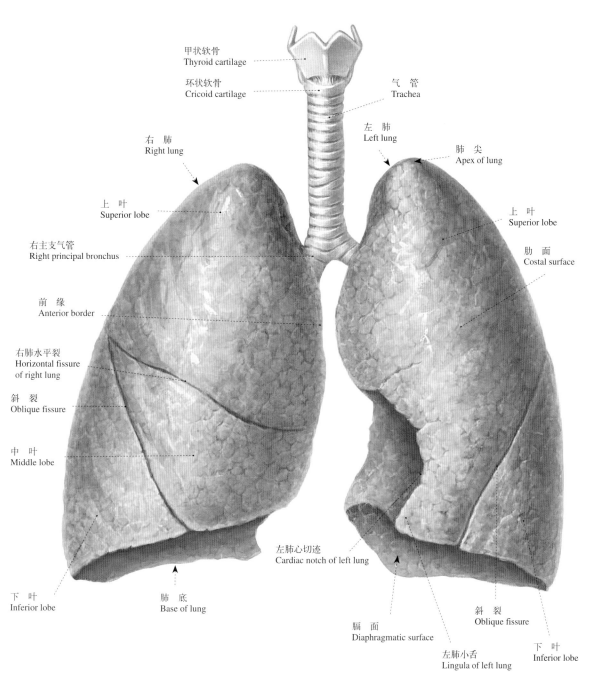

甲状软骨
Thyroid cartilage

环状软骨
Cricoid cartilage

气 管
Trachea

左 肺
Left lung

肺 尖
Apex of lung

右 肺
Right lung

上 叶
Superior lobe

上 叶
Superior lobe

右主支气管
Right principal bronchus

肋 面
Costal surface

前 缘
Anterior border

右肺水平裂
Horizontal fissure
of right lung

斜 裂
Oblique fissure

中 叶
Middle lobe

左肺心切迹
Cardiac notch of left lung

下 叶
Inferior lobe

肺 底
Base of lung

膈 面
Diaphragmatic surface

斜 裂
Oblique fissure

下 叶
Inferior lobe

左肺小舌
Lingula of left lung

139. 气管、支气管和肺（前面观）
The trachea, bronchi and lungs. Anterior aspect

扫描图片
体验 AR

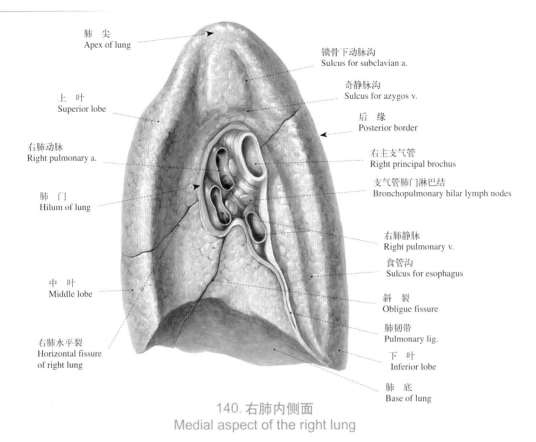

肺 尖
Apex of lung

锁骨下动脉沟
Sulcus for subclavian a.

奇静脉沟
Sulcus for azygos v.

上 叶
Superior lobe

后 缘
Posterior border

右肺动脉
Right pulmonary a.

右主支气管
Right principal brochus

支气管肺门淋巴结
Bronchopulmonary hilar lymph nodes

肺 门
Hilum of lung

右肺静脉
Right pulmonary v.

食管沟
Sulcus for esophagus

中 叶
Middle lobe

斜 裂
Obligue fissure

肺韧带
Pulmonary lig.

右肺水平裂
Horizontal fissure
of right lung

下 叶
Inferior lobe

肺 底
Base of lung

140. 右肺内侧面
Medial aspect of the right lung

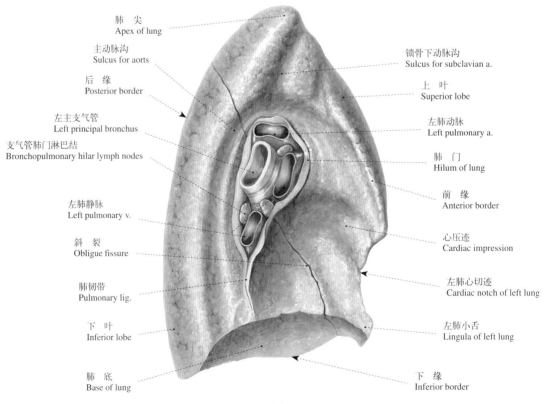

肺 尖
Apex of lung

主动脉沟
Sulcus for aorts

锁骨下动脉沟
Sulcus for subclavian a.

后 缘
Posterior border

上 叶
Superior lobe

左主支气管
Left principal bronchus

左肺动脉
Left pulmonary a.

支气管肺门淋巴结
Bronchopulmonary hilar lymph nodes

肺 门
Hilum of lung

左肺静脉
Left pulmonary v.

前 缘
Anterior border

心压迹
Cardiac impression

斜 裂
Obligue fissure

肺韧带
Pulmonary lig.

左肺心切迹
Cardiac notch of left lung

下 叶
Inferior lobe

左肺小舌
Lingula of left lung

肺 底
Base of lung

下 缘
Inferior border

141. 左肺内侧面
Medial aspect of the left lung

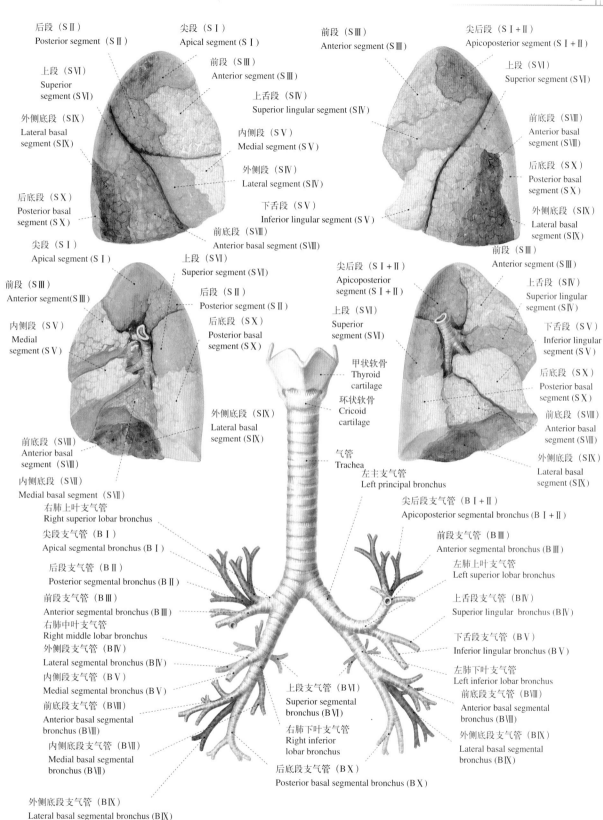

后段（SⅡ）
Posterior segment（SⅡ）

尖段（SⅠ）
Apical segment（SⅠ）

前段（SⅢ）
Anterior segment（SⅢ）

尖后段（SⅠ+Ⅱ）
Apicoposterior segment（SⅠ+Ⅱ）

上段（SⅥ）
Superior segment（SⅥ）

前段（SⅢ）
Anterior segment（SⅢ）

上舌段（SⅣ）
Superior lingular segment（SⅣ）

上段（SⅥ）
Superior segment（SⅥ）

外侧底段（SⅨ）
Lateral basal segment（SⅨ）

内侧段（SⅤ）
Medial segment（SⅤ）

前底段（SⅧ）
Anterior basal segment（SⅧ）

后底段（SⅩ）
Posterior basal segment（SⅩ）

后底段（SⅩ）
Posterior basal segment（SⅩ）

外侧段（SⅣ）
Lateral segment（SⅣ）

外侧底段（SⅨ）
Lateral basal segment（SⅨ）

尖段（SⅠ）
Apical segment（SⅠ）

下舌段（SⅤ）
Inferior lingular segment（SⅤ）

前段（SⅢ）
Anterior segment（SⅢ）

前段（SⅢ）
Anterior segment（SⅢ）

前底段（SⅧ）
Anterior basal segment（SⅧ）

上段（SⅥ）
Superior segment（SⅥ）

上舌段（SⅣ）
Superior lingular segment（SⅣ）

内侧段（SⅤ）
Medial segment（SⅤ）

后段（SⅡ）
Posterior segment（SⅡ）

尖后段（SⅠ+Ⅱ）
Apicoposterior segment（SⅠ+Ⅱ）

下舌段（SⅤ）
Inferior lingular segment（SⅤ）

后底段（SⅩ）
Posterior basal segment（SⅩ）

上段（SⅥ）
Superior segment（SⅥ）

后底段（SⅩ）
Posterior basal segment（SⅩ）

外侧底段（SⅨ）
Lateral basal segment（SⅨ）

甲状软骨
Thyroid cartilage

环状软骨
Cricoid cartilage

前底段（SⅧ）
Anterior basal segment（SⅧ）

前底段（SⅧ）
Anterior basal segment（SⅧ）

内侧底段（SⅦ）
Medial basal segment（SⅦ）

气管
Trachea

外侧底段（SⅨ）
Lateral basal segment（SⅨ）

左主支气管
Left principal bronchus

右肺上叶支气管
Right superior lobar bronchus

尖后段支气管（BⅠ+Ⅱ）
Apicoposterior segmental bronchus（BⅠ+Ⅱ）

尖段支气管（BⅠ）
Apical segmental bronchus（BⅠ）

前段支气管（BⅢ）
Anterior segmental bronchus（BⅢ）

后段支气管（BⅡ）
Posterior segmental bronchus（BⅡ）

左肺上叶支气管
Left superior lobar bronchus

前段支气管（BⅢ）
Anterior segmental bronchus（BⅢ）

上舌段支气管（BⅣ）
Superior lingular bronchus（BⅣ）

右肺中叶支气管
Right middle lobar bronchus

下舌段支气管（BⅤ）
Inferior lingular bronchus（BⅤ）

外侧段支气管（BⅣ）
Lateral segmental bronchus（BⅣ）

内侧段支气管（BⅤ）
Medial segmental bronchus（BⅤ）

左肺下叶支气管
Left inferior lobar bronchus

上段支气管（BⅥ）
Superior segmental bronchus（BⅥ）

前底段支气管（BⅧ）
Anterior basal segmental bronchus（BⅧ）

前底段支气管（BⅧ）
Anterior basal segmental bronchus（BⅧ）

内侧底段支气管（BⅦ）
Medial basal segmental bronchus（BⅦ）

右肺下叶支气管
Right inferior lobar bronchus

外侧底段支气管（BⅨ）
Lateral basal segmental bronchus（BⅨ）

后底段支气管（BⅩ）
Posterior basal segmental bronchus（BⅩ）

外侧底段支气管（BⅨ）
Lateral basal segmental bronchus（BⅨ）

142. 气管、支气管及支气管肺段
The trachea, brochi and broncho-pulmonary segments

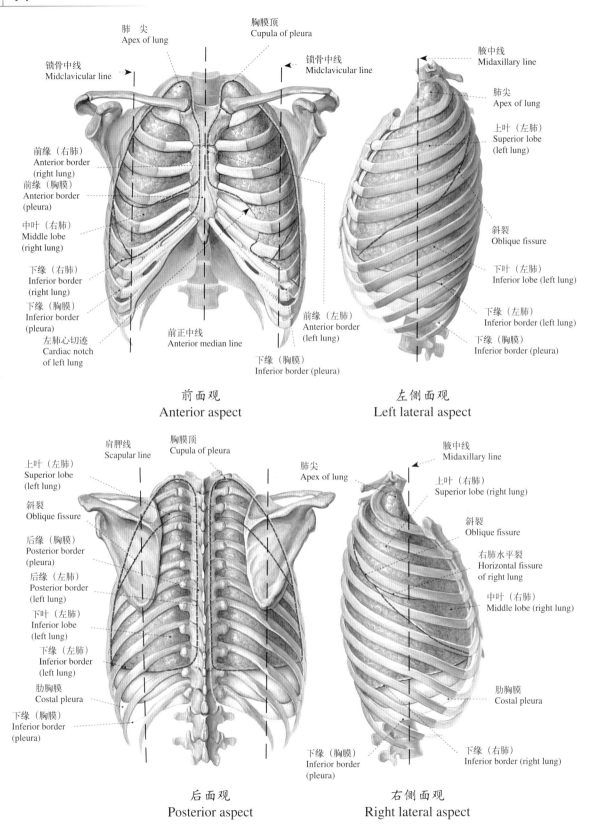

前面观
Anterior aspect

肺尖
Apex of lung

胸膜顶
Cupula of pleura

锁骨中线
Midclavicular line

锁骨中线
Midclavicular line

前缘（右肺）
Anterior border
(right lung)

前缘（胸膜）
Anterior border
(pleura)

中叶（右肺）
Middle lobe
(right lung)

下缘（右肺）
Inferior border
(right lung)

下缘（胸膜）
Inferior border
(pleura)

左肺心切迹
Cardiac notch
of left lung

前正中线
Anterior median line

前缘（左肺）
Anterior border
(left lung)

下缘（胸膜）
Inferior border (pleura)

左侧面观
Left lateral aspect

腋中线
Midaxillary line

肺尖
Apex of lung

上叶（左肺）
Superior lobe
(left lung)

斜裂
Oblique fissure

下叶（左肺）
Inferior lobe (left lung)

下缘（左肺）
Inferior border (left lung)

下缘（胸膜）
Inferior border (pleura)

后面观
Posterior aspect

肩胛线
Scapular line

胸膜顶
Cupula of pleura

肺尖
Apex of lung

上叶（左肺）
Superior lobe
(left lung)

斜裂
Oblique fissure

后缘（胸膜）
Posterior border
(pleura)

后缘（左肺）
Posterior border
(left lung)

下叶（左肺）
Inferior lobe
(left lung)

下缘（左肺）
Inferior border
(left lung)

肋胸膜
Costal pleura

下缘（胸膜）
Inferior border
(pleura)

下缘（胸膜）
Inferior border
(pleura)

右侧面观
Right lateral aspect

腋中线
Midaxillary line

上叶（右肺）
Superior lobe (right lung)

斜裂
Oblique fissure

右肺水平裂
Horizontal fissure
of right lung

中叶（右肺）
Middle lobe (right lung)

肋胸膜
Costal pleura

下缘（右肺）
Inferior border (right lung)

143. 胸膜及肺的体表投影
Surface projection of the pleura and lungs

95

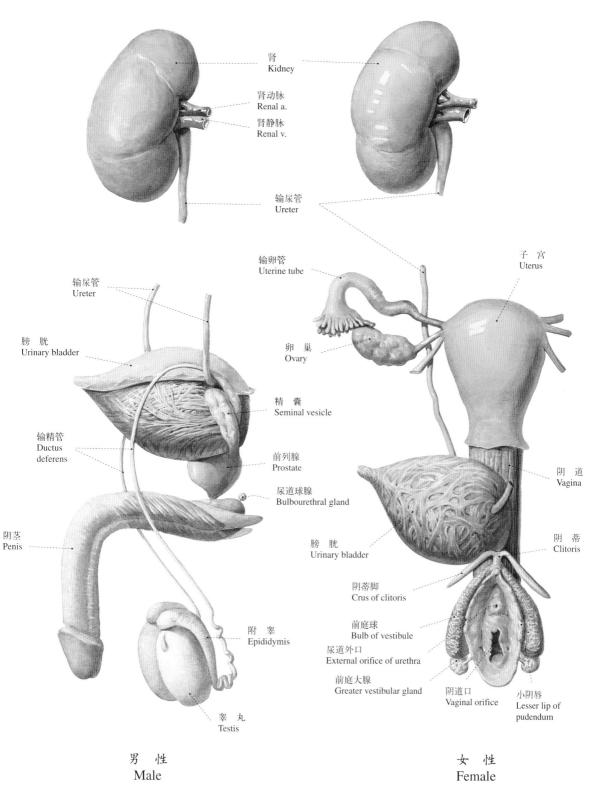

肾
Kidney

肾动脉
Renal a.

肾静脉
Renal v.

输尿管
Ureter

输卵管
Uterine tube

子宫
Uterus

输尿管
Ureter

卵巢
Ovary

膀胱
Urinary bladder

精囊
Seminal vesicle

输精管
Ductus deferens

前列腺
Prostate

尿道球腺
Bulbourethral gland

阴道
Vagina

阴茎
Penis

膀胱
Urinary bladder

阴蒂
Clitoris

阴蒂脚
Crus of clitoris

前庭球
Bulb of vestibule

尿道外口
External orifice of urethra

前庭大腺
Greater vestibular gland

阴道口
Vaginal orifice

小阴唇
Lesser lip of pudendum

附睾
Epididymis

睾丸
Testis

男 性
Male

女 性
Female

144. 泌尿生殖系统概观
General arrangement of the urogenital system

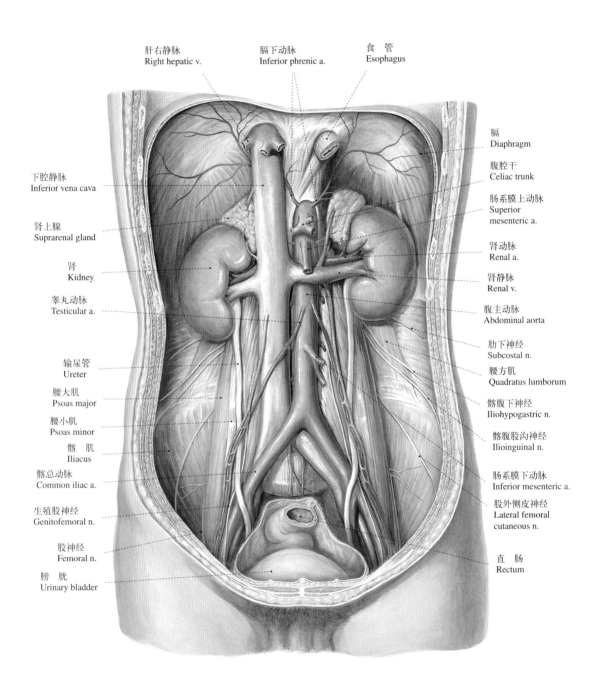

肝右静脉
Right hepatic v.

膈下动脉
Inferior phrenic a.

食 管
Esophagus

膈
Diaphragm

腹腔干
Celiac trunk

肠系膜上动脉
Superior
mesenteric a.

肾动脉
Renal a.

肾静脉
Renal v.

腹主动脉
Abdominal aorta

肋下神经
Subcostal n.

腰方肌
Quadratus lumborum

髂腹下神经
Iliohypogastric n.

髂腹股沟神经
Ilioinguinal n.

肠系膜下动脉
Inferior mesenteric a.

股外侧皮神经
Lateral femoral
cutaneous n.

直 肠
Rectum

下腔静脉
Inferior vena cava

肾上腺
Suprarenal gland

肾
Kidney

睾丸动脉
Testicular a.

输尿管
Ureter

腰大肌
Psoas major

腰小肌
Psoas minor

髂 肌
Iliacus

髂总动脉
Common iliac a.

生殖股神经
Genitofemoral n.

股神经
Femoral n.

膀 胱
Urinary bladder

145. 腹后壁（示肾及输尿管的位置）
Posterior abdominal wall showing the kidneys and ureters in situ

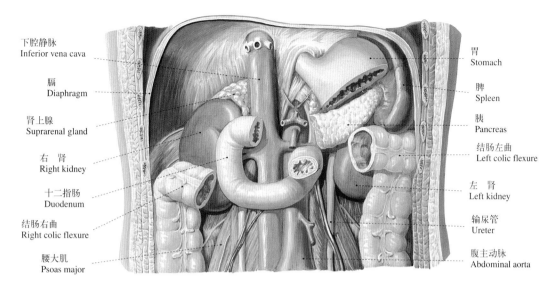

下腔静脉
Inferior vena cava

膈
Diaphragm

肾上腺
Suprarenal gland

右 肾
Right kidney

十二指肠
Duodenum

结肠右曲
Right colic flexure

腰大肌
Psoas major

胃
Stomach

脾
Spleen

胰
Pancreas

结肠左曲
Left colic flexure

左 肾
Left kidney

输尿管
Ureter

腹主动脉
Abdominal aorta

前 面 观
Anterior aspect

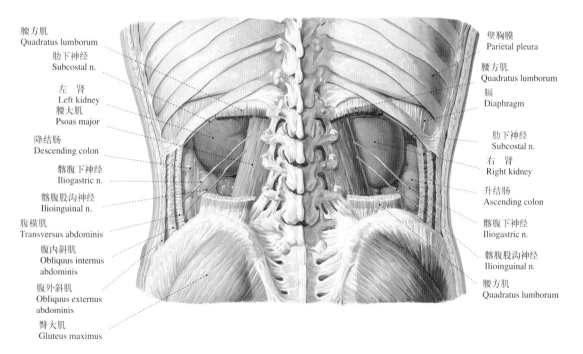

腰方肌
Quadratus lumborum

肋下神经
Subcostal n.

左 肾
Left kidney
腰大肌
Psoas major

降结肠
Descending colon

髂腹下神经
Iliogastric n.

髂腹股沟神经
Ilioinguinal n.

腹横肌
Transversus abdominis

腹内斜肌
Obliquus internus
abdominis

腹外斜肌
Obliquus externus
abdominis

臀大肌
Gluteus maximus

壁胸膜
Parietal pleura

腰方肌
Quadratus lumborum

膈
Diaphragm

肋下神经
Subcostal n.

右 肾
Right kidney

升结肠
Ascending colon

髂腹下神经
Iliogastric n.

髂腹股沟神经
Ilioinguinal n.

腰方肌
Quadratus lumborum

后 面 观
Posterior aspect

146. 肾的位置和毗邻
Position and relations of kidneys

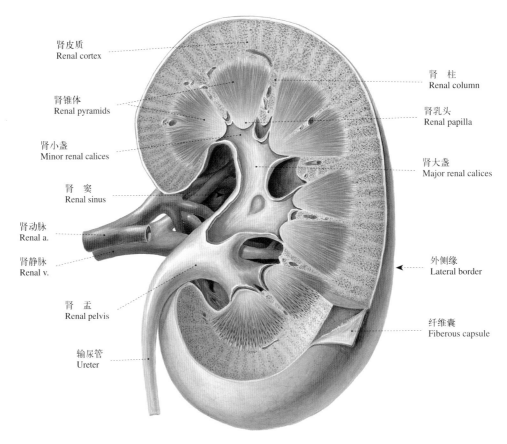

肾皮质
Renal cortex

肾柱
Renal column

肾锥体
Renal pyramids

肾乳头
Renal papilla

肾小盏
Minor renal calices

肾大盏
Major renal calices

肾窦
Renal sinus

肾动脉
Renal a.

肾静脉
Renal v.

外侧缘
Lateral border

肾盂
Renal pelvis

纤维囊
Fiberous capsule

输尿管
Ureter

147. 右肾冠状切面（后面观）
Coronal section of the right kidney. Posterior aspect

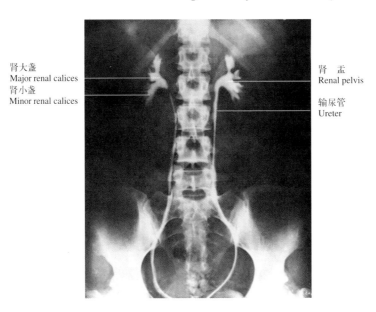

肾大盏
Major renal calices
肾小盏
Minor renal calices

肾盂
Renal pelvis

输尿管
Ureter

148. 肾盂和输尿管X线像
Radiograph of the renal pelvis and ureter

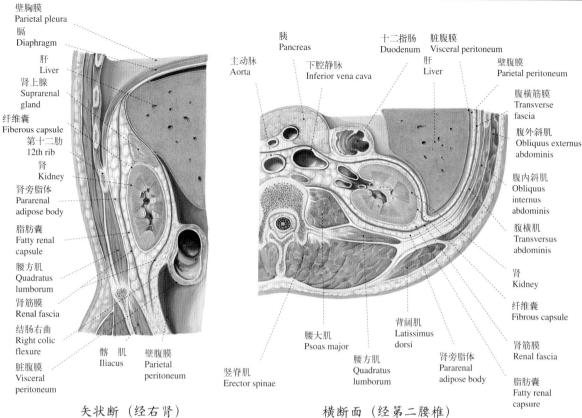

壁胸膜
Parietal pleura

膈
Diaphragm

肝
Liver

肾上腺
Suprarenal gland

纤维囊
Fiberous capsule

第十二肋
12th rib

肾
Kidney

肾旁脂体
Pararenal adipose body

脂肪囊
Fatty renal capsule

腰方肌
Quadratus lumborum

肾筋膜
Renal fascia

结肠右曲
Right colic flexure

脏腹膜
Visceral peritoneum

髂肌
Iliacus

壁腹膜
Parietal peritoneum

胰
Pancreas

主动脉
Aorta

下腔静脉
Inferior vena cava

十二指肠
Duodenum

脏腹膜
Visceral peritoneum

肝
Liver

壁腹膜
Parietal peritoneum

腹横筋膜
Transverse fascia

腹外斜肌
Obliquus externus abdominis

腹内斜肌
Obliquus internus abdominis

腹横肌
Transversus abdominis

肾
Kidney

纤维囊
Fibrous capsule

肾筋膜
Renal fascia

脂肪囊
Fatty renal capsure

竖脊肌
Erector spinae

腰大肌
Psoas major

腰方肌
Quadratus lumborum

背阔肌
Latissimus dorsi

肾旁脂体
Pararenal adipose body

矢状断（经右肾）
Sagittal section through right kidney

横断面（经第二腰椎）
Transverse section through lumbar vertebra II

149. 肾筋膜模式图
Diagram of renal fascia

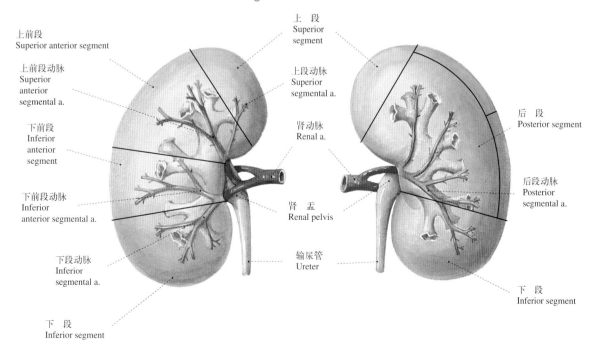

上前段
Superior anterior segment

上前段动脉
Superior anterior segmental a.

下前段
Inferior anterior segment

下前段动脉
Inferior anterior segmental a.

下段动脉
Inferior segmental a.

下段
Inferior segment

上段
Superior segment

上段动脉
Superior segmental a.

肾动脉
Renal a.

肾盂
Renal pelvis

输尿管
Ureter

后段
Posterior segment

后段动脉
Posterior segmental a.

下段
Inferior segment

150. 肾段动脉模式图
Diagram of renal segmental arteries

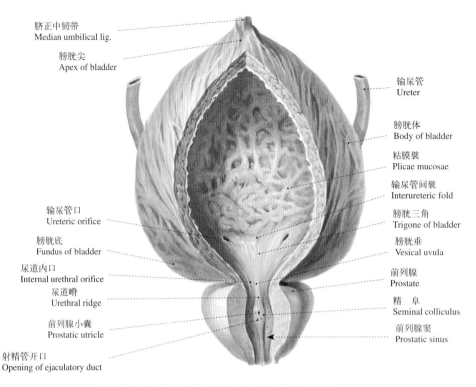

脐正中韧带
Median umbilical lig.

膀胱尖
Apex of bladder

输尿管
Ureter

膀胱体
Body of bladder

粘膜襞
Plicae mucosae

输尿管间襞
Interureteric fold

膀胱三角
Trigone of bladder

膀胱垂
Vesical uvula

前列腺
Prostate

精 阜
Seminal colliculus

前列腺窦
Prostatic sinus

输尿管口
Ureteric orifice

膀胱底
Fundus of bladder

尿道内口
Internal urethral orifice

尿道嵴
Urethral ridge

前列腺小囊
Prostatic utricle

射精管开口
Opening of ejaculatory duct

151. 膀胱及男性尿道前列腺部（前面观）
The bladder and the prostatic part of the male urethra. Anterior aspect

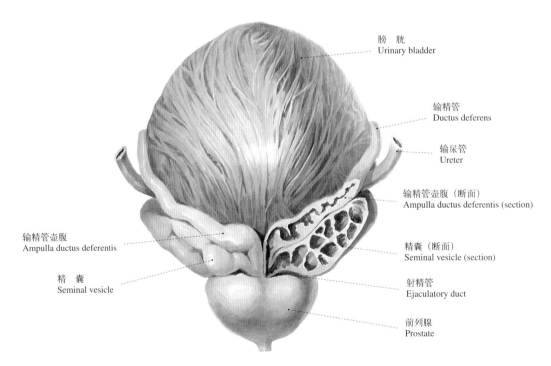

膀 胱
Urinary bladder

输精管
Ductus deferens

输尿管
Ureter

输精管壶腹（断面）
Ampulla ductus deferentis (section)

精囊（断面）
Seminal vesicle (section)

射精管
Ejaculatory duct

前列腺
Prostate

输精管壶腹
Ampulla ductus deferentis

精 囊
Seminal vesicle

152. 膀胱、前列腺及精囊腺（后面观）
The urinary bladder, prostate and seminal vesicles. Posterior aspect

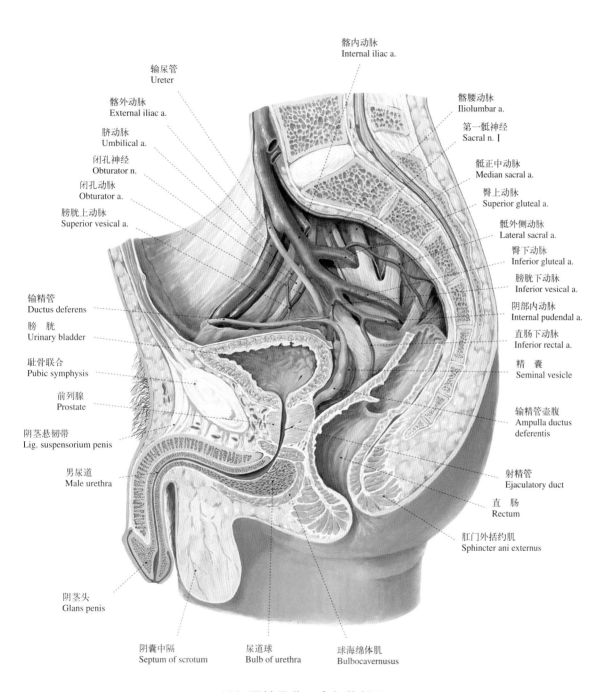

輸尿管
Ureter

髂外动脉
External iliac a.

脐动脉
Umbilical a.

闭孔神经
Obturator n.

闭孔动脉
Obturator a.

膀胱上动脉
Superior vesical a.

输精管
Ductus deferens

膀　胱
Urinary bladder

耻骨联合
Pubic symphysis

前列腺
Prostate

阴茎悬韧带
Lig. suspensorium penis

男尿道
Male urethra

阴茎头
Glans penis

髂内动脉
Internal iliac a.

髂腰动脉
Iliolumbal a.

第一骶神经
Sacral n. Ⅰ

骶正中动脉
Median sacral a.

臀上动脉
Superior gluteal a.

骶外侧动脉
Lateral sacral a.

臀下动脉
Inferior gluteal a.

膀胱下动脉
Inferior vesical a.

阴部内动脉
Internal pudendal a.

直肠下动脉
Inferior rectal a.

精　囊
Seminal vesicle

输精管壶腹
Ampulla ductus
deferentis

射精管
Ejaculatory duct

直　肠
Rectum

肛门外括约肌
Sphincter ani externus

阴囊中隔
Septum of scrotum

尿道球
Bulb of urethra

球海绵体肌
Bulbocavernusus

153. 男性骨盆正中矢状断面
Median sagittal section of male pelvis

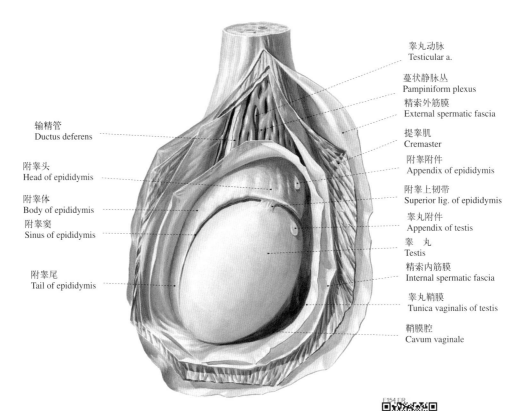

睾丸动脉	Testicular a.
蔓状静脉丛	Pampiniform plexus
精索外筋膜	External spermatic fascia
提睾肌	Cremaster
附睾附件	Appendix of epididymis
附睾上韧带	Superior lig. of epididymis
睾丸附件	Appendix of testis
睾丸	Testis
精索内筋膜	Internal spermatic fascia
睾丸鞘膜	Tunica vaginalis of testis
鞘膜腔	Cavum vaginale
输精管	Ductus deferens
附睾头	Head of epididymis
附睾体	Body of epididymis
附睾窦	Sinus of epididymis
附睾尾	Tail of epididymis

154. 右睾丸、附睾及被膜
The right testis, epididymis and their coverings

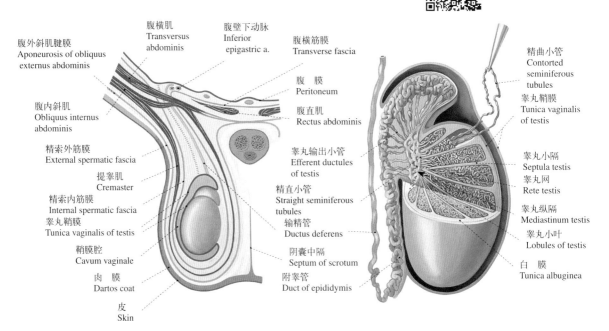

155. 睾丸和精索被膜的模式图
Scheme to show coverings of testis and spermatic cord

156. 睾丸内部结构模式图
Diagram showing structure of testis

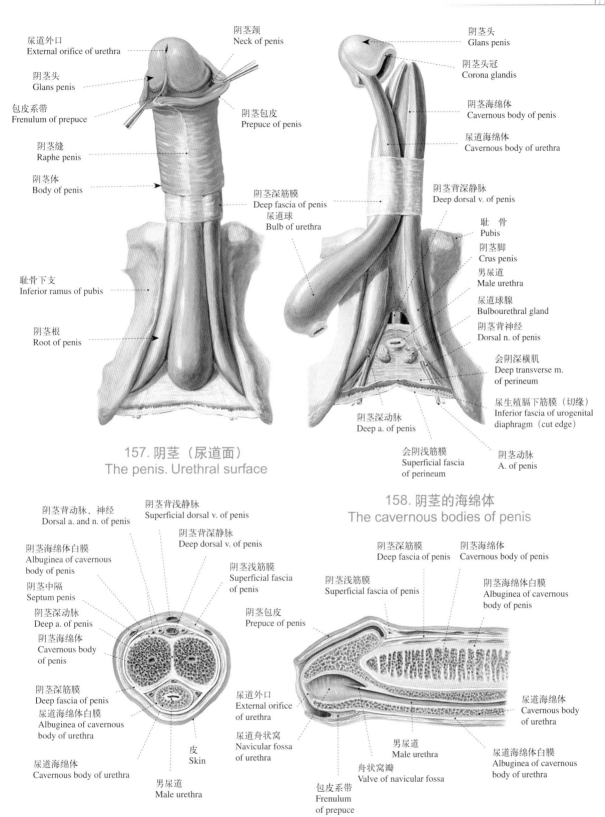

尿道外口
External orifice of urethra

阴茎颈
Neck of penis

阴茎头
Glans penis

阴茎头
Glans penis

阴茎头冠
Corona glandis

包皮系带
Frenulum of prepuce

阴茎海绵体
Cavernous body of penis

阴茎缝
Raphe penis

阴茎包皮
Prepuce of penis

尿道海绵体
Cavernous body of urethra

阴茎体
Body of penis

阴茎深筋膜
Deep fascia of penis

阴茎背深静脉
Deep dorsal v. of penis

尿道球
Bulb of urethra

耻 骨
Pubis

阴茎脚
Crus penis

男尿道
Male urethra

耻骨下支
Inferior ramus of pubis

尿道球腺
Bulbourethral gland

阴茎背神经
Dorsal n. of penis

阴茎根
Root of penis

会阴深横肌
Deep transverse m.
of perineum

尿生殖膈下筋膜（切缘）
Inferior fascia of urogenital
diaphragm（cut edge）

阴茎深动脉
Deep a. of penis

会阴浅筋膜
Superficial fascia
of perineum

阴茎动脉
A. of penis

157. 阴茎（尿道面）
The penis. Urethral surface

158. 阴茎的海绵体
The cavernous bodies of penis

阴茎背动脉、神经
Dorsal a. and n. of penis

阴茎背浅静脉
Superficial dorsal v. of penis

阴茎海绵体白膜
Albuginea of cavernous
body of penis

阴茎背深静脉
Deep dorsal v. of penis

阴茎深筋膜
Deep fascia of penis

阴茎海绵体
Cavernous body of penis

阴茎中隔
Septum penis

阴茎浅筋膜
Superficial fascia
of penis

阴茎浅筋膜
Superficial fascia of penis

阴茎海绵体白膜
Albuginea of cavernous
body of penis

阴茎深动脉
Deep a. of penis

阴茎包皮
Prepuce of penis

阴茎海绵体
Cavernous body
of penis

阴茎深筋膜
Deep fascia of penis

尿道外口
External orifice
of urethra

尿道海绵体白膜
Albuginea of cavernous
body of urethra

尿道舟状窝
Navicular fossa
of urethra

男尿道
Male urethra

尿道海绵体
Cavernous body
of urethra

尿道海绵体
Cavernous body of urethra

皮
Skin

舟状窝瓣
Valve of navicular fossa

尿道海绵体白膜
Albuginea of cavernous
body of urethra

男尿道
Male urethra

包皮系带
Frenulum
of prepuce

159. 阴茎体横断面
Transverse section through body of penis

160. 阴茎正中矢状断面
Median sagittal section of penis

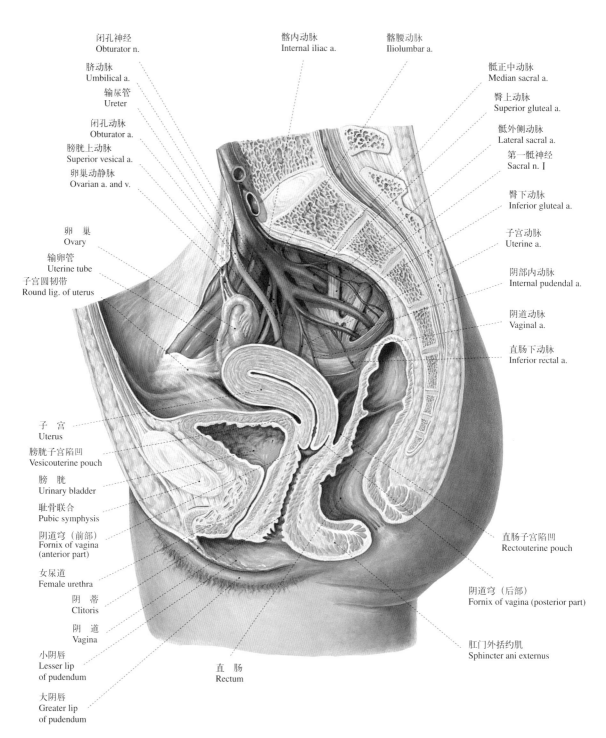

闭孔神经
Obturator n.

脐动脉
Umbilical a.

输尿管
Ureter

闭孔动脉
Obturator a.

膀胱上动脉
Superior vesical a.

卵巢动静脉
Ovarian a. and v.

卵巢
Ovary

输卵管
Uterine tube

子宫圆韧带
Round lig. of uterus

子宫
Uterus

膀胱子宫陷凹
Vesicouterine pouch

膀胱
Urinary bladder

耻骨联合
Pubic symphysis

阴道穹（前部）
Fornix of vagina
(anterior part)

女尿道
Female urethra

阴蒂
Clitoris

阴道
Vagina

小阴唇
Lesser lip
of pudendum

大阴唇
Greater lip
of pudendum

髂内动脉
Internal iliac a.

髂腰动脉
Iliolumbar a.

骶正中动脉
Median sacral a.

臀上动脉
Superior gluteal a.

骶外侧动脉
Lateral sacral a.

第一骶神经
Sacral n. Ⅰ

臀下动脉
Inferior gluteal a.

子宫动脉
Uterine a.

阴部内动脉
Internal pudendal a.

阴道动脉
Vaginal a.

直肠下动脉
Inferior rectal a.

直肠子宫陷凹
Rectouterine pouch

阴道穹（后部）
Fornix of vagina (posterior part)

肛门外括约肌
Sphincter ani externus

直肠
Rectum

161. 女性骨盆正中矢状断面
Median sagittal section of female pelvis

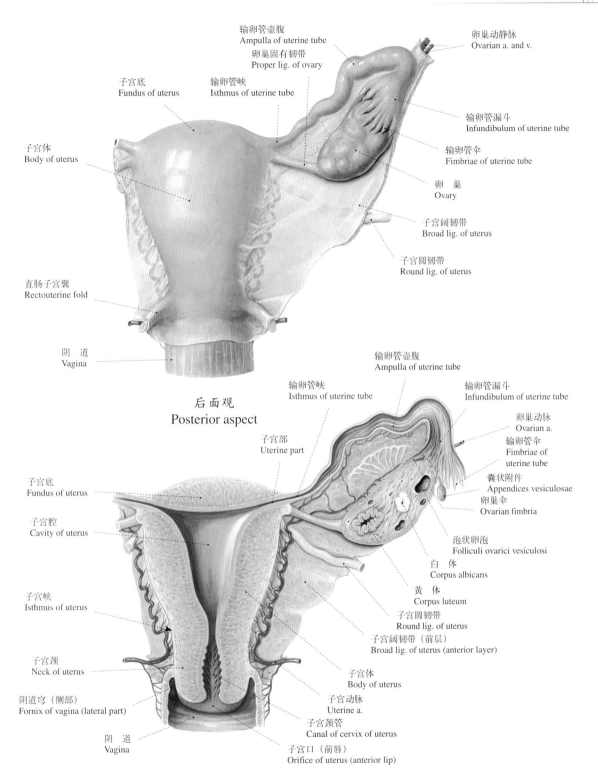

输卵管壶腹
Ampulla of uterine tube

卵巢固有韧带
Proper lig. of ovary

卵巢动静脉
Ovarian a. and v.

子宫底
Fundus of uterus

输卵管峡
Isthmus of uterine tube

输卵管漏斗
Infundibulum of uterine tube

输卵管伞
Fimbriae of uterine tube

子宫体
Body of uterus

卵　巢
Ovary

子宫阔韧带
Broad lig. of uterus

子宫圆韧带
Round lig. of uterus

直肠子宫襞
Rectouterine fold

阴　道
Vagina

后面观
Posterior aspect

输卵管峡
Isthmus of uterine tube

输卵管壶腹
Ampulla of uterine tube

输卵管漏斗
Infundibulum of uterine tube

子宫部
Uterine part

卵巢动脉
Ovarian a.

输卵管伞
Fimbriae of
uterine tube

子宫底
Fundus of uterus

囊状附件
Appendices vesiculosae

卵巢伞
Ovarian fimbria

子宫腔
Cavity of uterus

泡状卵泡
Folliculi ovarici vesiculosi

白　体
Corpus albicans

黄　体
Corpus luteum

子宫峡
Isthmus of uterus

子宫圆韧带
Round lig. of uterus

子宫阔韧带（前层）
Broad lig. of uterus (anterior layer)

子宫颈
Neck of uterus

子宫体
Body of uterus

阴道穹（侧部）
Fornix of vagina (lateral part)

子宫动脉
Uterine a.

子宫颈管
Canal of cervix of uterus

阴　道
Vagina

子宫口（前唇）
Orifice of uterus (anterior lip)

冠状切面
Coronal section

162. 女性内生殖器
Female internal genital organs

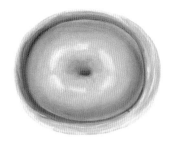 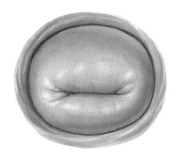

未产妇
Mulliparous woman

经产妇
Multiparous woman

163. 子宫口
Orifice of uterus

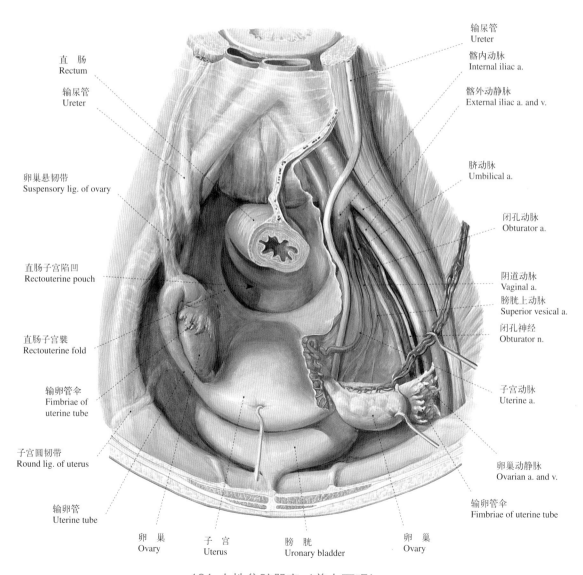

直肠
Rectum

输尿管
Ureter

卵巢悬韧带
Suspensory lig. of ovary

直肠子宫陷凹
Rectouterine pouch

直肠子宫襞
Rectouterine fold

输卵管伞
Fimbriae of
uterine tube

子宫圆韧带
Round lig. of uterus

输卵管
Uterine tube

输尿管
Ureter

髂内动脉
Internal iliac a.

髂外动静脉
External iliac a. and v.

脐动脉
Umbilical a.

闭孔动脉
Obturator a.

阴道动脉
Vaginal a.

膀胱上动脉
Superior vesical a.

闭孔神经
Obturator n.

子宫动脉
Uterine a.

卵巢动静脉
Ovarian a. and v.

输卵管伞
Fimbriae of uterine tube

卵巢
Ovary

子宫
Uterus

膀胱
Uronary bladder

卵巢
Ovary

164. 女性盆腔器官（前上面观）
Pelvic organs of the female. Antero-superior aspect

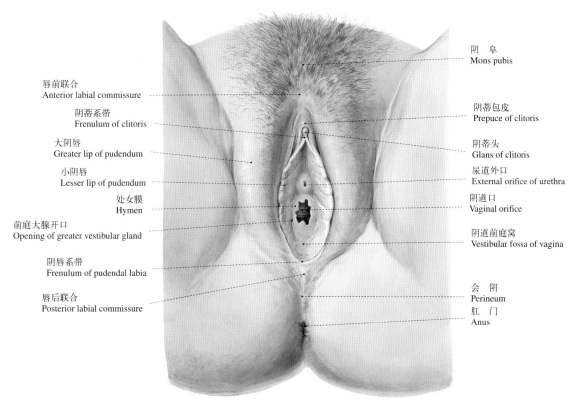

唇前联合
Anterior labial commissure

阴蒂系带
Frenulum of clitoris

大阴唇
Greater lip of pudendum

小阴唇
Lesser lip of pudendum

处女膜
Hymen

前庭大腺开口
Opening of greater vestibular gland

阴唇系带
Frenulum of pudendal labia

唇后联合
Posterior labial commissure

阴　阜
Mons pubis

阴蒂包皮
Prepuce of clitoris

阴蒂头
Glans of clitoris

尿道外口
External orifice of urethra

阴道口
Vaginal orifice

阴道前庭窝
Vestibular fossa of vagina

会　阴
Perineum

肛　门
Anus

165. 女性外生殖器
Female external genital organs

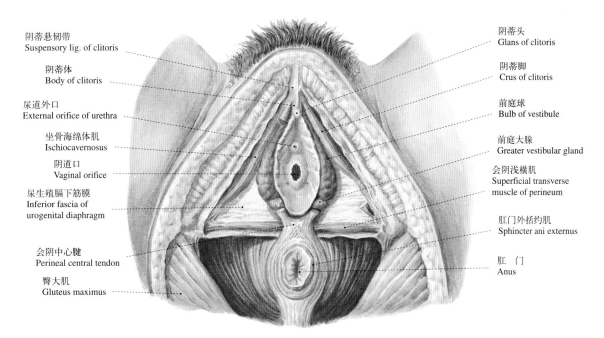

阴蒂悬韧带
Suspensory lig. of clitoris

阴蒂体
Body of clitoris

尿道外口
External orifice of urethra

坐骨海绵体肌
Ischiocavernosus

阴道口
Vaginal orifice

尿生殖膈下筋膜
Inferior fascia of
urogenital diaphragm

会阴中心腱
Perineal central tendon

臀大肌
Gluteus maximus

阴蒂头
Glans of clitoris

阴蒂脚
Crus of clitoris

前庭球
Bulb of vestibule

前庭大腺
Greater vestibular gland

会阴浅横肌
Superficial transverse
muscle of perineum

肛门外括约肌
Sphincter ani externus

肛　门
Anus

166. 阴蒂、前庭球及前庭大腺
The clitoris, bulb of the vestibule and the greater vestibular gland

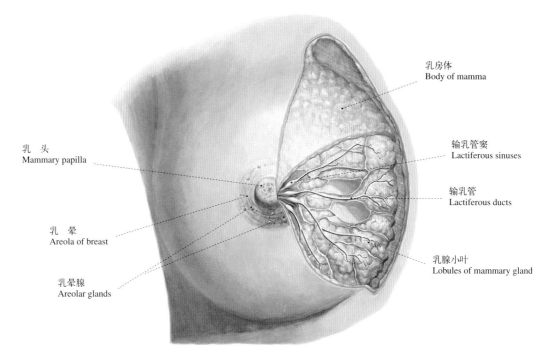

乳房体
Body of mamma

输乳管窦
Lactiferous sinuses

输乳管
Lactiferous ducts

乳腺小叶
Lobules of mammary gland

乳 头
Mammary papilla

乳 晕
Areola of breast

乳晕腺
Areolar glands

167. 乳　房　The mamma

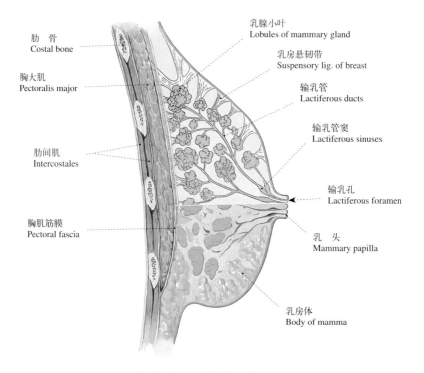

乳腺小叶
Lobules of mammary gland

乳房悬韧带
Suspensory lig. of breast

输乳管
Lactiferous ducts

输乳管窦
Lactiferous sinuses

输乳孔
Lactiferous foramen

乳 头
Mammary papilla

乳房体
Body of mamma

肋 骨
Costal bone

胸大肌
Pectoralis major

肋间肌
Intercostales

胸肌筋膜
Pectoral fascia

168. 乳房矢状断模式图
Diagram of the sagittal section of the mamma

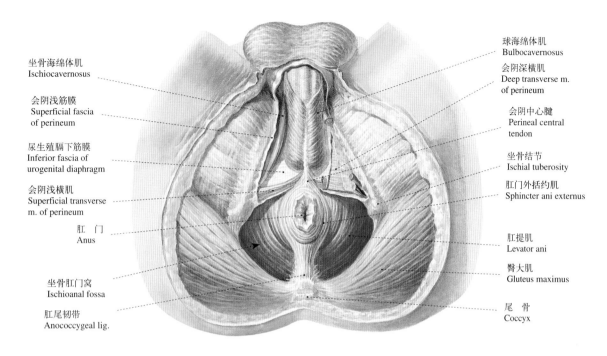

坐骨海绵体肌
Ischiocavernosus

会阴浅筋膜
Superficial fascia
of perineum

尿生殖膈下筋膜
Inferior fascia of
urogenital diaphragm

会阴浅横肌
Superficial transverse
m. of perineum

肛 门
Anus

坐骨肛门窝
Ischioanal fossa

肛尾韧带
Anococcygeal lig.

球海绵体肌
Bulbocavernosus

会阴深横肌
Deep transverse m.
of perineum

会阴中心腱
Perineal central
tendon

坐骨结节
Ischial tuberosity

肛门外括约肌
Sphincter ani externus

肛提肌
Levator ani

臀大肌
Gluteus maximus

尾 骨
Coccyx

169. 男会阴肌
Muscles of the male perineum

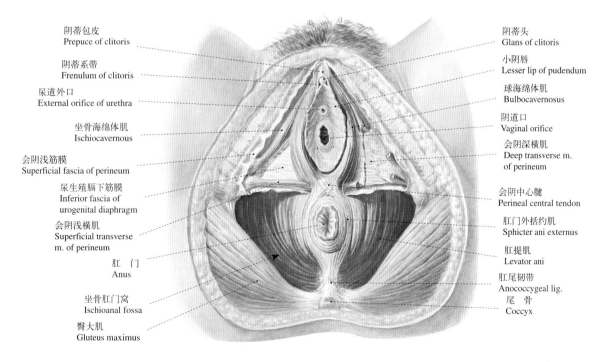

阴蒂包皮
Prepuce of clitoris

阴蒂系带
Frenulum of clitoris

尿道外口
External orifice of urethra

坐骨海绵体肌
Ischiocavernous

会阴浅筋膜
Superficial fascia of perineum

尿生殖膈下筋膜
Inferior fascia of
urogenital diaphragm

会阴浅横肌
Superficial transverse
m. of perineum

肛 门
Anus

坐骨肛门窝
Ischioanal fossa

臀大肌
Gluteus maximus

阴蒂头
Glans of clitoris

小阴唇
Lesser lip of pudendum

球海绵体肌
Bulbocavernosus

阴道口
Vaginal orifice

会阴深横肌
Deep transverse m.
of perineum

会阴中心腱
Perineal central tendon

肛门外括约肌
Sphicter ani externus

肛提肌
Levator ani

肛尾韧带
Anococcygeal lig.

尾 骨
Coccyx

170. 女会阴肌
Muscles of the female perineum

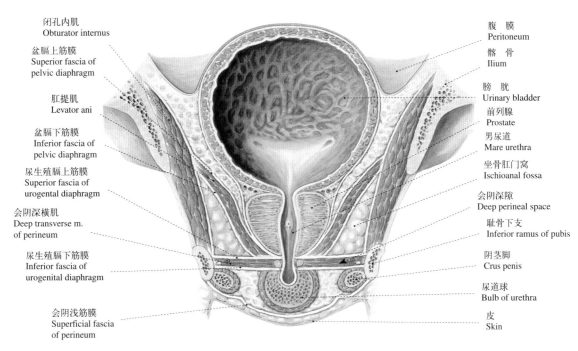

闭孔内肌
Obturator internus

盆膈上筋膜
Superior fascia of
pelvic diaphragm

肛提肌
Levator ani

盆膈下筋膜
Inferior fascia of
pelvic diaphragm

尿生殖膈上筋膜
Superior fascia of
urogential diaphragm

会阴深横肌
Deep transverse m.
of perineum

尿生殖膈下筋膜
Inferior fascia of
urogenital diaphragm

会阴浅筋膜
Superficial fascia
of perineum

腹膜
Peritoneum

髂骨
Ilium

膀胱
Urinary bladder

前列腺
Prostate

男尿道
Mare urethra

坐骨肛门窝
Ischioanal fossa

会阴深隙
Deep perineal space

耻骨下支
Inferior ramus of pubis

阴茎脚
Crus penis

尿道球
Bulb of urethra

皮
Skin

171. 男性骨盆冠状切面（示尿生殖膈及盆膈）
Coronal section of male pelvis
showing urogenital diaphragm and pelvic diaphragm

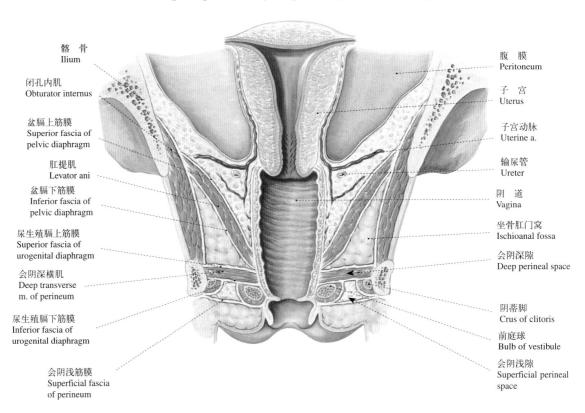

髂骨
Ilium

闭孔内肌
Obturator internus

盆膈上筋膜
Superior fascia of
pelvic diaphragm

肛提肌
Levator ani

盆膈下筋膜
Inferior fascia of
pelvic diaphragm

尿生殖膈上筋膜
Superior fascia of
urogenital diaphragm

会阴深横肌
Deep transverse
m. of perineum

尿生殖膈下筋膜
Inferior fascia of
urogenital diaphragm

会阴浅筋膜
Superficial fascia
of perineum

腹膜
Peritoneum

子宫
Uterus

子宫动脉
Uterine a.

输尿管
Ureter

阴道
Vagina

坐骨肛门窝
Ischioanal fossa

会阴深隙
Deep perineal space

阴蒂脚
Crus of clitoris

前庭球
Bulb of vestibule

会阴浅隙
Superficial perineal
space

172. 女性骨盆冠状切面（示尿生殖膈及盆膈）
Coronal section of female pelvis showing urogenital diaphragm and pelvic diaphragm

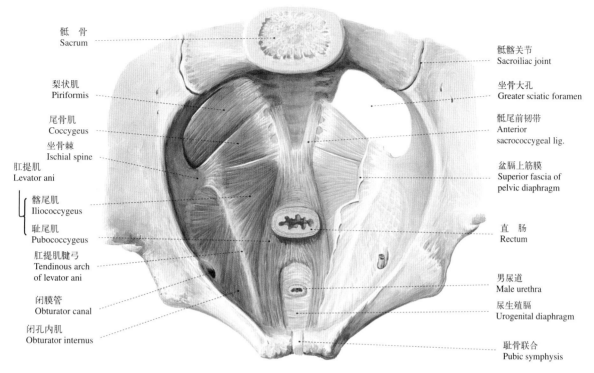

骶骨 Sacrum
梨状肌 Piriformis
尾骨肌 Coccygeus
坐骨棘 Ischial spine
肛提肌 Levator ani
髂尾肌 Iliococcygeus
耻尾肌 Pubococcygeus
肛提肌腱弓 Tendinous arch of levator ani
闭膜管 Obturator canal
闭孔内肌 Obturator internus

骶髂关节 Sacroiliac joint
坐骨大孔 Greater sciatic foramen
骶尾前韧带 Anterior sacrococcygeal lig.
盆膈上筋膜 Superior fascia of pelvic diaphragm
直肠 Rectum
男尿道 Male urethra
尿生殖膈 Urogenital diaphragm
耻骨联合 Pubic symphysis

173. 男性盆膈（上面观）
Male pelvic diaphragm. Superior aspect

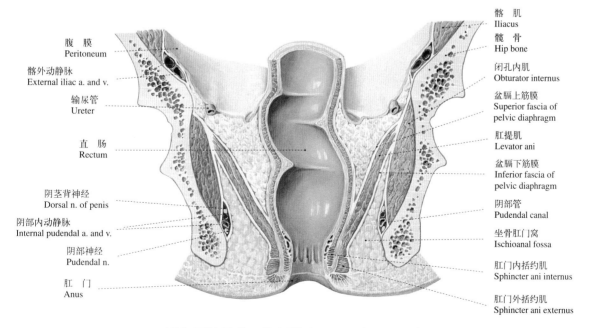

腹膜 Peritoneum
髂外动静脉 External iliac a. and v.
输尿管 Ureter
直肠 Rectum
阴茎背神经 Dorsal n. of penis
阴部内动静脉 Internal pudendal a. and v.
阴部神经 Pudendal n.
肛门 Anus

髂肌 Iliacus
髋骨 Hip bone
闭孔内肌 Obturator internus
盆膈上筋膜 Superior fascia of pelvic diaphragm
肛提肌 Levator ani
盆膈下筋膜 Inferior fascia of pelvic diaphragm
阴部管 Pudendal canal
坐骨肛门窝 Ischioanal fossa
肛门内括约肌 Sphincter ani internus
肛门外括约肌 Sphincter ani externus

174. 男性骨盆冠状断模式图（示坐骨肛门窝）
Diagram of coronal section of male pelvis to show ischioanal fossa

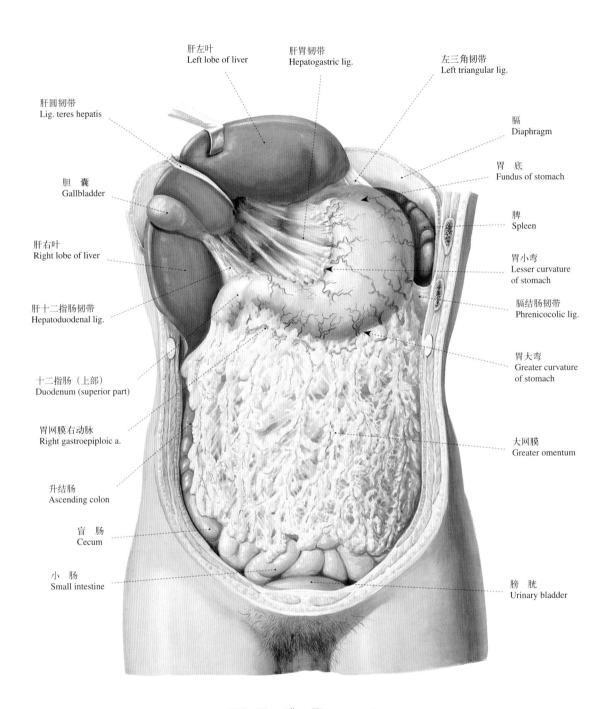

肝左叶
Left lobe of liver

肝胃韧带
Hepatogastric lig.

左三角韧带
Left triangular lig.

肝圆韧带
Lig. teres hepatis

膈
Diaphragm

胃底
Fundus of stomach

胆囊
Gallbladder

脾
Spleen

肝右叶
Right lobe of liver

胃小弯
Lesser curvature
of stomach

肝十二指肠韧带
Hepatoduodenal lig.

膈结肠韧带
Phrenicocolic lig.

胃大弯
Greater curvature
of stomach

十二指肠（上部）
Duodenum (superior part)

胃网膜右动脉
Right gastroepiploic a.

大网膜
Greater omentum

升结肠
Ascending colon

盲肠
Cecum

小肠
Small intestine

膀胱
Urinary bladder

175. 网　膜　The omenta

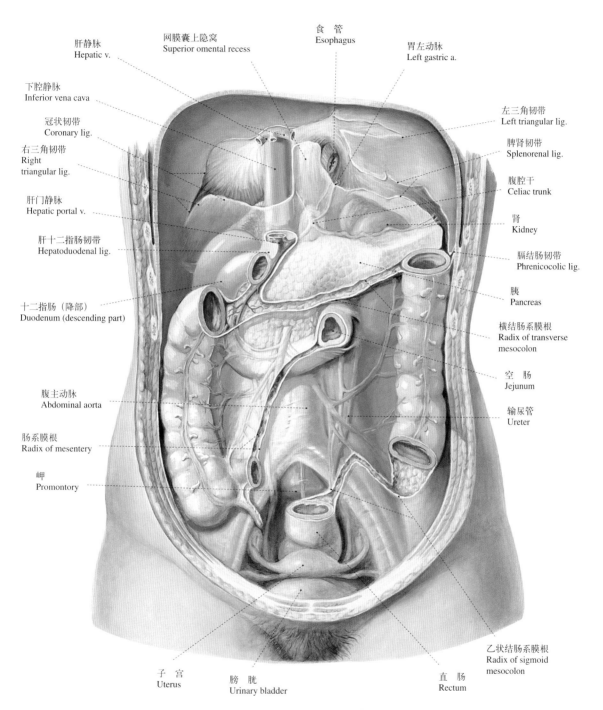

肝静脉
Hepatic v.

网膜囊上隐窝
Superior omental recess

食 管
Esophagus

胃左动脉
Left gastric a.

下腔静脉
Inferior vena cava

冠状韧带
Coronary lig.

右三角韧带
Right
triangular lig.

肝门静脉
Hepatic portal v.

肝十二指肠韧带
Hepatoduodenal lig.

十二指肠（降部）
Duodenum (descending part)

腹主动脉
Abdominal aorta

肠系膜根
Radix of mesentery

岬
Promontory

左三角韧带
Left triangular lig.

脾肾韧带
Splenorenal lig.

腹腔干
Celiac trunk

肾
Kidney

膈结肠韧带
Phrenicocolic lig.

胰
Pancreas

横结肠系膜根
Radix of transverse mesocolon

空 肠
Jejunum

输尿管
Ureter

乙状结肠系膜根
Radix of sigmoid mesocolon

子 宫
Uterus

膀 胱
Urinary bladder

直 肠
Rectum

176. 腹后壁腹膜的配布
Arrangement of the peritoneum on the posterior abdominal wall

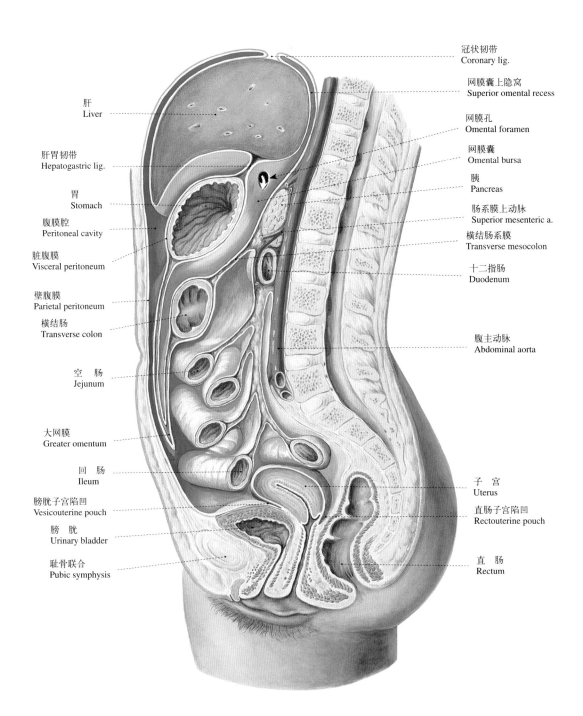

肝
Liver

肝胃韧带
Hepatogastric lig.

胃
Stomach

腹膜腔
Peritoneal cavity

脏腹膜
Visceral peritoneum

壁腹膜
Parietal peritoneum

横结肠
Transverse colon

空 肠
Jejunum

大网膜
Greater omentum

回 肠
Ileum

膀胱子宫陷凹
Vesicouterine pouch

膀 胱
Urinary bladder

耻骨联合
Pubic symphysis

冠状韧带
Coronary lig.

网膜囊上隐窝
Superior omental recess

网膜孔
Omental foramen

网膜囊
Omental bursa

胰
Pancreas

肠系膜上动脉
Superior mesenteric a.

横结肠系膜
Transverse mesocolon

十二指肠
Duodenum

腹主动脉
Abdominal aorta

子 宫
Uterus

直肠子宫陷凹
Rectouterine pouch

直 肠
Rectum

177. 女性腹腔正中矢状断面（示腹膜垂直配布）
Median sagittal section of female abdominal cavity to show vertical
arrangement of peritoneum

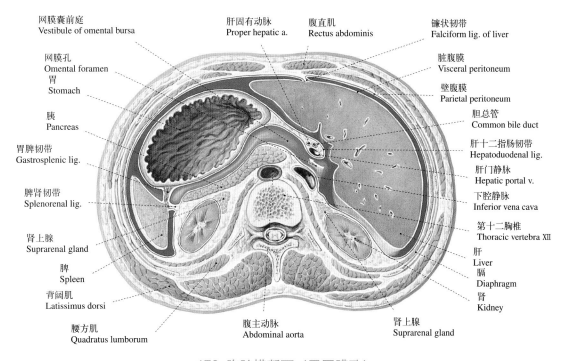

网膜囊前庭
Vestibule of omental bursa

网膜孔
Omental foramen
胃
Stomach

胰
Pancreas

胃脾韧带
Gastrosplenic lig.

脾肾韧带
Splenorenal lig.

肾上腺
Suprarenal gland

脾
Spleen

背阔肌
Latissimus dorsi

腰方肌
Quadratus lumborum

肝固有动脉
Proper hepatic a.

腹直肌
Rectus abdominis

镰状韧带
Falciform lig. of liver

脏腹膜
Visceral peritoneum

壁腹膜
Parietal peritoneum

胆总管
Common bile duct

肝十二指肠韧带
Hepatoduodenal lig.

肝门静脉
Hepatic portal v.

下腔静脉
Inferior vena cava

第十二胸椎
Thoracic vertebra XII

肝
Liver
膈
Diaphragm
肾
Kidney

腹主动脉
Abdominal aorta

肾上腺
Suprarenal gland

178. 腹腔横断面（平网膜孔）
Transverse section of the abdominal cavity at lever of the epiploic foramen

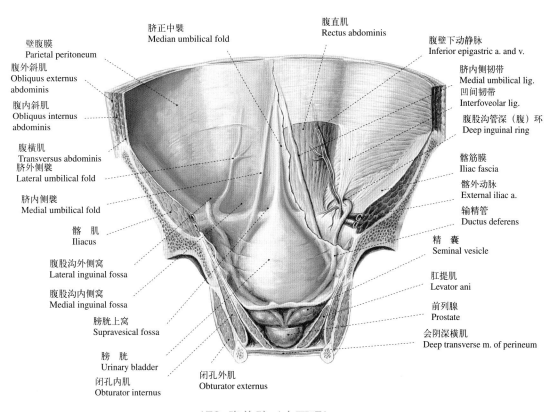

壁腹膜
Parietal peritoneum

腹外斜肌
Obliquus externus
abdominis

腹内斜肌
Obliquus internus
abdominis

腹横肌
Transversus abdominis
脐外侧襞
Lateral umbilical fold

脐内侧襞
Medial umbilical fold

髂 肌
Iliacus

腹股沟外侧窝
Lateral inguinal fossa

腹股沟内侧窝
Medial inguinal fossa

膀胱上窝
Supravesical fossa

膀 胱
Urinary bladder
闭孔内肌
Obturator internus

脐正中襞
Median umbilical fold

腹直肌
Rectus abdominis

腹壁下动静脉
Inferior epigastric a. and v.

脐内侧韧带
Medial umbilical lig.
凹间韧带
Interfoveolar lig.

腹股沟管深（腹）环
Deep inguinal ring

髂筋膜
Iliac fascia

髂外动脉
External iliac a.

输精管
Ductus deferens

精 囊
Seminal vesicle

肛提肌
Levator ani

前列腺
Prostate

会阴深横肌
Deep transverse m. of perineum

闭孔外肌
Obturator externus

179. 腹前壁（内面观）
Interior aspect of the anterior abdominal wall

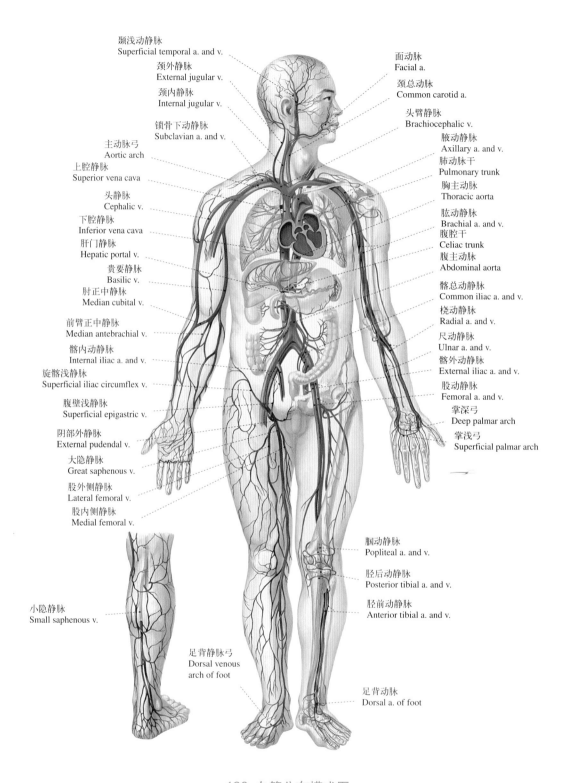

颞浅动静脉
Superficial temporal a. and v.

颈外静脉
External jugular v.

颈内静脉
Internal jugular v.

锁骨下动静脉
Subclavian a. and v.

主动脉弓
Aortic arch

上腔静脉
Superior vena cava

头静脉
Cephalic v.

下腔静脉
Inferior vena cava

肝门静脉
Hepatic portal v.

贵要静脉
Basilic v.

肘正中静脉
Median cubital v.

前臂正中静脉
Median antebrachial v.

髂内动静脉
Internal iliac a. and v.

旋髂浅静脉
Superficial iliac circumflex v.

腹壁浅静脉
Superficial epigastric v.

阴部外静脉
External pudendal v.

大隐静脉
Great saphenous v.

股外侧静脉
Lateral femoral v.

股内侧静脉
Medial femoral v.

小隐静脉
Small saphenous v.

足背静脉弓
Dorsal venous arch of foot

面动脉
Facial a.

颈总动脉
Common carotid a.

头臂静脉
Brachiocephalic v.

腋动静脉
Axillary a. and v.

肺动脉干
Pulmonary trunk

胸主动脉
Thoracic aorta

肱动静脉
Brachial a. and v.

腹腔干
Celiac trunk

腹主动脉
Abdominal aorta

髂总动静脉
Common iliac a. and v.

桡动静脉
Radial a. and v.

尺动静脉
Ulnar a. and v.

髂外动静脉
External iliac a. and v.

股动静脉
Femoral a. and v.

掌深弓
Deep palmar arch

掌浅弓
Superficial palmar arch

腘动静脉
Popliteal a. and v.

胫后动静脉
Posterior tibial a. and v.

胫前动静脉
Anterior tibial a. and v.

足背动脉
Dorsal a. of foot

180. 血管分布模式图
Diagram of the distribution of blood vessels

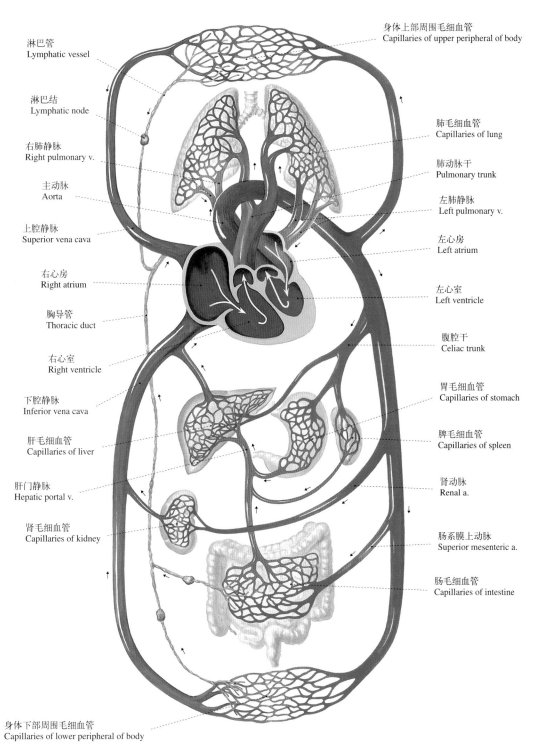

身体上部周围毛细血管
Capillaries of upper peripheral of body

淋巴管
Lymphatic vessel

淋巴结
Lymphatic node

右肺静脉
Right pulmonary v.

主动脉
Aorta

上腔静脉
Superior vena cava

右心房
Right atrium

胸导管
Thoracic duct

右心室
Right ventricle

下腔静脉
Inferior vena cava

肝毛细血管
Capillaries of liver

肝门静脉
Hepatic portal v.

肾毛细血管
Capillaries of kidney

肺毛细血管
Capillaries of lung

肺动脉干
Pulmonary trunk

左肺静脉
Left pulmonary v.

左心房
Left atrium

左心室
Left ventricle

腹腔干
Celiac trunk

胃毛细血管
Capillaries of stomach

脾毛细血管
Capillaries of spleen

肾动脉
Renal a.

肠系膜上动脉
Superior mesenteric a.

肠毛细血管
Capillaries of intestine

身体下部周围毛细血管
Capillaries of lower peripheral of body

181. 大、小循环示意图
Diagram illustrating the greater and the lesser circulation

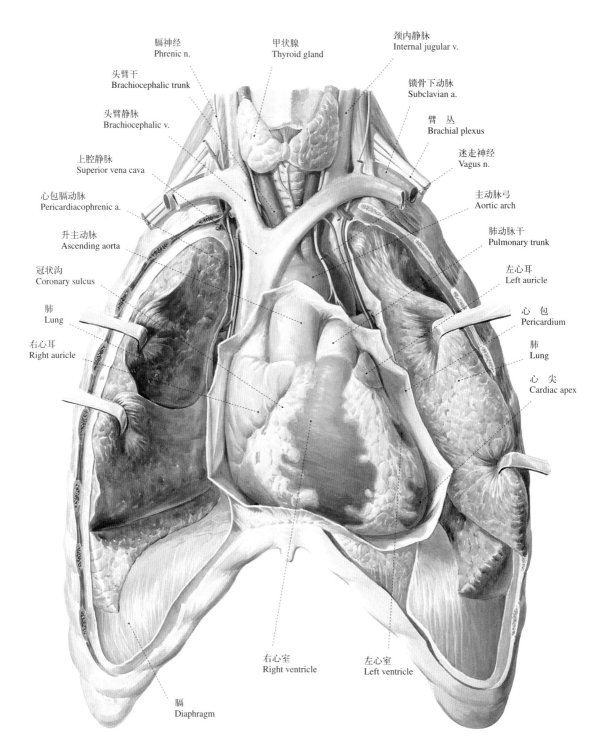

膈神经
Phrenic n.

甲状腺
Thyroid gland

颈内静脉
Internal jugular v.

头臂干
Brachiocephalic trunk

锁骨下动脉
Subclavian a.

头臂静脉
Brachiocephalic v.

臂 丛
Brachial plexus

上腔静脉
Superior vena cava

迷走神经
Vagus n.

心包膈动脉
Pericardiacophrenic a.

主动脉弓
Aortic arch

升主动脉
Ascending aorta

肺动脉干
Pulmonary trunk

冠状沟
Coronary sulcus

左心耳
Left auricle

肺
Lung

心 包
Pericardium

右心耳
Right auricle

肺
Lung

心 尖
Cardiac apex

右心室
Right ventricle

左心室
Left ventricle

膈
Diaphragm

182. 心脏的位置
Position of the heart

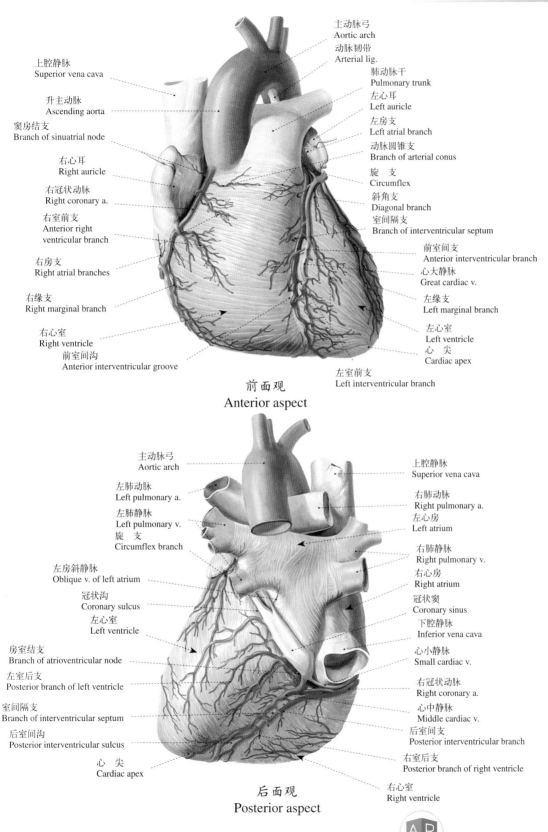

主动脉弓
Aortic arch
动脉韧带
Arterial lig.
肺动脉干
Pulmonary trunk
左心耳
Left auricle
左房支
Left atrial branch
动脉圆锥支
Branch of arterial conus
旋 支
Circumflex
斜角支
Diagonal branch
室间隔支
Branch of interventricular septum
前室间支
Anterior interventricular branch
心大静脉
Great cardiac v.
左缘支
Left marginal branch
左心室
Left ventricle
心 尖
Cardiac apex
左室前支
Left interventricular branch

上腔静脉
Superior vena cava
升主动脉
Ascending aorta
窦房结支
Branch of sinuatrial node
右心耳
Right auricle
右冠状动脉
Right coronary a.
右室前支
Anterior right ventricular branch
右房支
Right atrial branches
右缘支
Right marginal branch
右心室
Right ventricle
前室间沟
Anterior interventricular groove

前 面 观
Anterior aspect

主动脉弓
Aortic arch
左肺动脉
Left pulmonary a.
左肺静脉
Left pulmonary v.
旋 支
Circumflex branch
左房斜静脉
Oblique v. of left atrium
冠状沟
Coronary sulcus
左心室
Left ventricle
房室结支
Branch of atrioventricular node
左室后支
Posterior branch of left ventricle
室间隔支
Branch of interventricular septum
后室间沟
Posterior interventricular sulcus
心 尖
Cardiac apex

上腔静脉
Superior vena cava
右肺动脉
Right pulmonary a.
左心房
Left atrium
右肺静脉
Right pulmonary v.
右心房
Right atrium
冠状窦
Coronary sinus
下腔静脉
Inferior vena cava
心小静脉
Small cardiac v.
右冠状动脉
Right coronary a.
心中静脉
Middle cardiac v.
后室间支
Posterior interventricular branch
右室后支
Posterior branch of right ventricle
右心室
Right ventricle

后 面 观
Posterior aspect

183. 心脏的外形和血管
External features and blood vessels of the heart

扫描图片
体验 AR

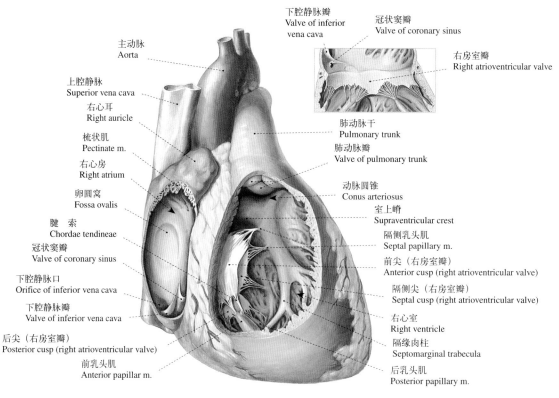

主动脉
Aorta

上腔静脉
Superior vena cava

右心耳
Right auricle

梳状肌
Pectinate m.

右心房
Right atrium

卵圆窝
Fossa ovalis

腱索
Chordae tendineae

冠状窦瓣
Valve of coronary sinus

下腔静脉口
Orifice of inferior vena cava

下腔静脉瓣
Valve of inferior vena cava

后尖（右房室瓣）
Posterior cusp (right atrioventricular valve)

前乳头肌
Anterior papillar m.

下腔静脉瓣
Valve of inferior vena cava

冠状窦瓣
Valve of coronary sinus

右房室瓣
Right atrioventricular valve

肺动脉干
Pulmonary trunk

肺动脉瓣
Valve of pulmonary trunk

动脉圆锥
Conus arteriosus

室上嵴
Supraventricular crest

隔侧乳头肌
Septal papillary m.

前尖（右房室瓣）
Anterior cusp (right atrioventricular valve)

隔侧尖（右房室瓣）
Septal cusp (right atrioventricular valve)

右心室
Right ventricle

隔缘肉柱
Septomarginal trabecula

后乳头肌
Posterior papillary m.

184. 右心房和右心室内腔
Interior of the right atrium and ventricle

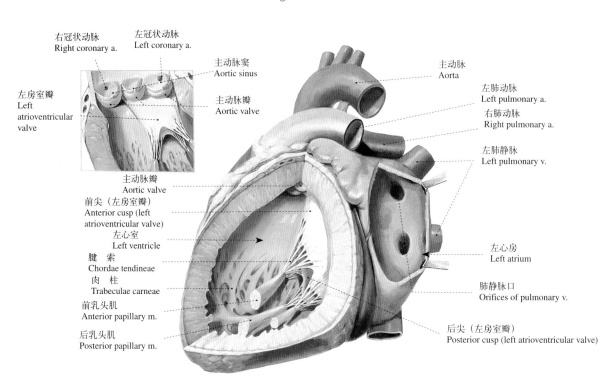

右冠状动脉
Right coronary a.

左冠状动脉
Left coronary a.

主动脉窦
Aortic sinus

主动脉瓣
Aortic valve

左房室瓣
Left atrioventricular valve

主动脉瓣
Aortic valve

前尖（左房室瓣）
Anterior cusp (left atrioventricular valve)

左心室
Left ventricle

腱索
Chordae tendineae

肉柱
Trabeculae carneae

前乳头肌
Anterior papillary m.

后乳头肌
Posterior papillary m.

主动脉
Aorta

左肺动脉
Left pulmonary a.

右肺动脉
Right pulmonary a.

左肺静脉
Left pulmonary v.

左心房
Left atrium

肺静脉口
Orifices of pulmonary v.

后尖（左房室瓣）
Posterior cusp (left atrioventricular valve)

185. 左心房和左心室内腔
Interior of the left atrium and ventricle

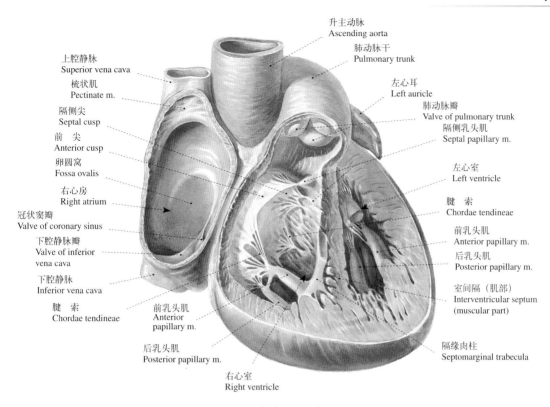

升主动脉
Ascending aorta

肺动脉干
Pulmonary trunk

上腔静脉
Superior vena cava

梳状肌
Pectinate m.

隔侧尖
Septal cusp

前 尖
Anterior cusp

卵圆窝
Fossa ovalis

右心房
Right atrium

冠状窦瓣
Valve of coronary sinus

下腔静脉瓣
Valve of inferior vena cava

下腔静脉
Inferior vena cava

腱 索
Chordae tendineae

前乳头肌
Anterior papillary m.

后乳头肌
Posterior papillary m.

右心室
Right ventricle

左心耳
Left auricle

肺动脉瓣
Valve of pulmonary trunk

隔侧乳头肌
Septal papillary m.

左心室
Left ventricle

腱 索
Chordae tendineae

前乳头肌
Anterior papillary m.

后乳头肌
Posterior papillary m.

室间隔（肌部）
Interventricular septum (muscular part)

隔缘肉柱
Septomarginal trabecula

186. 心室内腔及室间隔
Interior of the ventricle and the interventricular septum

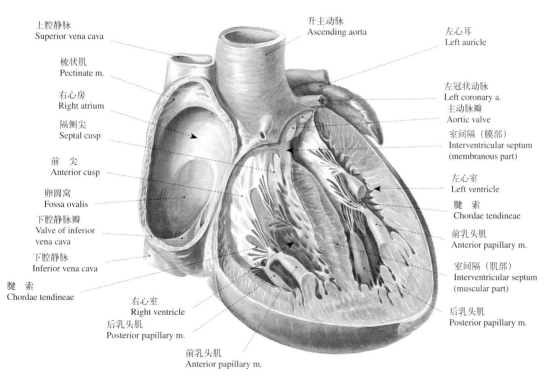

升主动脉
Ascending aorta

上腔静脉
Superior vena cava

梳状肌
Pectinate m.

右心房
Right atrium

隔侧尖
Septal cusp

前 尖
Anterior cusp

卵圆窝
Fossa ovalis

下腔静脉瓣
Valve of inferior vena cava

下腔静脉
Inferior vena cava

腱 索
Chordae tendineae

右心室
Right ventricle

后乳头肌
Posterior papillary m.

前乳头肌
Anterior papillary m.

左心耳
Left auricle

左冠状动脉
Left coronary a.

主动脉瓣
Aortic valve

室间隔（膜部）
Interventricular septum (membranous part)

左心室
Left ventricle

腱 索
Chordae tendineae

前乳头肌
Anterior papillary m.

室间隔（肌部）
Interventricular septum (muscular part)

后乳头肌
Posterior papillary m.

187. 心室内腔及室间隔（肺动脉干已切除）
Interior of the ventricle and the interventricular septum.Pulmonary trunk have been removed

主动脉
Aorta

上腔静脉
Superior vena cava

右心耳
Right auricle

左心房
Left atrium

肺动脉干
Pulmonary trunk

左肺静脉
Left pulmonary v.

右心房
Right atrium

左心耳
Left auricle

左心室
Left ventricle

右心室
Right ventricle

浅　层
Superficial layer

中　层
Middle layer

中　层
Middle layer

浅　层
Superficial layer

深　层
Deep layer

心　涡
Vortex of heart

188. 心肌的走行
Course of the cardiac muscles

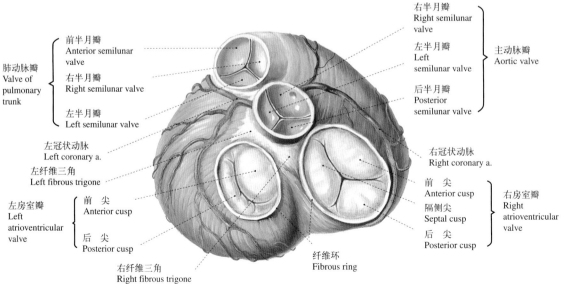

右半月瓣
Right semilunar valve

前半月瓣
Anterior semilunar valve

左半月瓣
Left semilunar valve

肺动脉瓣
Valve of pulmonary trunk

右半月瓣
Right semilunar valve

后半月瓣
Posterior semilunar valve

主动脉瓣
Aortic valve

左半月瓣
Left semilunar valve

左冠状动脉
Left coronary a.

右冠状动脉
Right coronary a.

左纤维三角
Left fibrous trigone

前尖
Anterior cusp

左房室瓣
Left atrioventricular valve

前尖
Anterior cusp

隔侧尖
Septal cusp

右房室瓣
Right atrioventricular valve

后尖
Posterior cusp

后尖
Posterior cusp

右纤维三角
Right fibrous trigone

纤维环
Fibrous ring

189. 心　底
The cardiac base

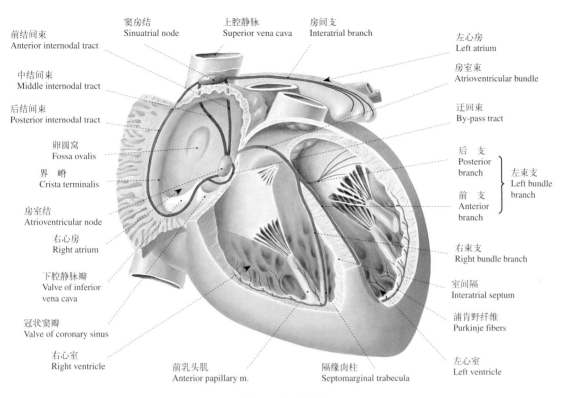

前结间束
Anterior internodal tract

中结间束
Middle internodal tract

后结间束
Posterior internodal tract

卵圆窝
Fossa ovalis

界嵴
Crista terminalis

房室结
Atrioventricular node

右心房
Right atrium

下腔静脉瓣
Valve of inferior vena cava

冠状窦瓣
Valve of coronary sinus

右心室
Right ventricle

窦房结
Sinuatrial node

上腔静脉
Superior vena cava

房间支
Interatrial branch

左心房
Left atrium

房室束
Atrioventricular bundle

迂回束
By-pass tract

后 支
Posterior branch

前 支
Anterior branch

左束支
Left bundle branch

右束支
Right bundle branch

室间隔
Interatrial septum

浦肯野纤维
Purkinje fibers

左心室
Left ventricle

前乳头肌
Anterior papillary m.

隔缘肉柱
Septomarginal trabecula

190. 心传导系统
The conduction system of heart

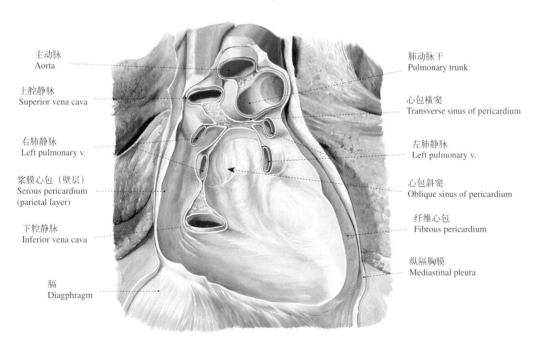

主动脉
Aorta

上腔静脉
Superior vena cava

右肺静脉
Left pulmonary v.

浆膜心包（壁层）
Serous pericardium (parietal layer)

下腔静脉
Inferior vena cava

膈
Diagphragm

肺动脉干
Pulmonary trunk

心包横窦
Transverse sinus of pericardium

左肺静脉
Left pulmonary v.

心包斜窦
Oblique sinus of pericardium

纤维心包
Fibrous pericardium

纵隔胸膜
Mediastinal pleura

心包后壁（心已摘除）
Posterior wall of the pericardium after removal of heart

191. 心 包
The pericardium

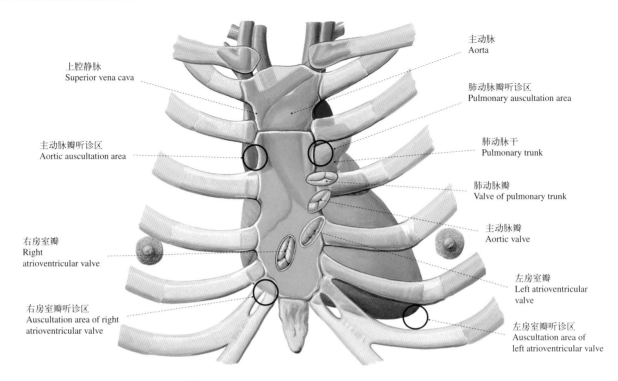

上腔静脉
Superior vena cava

主动脉
Aorta

肺动脉瓣听诊区
Pulmonary auscultation area

主动脉瓣听诊区
Aortic auscultation area

肺动脉干
Pulmonary trunk

肺动脉瓣
Valve of pulmonary trunk

右房室瓣
Right atrioventricular valve

主动脉瓣
Aortic valve

左房室瓣
Left atrioventricular valve

右房室瓣听诊区
Auscultation area of right atrioventricular valve

左房室瓣听诊区
Auscultation area of left atrioventricular valve

192. 心瓣膜的体表投影
Surface projetion of valves of heart

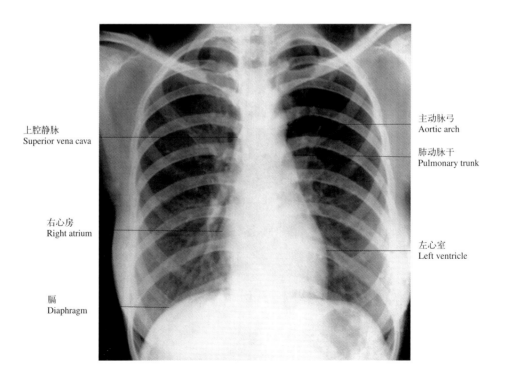

上腔静脉
Superior vena cava

主动脉弓
Aortic arch

肺动脉干
Pulmonary trunk

右心房
Right atrium

左心室
Left ventricle

膈
Diaphragm

193. 心的 X 线像（后前位）
Radiograph of the heart. Postero-anterior exposure

各部动脉见下述图号

Arteries of different regions see the following figures

动脉名称 Arteries		图号 Figure
主动脉弓	Arch of aorta	366
颈总动脉	Common carotid artery	352, 366
颈外动脉及其分支	External carotid artery and its branches	351, 352
颈内动脉	Internal carotid artery	352, 353
锁骨下动脉及其分支	Subclavian artery and its branches	352, 353, 365, 388
腋动脉及其分支	Axillary artery and its branches	386, 393
肱动脉及其分支	Brachial artery and its branches	392, 393
桡动脉及其分支	Radial artery and its branches	394, 395, 398, 399, 400
尺动脉及其分支	Ulnar artery and its branches	394, 395, 396
胸主动脉及其分支	Thoracic aorta and its branches	366, 367, 369
腹主动脉及其分支	Abdominal aorta and its branches	377, 378, 379, 380
髂内动脉及其分支	Internal iliac artery and its branches	381, 382, 383, 384, 408
髂外动脉及其分支	External iliac artery and its branches	381, 382
股动脉及其分支	Femoral artery and its branches	404, 405, 406
腘动脉及其分支	Popliteal artery and its branches	408, 413, 414
胫后动脉及其分支	Posterior tibial artery and its branches	414, 415, 416, 417
胫前动脉及其分支	Anterior tibial artery and its branches	411, 412
足背动脉及其分支	Dorsal artery of foot and its branches	411, 412

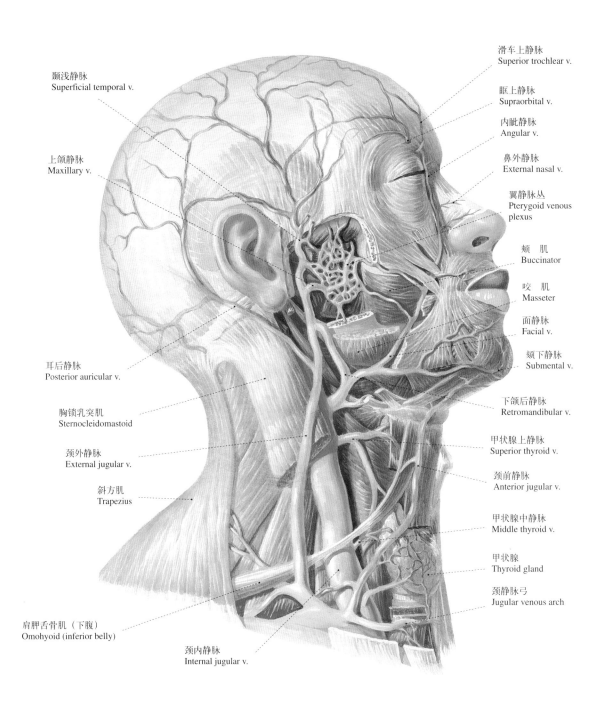

颞浅静脉
Superficial temporal v.

上颌静脉
Maxillary v.

耳后静脉
Posterior auricular v.

胸锁乳突肌
Sternocleidomastoid

颈外静脉
External jugular v.

斜方肌
Trapezius

肩胛舌骨肌（下腹）
Omohyoid (inferior belly)

颈内静脉
Internal jugular v.

滑车上静脉
Superior trochlear v.

眶上静脉
Supraorbital v.

内眦静脉
Angular v.

鼻外静脉
External nasal v.

翼静脉丛
Pterygoid venous plexus

颊肌
Buccinator

咬肌
Masseter

面静脉
Facial v.

颏下静脉
Submental v.

下颌后静脉
Retromandibular v.

甲状腺上静脉
Superior thyroid v.

颈前静脉
Anterior jugular v.

甲状腺中静脉
Middle thyroid v.

甲状腺
Thyroid gland

颈静脉弓
Jugular venous arch

194. 头颈部的静脉
Veins of the head and neck

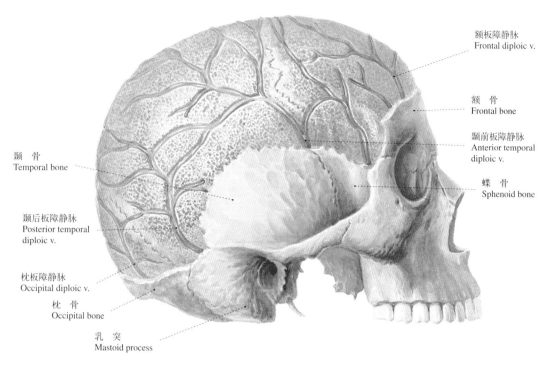

额板障静脉
Frontal diploic v.

额 骨
Frontal bone

颞前板障静脉
Anterior temporal
diploic v.

蝶 骨
Sphenoid bone

颞 骨
Temporal bone

颞后板障静脉
Posterior temporal
diploic v.

枕板障静脉
Occipital diploic v.

枕 骨
Occipital bone

乳 突
Mastoid process

195. 板障静脉
The diploic veins

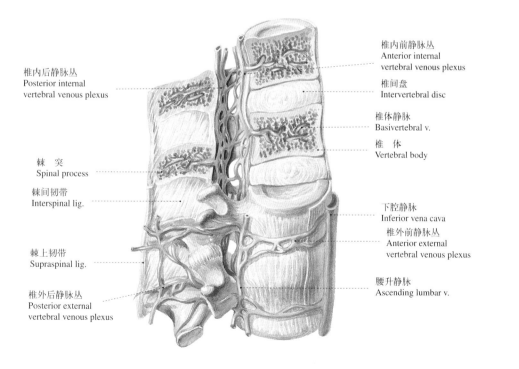

椎内后静脉丛
Posterior internal
vertebral venous plexus

椎内前静脉丛
Anterior internal
vertebral venous plexus

椎间盘
Intervertebral disc

椎体静脉
Basivertebral v.

椎 体
Vertebral body

棘 突
Spinal process

棘间韧带
Interspinal lig.

下腔静脉
Inferior vena cava

椎外前静脉丛
Anterior external
vertebral venous plexus

棘上韧带
Supraspinal lig.

腰升静脉
Ascending lumbar v.

椎外后静脉丛
Posterior external
vertebral venous plexus

196. 椎静脉丛
The vertebral venous plexuses

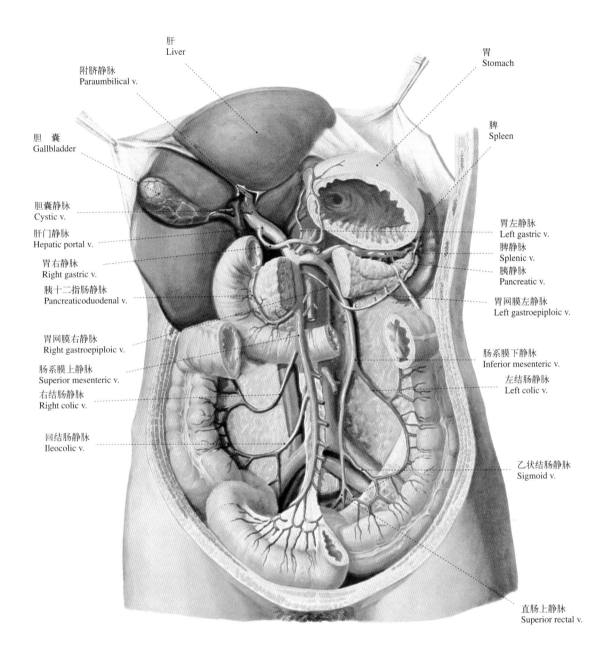

附脐静脉
Paraumbilical v.

肝
Liver

胃
Stomach

胆囊
Gallbladder

脾
Spleen

胆囊静脉
Cystic v.

肝门静脉
Hepatic portal v.

胃右静脉
Right gastric v.

胰十二指肠静脉
Pancreaticoduodenal v.

胃网膜右静脉
Right gastroepiploic v.

肠系膜上静脉
Superior mesenteric v.

右结肠静脉
Right colic v.

回结肠静脉
Ileocolic v.

胃左静脉
Left gastric v.

脾静脉
Splenic v.

胰静脉
Pancreatic v.

胃网膜左静脉
Left gastroepiploic v.

肠系膜下静脉
Inferior mesenteric v.

左结肠静脉
Left colic v.

乙状结肠静脉
Sigmoid v.

直肠上静脉
Superior rectal v.

197. 肝门静脉及其属支
The hepatic portal vein and its tributaries

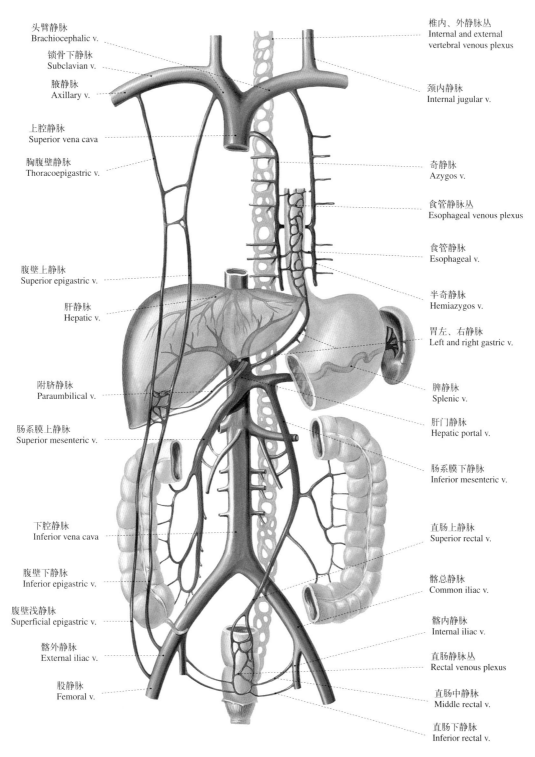

头臂静脉
Brachiocephalic v.

锁骨下静脉
Subclavian v.

腋静脉
Axillary v.

上腔静脉
Superior vena cava

胸腹壁静脉
Thoracoepigastric v.

腹壁上静脉
Superior epigastric v.

肝静脉
Hepatic v.

附脐静脉
Paraumbilical v.

肠系膜上静脉
Superior mesenteric v.

下腔静脉
Inferior vena cava

腹壁下静脉
Inferior epigastric v.

腹壁浅静脉
Superficial epigastric v.

髂外静脉
External iliac v.

股静脉
Femoral v.

椎内、外静脉丛
Internal and external
vertebral venous plexus

颈内静脉
Internal jugular v.

奇静脉
Azygos v.

食管静脉丛
Esophageal venous plexus

食管静脉
Esophageal v.

半奇静脉
Hemiazygos v.

胃左、右静脉
Left and right gastric v.

脾静脉
Splenic v.

肝门静脉
Hepatic portal v.

肠系膜下静脉
Inferior mesenteric v.

直肠上静脉
Superior rectal v.

髂总静脉
Common iliac v.

髂内静脉
Internal iliac v.

直肠静脉丛
Rectal venous plexus

直肠中静脉
Middle rectal v.

直肠下静脉
Inferior rectal v.

198. 门静脉系吻合模式图
Diagram of the portal-systemic venous communications

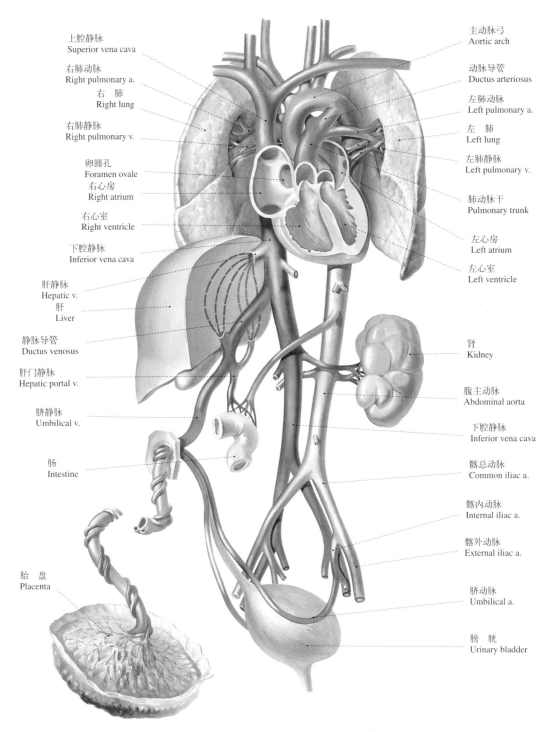

上腔静脉
Superior vena cava

右肺动脉
Right pulmonary a.

右 肺
Right lung

右肺静脉
Right pulmonary v.

卵圆孔
Foramen ovale

右心房
Right atrium

右心室
Right ventricle

下腔静脉
Inferior vena cava

肝静脉
Hepatic v.

肝
Liver

静脉导管
Ductus venosus

肝门静脉
Hepatic portal v.

脐静脉
Umbilical v.

肠
Intestine

胎 盘
Placenta

主动脉弓
Aortic arch

动脉导管
Ductus arteriosus

左肺动脉
Left pulmonary a.

左 肺
Left lung

左肺静脉
Left pulmonary v.

肺动脉干
Pulmonary trunk

左心房
Left atrium

左心室
Left ventricle

肾
Kidney

腹主动脉
Abdominal aorta

下腔静脉
Inferior vena cava

髂总动脉
Common iliac a.

髂内动脉
Internal iliac a.

髂外动脉
External iliac a.

脐动脉
Umbilical a.

膀 胱
Urinary bladder

199. 胎儿血液循环模式图
Diagram of the fetal circulation

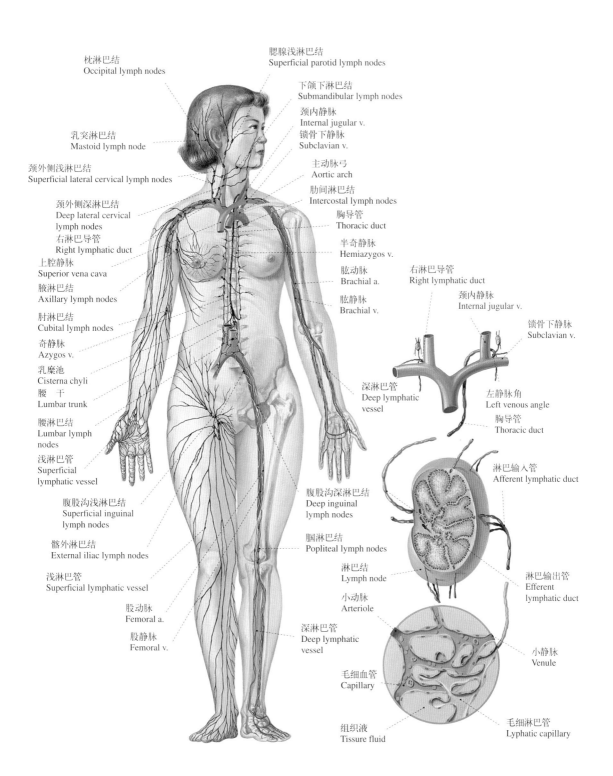

枕淋巴结
Occipital lymph nodes

腮腺浅淋巴结
Superficial parotid lymph nodes

下颌下淋巴结
Submandibular lymph nodes

颈内静脉
Internal jugular v.

锁骨下静脉
Subclavian v.

主动脉弓
Aortic arch

肋间淋巴结
Intercostal lymph nodes

胸导管
Thoracic duct

半奇静脉
Hemiazygos v.

肱动脉
Brachial a.

肱静脉
Brachial v.

乳突淋巴结
Mastoid lymph node

颈外侧浅淋巴结
Superficial lateral cervical lymph nodes

颈外侧深淋巴结
Deep lateral cervical
lymph nodes

右淋巴导管
Right lymphatic duct

上腔静脉
Superior vena cava

腋淋巴结
Axillary lymph nodes

肘淋巴结
Cubital lymph nodes

奇静脉
Azygos v.

乳糜池
Cisterna chyli

腰 干
Lumbar trunk

腰淋巴结
Lumbar lymph
nodes

浅淋巴管
Superficial
lymphatic vessel

腹股沟浅淋巴结
Superficial inguinal
lymph nodes

髂外淋巴结
External iliac lymph nodes

浅淋巴管
Superficial lymphatic vessel

股动脉
Femoral a.

股静脉
Femoral v.

深淋巴管
Deep lymphatic
vessel

右淋巴导管
Right lymphatic duct

颈内静脉
Internal jugular v.

锁骨下静脉
Subclavian v.

左静脉角
Left venous angle

胸导管
Thoracic duct

淋巴输入管
Afferent lymphatic duct

淋巴结
Lymph node

淋巴输出管
Efferent
lymphatic duct

腹股沟深淋巴结
Deep inguinal
lymph nodes

腘淋巴结
Popliteal lymph nodes

小动脉
Arteriole

深淋巴管
Deep lymphatic
vessel

小静脉
Venule

毛细血管
Capillary

组织液
Tissure fluid

毛细淋巴管
Lyphatic capillary

200. 淋巴系模式图
Diagram of the lymphatic system

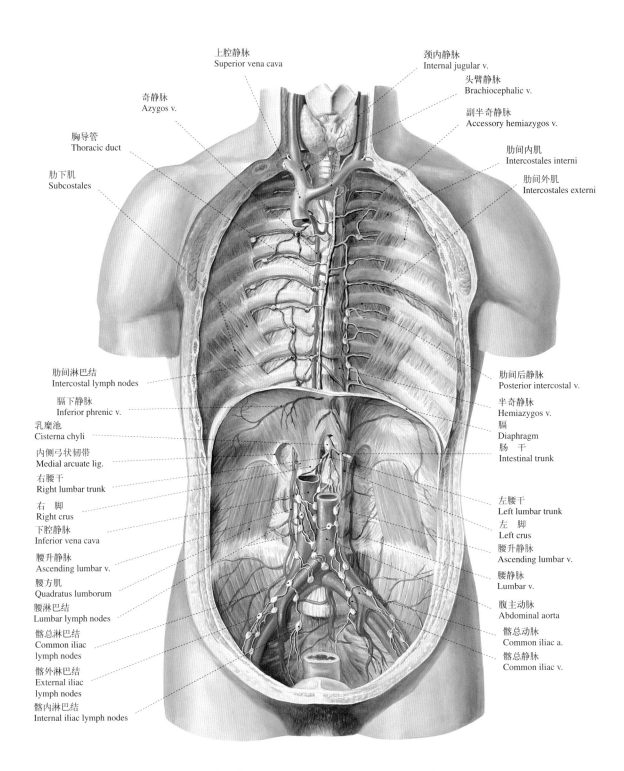

上腔静脉
Superior vena cava

颈内静脉
Internal jugular v.

头臂静脉
Brachiocephalic v.

奇静脉
Azygos v.

副半奇静脉
Accessory hemiazygos v.

胸导管
Thoracic duct

肋间内肌
Intercostales interni

肋下肌
Subcostales

肋间外肌
Intercostales externi

肋间淋巴结
Intercostal lymph nodes

肋间后静脉
Posterior intercostal v.

膈下静脉
Inferior phrenic v.

半奇静脉
Hemiazygos v.

乳糜池
Cisterna chyli

膈
Diaphragm

内侧弓状韧带
Medial arcuate lig.

肠 干
Intestinal trunk

右腰干
Right lumbar trunk

左腰干
Left lumbar trunk

右 脚
Right crus

左 脚
Left crus

下腔静脉
Inferior vena cava

腰升静脉
Ascending lumbar v.

腰升静脉
Ascending lumbar v.

腰方肌
Quadratus lumborum

腰静脉
Lumbar v.

腰淋巴结
Lumbar lymph nodes

腹主动脉
Abdominal aorta

髂总淋巴结
Common iliac
lymph nodes

髂总动脉
Common iliac a.

髂外淋巴结
External iliac
lymph nodes

髂总静脉
Common iliac v.

髂内淋巴结
Internal iliac lymph nodes

201. 体腔后壁的静脉、淋巴管和淋巴结
Veins, lymphatic vessels and lymph nodes
on the internal aspect of the dorsal body wall

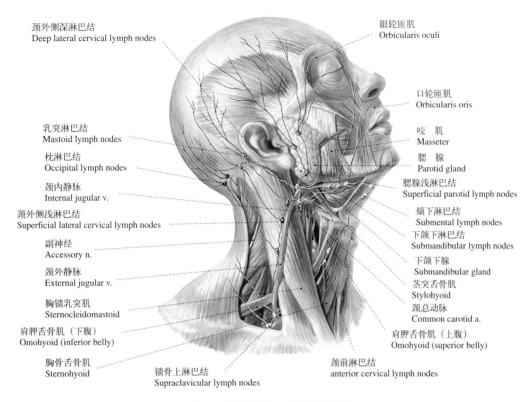

颈外侧深淋巴结
Deep lateral cervical lymph nodes

眼轮匝肌
Orbicularis oculi

口轮匝肌
Orbicularis oris

乳突淋巴结
Mastoid lymph nodes

咬 肌
Masseter

枕淋巴结
Occipital lymph nodes

腮 腺
Parotid gland

颈内静脉
Internal jugular v.

腮腺浅淋巴结
Superficial parotid lymph nodes

颈外侧浅淋巴结
Superficial lateral cervical lymph nodes

颏下淋巴结
Submental lymph nodes

副神经
Accessory n.

下颌下淋巴结
Submandibular lymph nodes

颈外静脉
External jugular v.

下颌下腺
Submandibular gland

茎突舌骨肌
Stylohyoid

胸锁乳突肌
Sternocleidomastoid

颈总动脉
Common carotid a.

肩胛舌骨肌（下腹）
Omohyoid (inferior belly)

肩胛舌骨肌（上腹）
Omohyoid (superior belly)

胸骨舌骨肌
Sternohyoid

锁骨上淋巴结
Supraclavicular lymph nodes

颈前淋巴结
anterior cervical lymph nodes

202. 头颈的淋巴管和淋巴结
Lymphatic vessels and lymph nodes of the head and neck

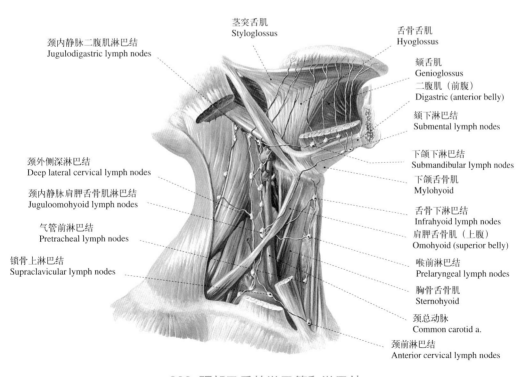

茎突舌肌
Styloglossus

舌骨舌肌
Hyoglossus

颈内静脉二腹肌淋巴结
Jugulodigastric lymph nodes

颏舌肌
Genioglossus

二腹肌（前腹）
Digastric (anterior belly)

颏下淋巴结
Submental lymph nodes

颈外侧深淋巴结
Deep lateral cervical lymph nodes

下颌下淋巴结
Submandibular lymph nodes

颈内静脉肩胛舌骨肌淋巴结
Juguloomohyoid lymph nodes

下颌舌骨肌
Mylohyoid

气管前淋巴结
Pretracheal lymph nodes

舌骨下淋巴结
Infrahyoid lymph nodes

肩胛舌骨肌（上腹）
Omohyoid (superior belly)

锁骨上淋巴结
Supraclavicular lymph nodes

喉前淋巴结
Prelaryngeal lymph nodes

胸骨舌骨肌
Sternohyoid

颈总动脉
Common carotid a.

颈前淋巴结
Anterior cervical lymph nodes

203. 颈部及舌的淋巴管和淋巴结
Lymphatic vessels and lymph nodes of the neck and tongue

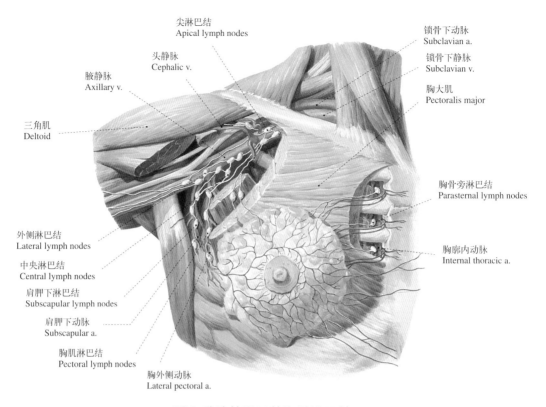

尖淋巴结
Apical lymph nodes

头静脉
Cephalic v.

腋静脉
Axillary v.

三角肌
Deltoid

锁骨下动脉
Subclavian a.

锁骨下静脉
Subclavian v.

胸大肌
Pectoralis major

胸骨旁淋巴结
Parasternal lymph nodes

胸廓内动脉
Internal thoracic a.

外侧淋巴结
Lateral lymph nodes

中央淋巴结
Central lymph nodes

肩胛下淋巴结
Subscapular lymph nodes

肩胛下动脉
Subscapular a.

胸肌淋巴结
Pectoral lymph nodes

胸外侧动脉
Lateral pectoral a.

204. 乳腺的淋巴管和腋淋巴结
Lymphatic vessels of the mammary gland and the axillary lymph nodes

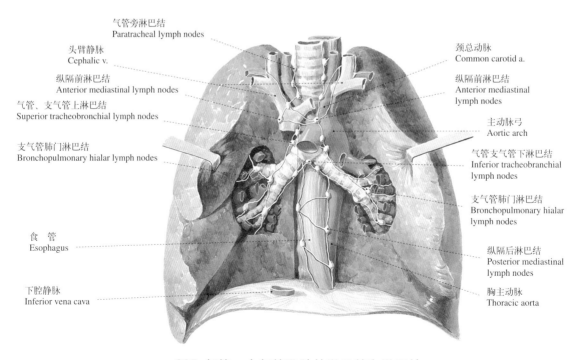

气管旁淋巴结
Paratracheal lymph nodes

头臂静脉
Cephalic v.

纵隔前淋巴结
Anterior mediastinal lymph nodes

气管、支气管上淋巴结
Superior tracheobronchial lymph nodes

支气管肺门淋巴结
Bronchopulmonary hialar lymph nodes

颈总动脉
Common carotid a.

纵隔前淋巴结
Anterior mediastinal
lymph nodes

主动脉弓
Aortic arch

气管支气管下淋巴结
Inferior tracheobranchial
lymph nodes

支气管肺门淋巴结
Bronchopulmonary hialar
lymph nodes

食管
Esophagus

纵隔后淋巴结
Posterior mediastinal
lymph nodes

下腔静脉
Inferior vena cava

胸主动脉
Thoracic aorta

205. 气管、支气管及肺的淋巴管和淋巴结
Lymphatic vessels and lymph nodes of the trachea, bronchi and lungs

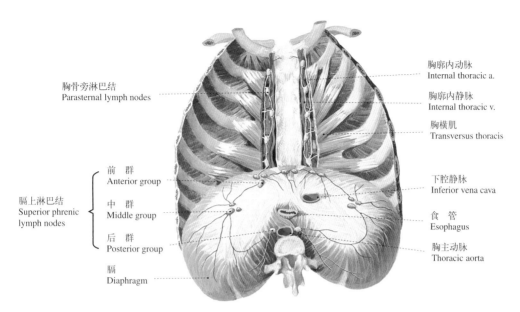

胸骨旁淋巴结
Parasternal lymph nodes

胸廓内动脉
Internal thoracic a.

胸廓内静脉
Internal thoracic v.

胸横肌
Transversus thoracis

前 群
Anterior group

中 群
Middle group

后 群
Posterior group

膈上淋巴结
Superior phrenic
lymph nodes

下腔静脉
Inferior vena cava

食 管
Esophagus

胸主动脉
Thoracic aorta

膈
Diaphragm

206. 胸前壁及膈的淋巴管和淋巴结
Lymphatic vessels and lymph nodes of the anterior thoracic wall and diaphragm

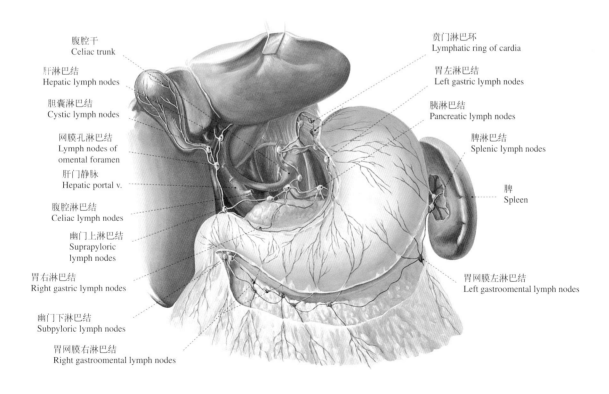

腹腔干
Celiac trunk

肝淋巴结
Hepatic lymph nodes

胆囊淋巴结
Cystic lymph nodes

网膜孔淋巴结
Lymph nodes of
omental foramen

肝门静脉
Hepatic portal v.

腹腔淋巴结
Celiac lymph nodes

幽门上淋巴结
Suprapyloric
lymph nodes

胃右淋巴结
Right gastric lymph nodes

幽门下淋巴结
Subpyloric lymph nodes

胃网膜右淋巴结
Right gastroomental lymph nodes

贲门淋巴环
Lymphatic ring of cardia

胃左淋巴结
Left gastric lymph nodes

胰淋巴结
Pancreatic lymph nodes

脾淋巴结
Splenic lymph nodes

脾
Spleen

胃网膜左淋巴结
Left gastroomental lymph nodes

207. 胃的淋巴管和淋巴结
Lymphatic vessels and lymph nodes of the stomach

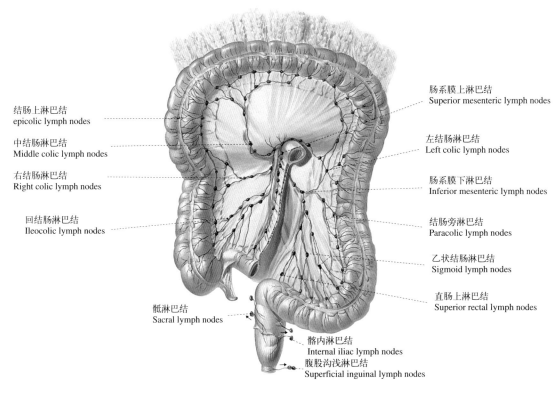

结肠上淋巴结
epicolic lymph nodes

中结肠淋巴结
Middle colic lymph nodes

右结肠淋巴结
Right colic lymph nodes

回结肠淋巴结
Ileocolic lymph nodes

肠系膜上淋巴结
Superior mesenteric lymph nodes

左结肠淋巴结
Left colic lymph nodes

肠系膜下淋巴结
Inferior mesenteric lymph nodes

结肠旁淋巴结
Paracolic lymph nodes

乙状结肠淋巴结
Sigmoid lymph nodes

直肠上淋巴结
Superior rectal lymph nodes

骶淋巴结
Sacral lymph nodes

髂内淋巴结
Internal iliac lymph nodes

腹股沟浅淋巴结
Superficial inguinal lymph nodes

208. 大肠的淋巴管和淋巴结
Lymphatic vessels and lymph nodes of the large intestine

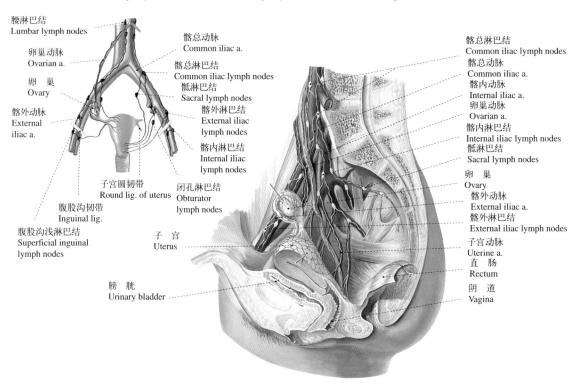

腰淋巴结
Lumbar lymph nodes

卵巢动脉
Ovarian a.

卵 巢
Ovary

髂外动脉
External iliac a.

子宫圆韧带
Round lig. of uterus

腹股沟韧带
Inguinal lig.

腹股沟浅淋巴结
Superficial inguinal lymph nodes

髂总动脉
Common iliac a.

髂总淋巴结
Common iliac lymph nodes

骶淋巴结
Sacral lymph nodes

髂外淋巴结
External iliac lymph nodes

髂内淋巴结
Internal iliac lymph nodes

闭孔淋巴结
Obturator lymph nodes

子 宫
Uterus

膀 胱
Urinary bladder

髂总淋巴结
Common iliac lymph nodes

髂总动脉
Common iliac a.

髂内动脉
Internal iliac a.

卵巢动脉
Ovarian a.

髂内淋巴结
Internal iliac lymph nodes

骶淋巴结
Sacral lymph nodes

卵 巢
Ovary

髂外动脉
External iliac a.

髂外淋巴结
External iliac lymph nodes

子宫动脉
Uterine a.

直 肠
Rectum

阴 道
Vagina

209. 女性生殖器的淋巴管和淋巴结
Lymphatic vessels and lymph nodes of the female reproductive organs

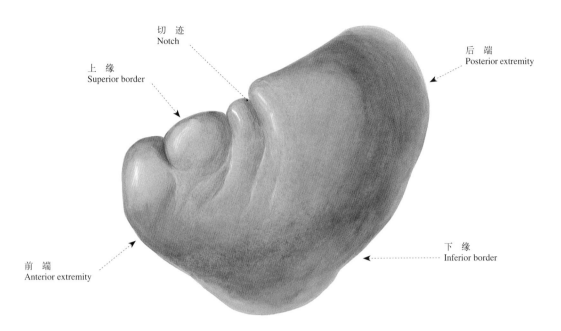

切 迹
Notch

上 缘
Superior border

后 端
Posterior extremity

前 端
Anterior extremity

下 缘
Inferior border

膈 面
Diaphragmatic surface

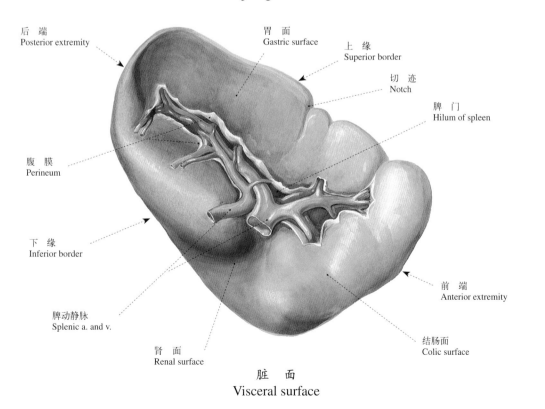

后 端
Posterior extremity

胃 面
Gastric surface

上 缘
Superior border

切 迹
Notch

脾 门
Hilum of spleen

腹 膜
Perineum

下 缘
Inferior border

脾动静脉
Splenic a. and v.

肾 面
Renal surface

前 端
Anterior extremity

结肠面
Colic surface

脏 面
Visceral surface

210. 脾　The spleen

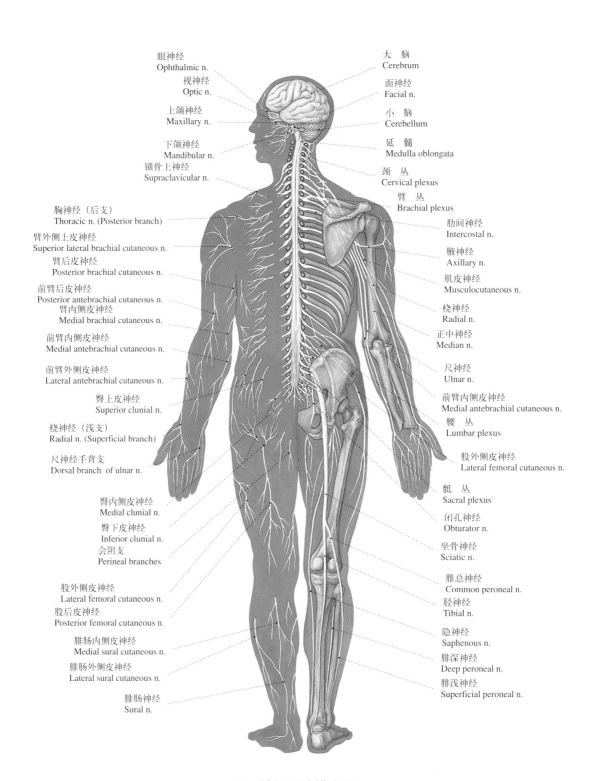

眼神经
Ophthalmic n.

视神经
Optic n.

上颌神经
Maxillary n.

下颌神经
Mandibular n.

锁骨上神经
Supraclavicular n.

胸神经（后支）
Thoracic n. (Posterior branch)

臂外侧上皮神经
Superior lateral brachial cutaneous n.

臂后皮神经
Posterior brachial cutaneous n.

前臂后皮神经
Posterior antebrachial cutaneous n.

臂内侧皮神经
Medial brachial cutaneous n.

前臂内侧皮神经
Medial antebrachial cutaneous n.

前臂外侧皮神经
Lateral antebrachial cutaneous n.

臀上皮神经
Superior clunial n.

桡神经（浅支）
Radial n. (Superficial branch)

尺神经手背支
Dorsal branch of ulnar n.

臀内侧皮神经
Medial clunial n.

臀下皮神经
Inferior clunial n.
会阴支
Perineal branches

股外侧皮神经
Lateral femoral cutaneous n.

股后皮神经
Posterior femoral cutaneous n.

腓肠内侧皮神经
Medial sural cutaneous n.

腓肠外侧皮神经
Lateral sural cutaneous n.

腓肠神经
Sural n.

大 脑
Cerebrum

面神经
Facial n.

小 脑
Cerebellum

延 髓
Medulla oblongata

颈 丛
Cervical plexus

臂 丛
Brachial plexus

肋间神经
Intercostal n.

腋神经
Axillary n.

肌皮神经
Musculocutaneous n.

桡神经
Radial n.

正中神经
Median n.

尺神经
Ulnar n.

前臂内侧皮神经
Medial antebrachial cutaneous n.

腰 丛
Lumbar plexus

股外侧皮神经
Lateral femoral cutaneous n.

骶 丛
Sacral plexus

闭孔神经
Obturator n.

坐骨神经
Sciatic n.

腓总神经
Common peroneal n.

胫神经
Tibial n.

隐神经
Saphenous n.

腓深神经
Deep peroneal n.

腓浅神经
Superficial peroneal n.

211. 神经系统模式图
Diagram of the nervous system

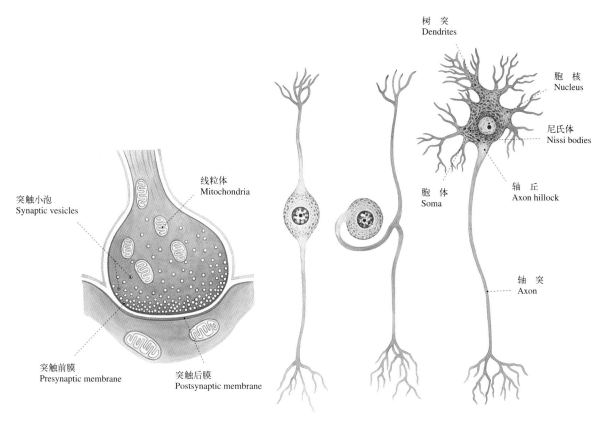

突触小泡
Synaptic vesicles

线粒体
Mitochondria

突触前膜
Presynaptic membrane

突触后膜
Postsynaptic membrane

树 突
Dendrites

胞 核
Nucleus

尼氏体
Nissi bodies

胞 体
Soma

轴 丘
Axon hillock

轴 突
Axon

突触超微结构模式图
Scheme showing the ultrastructure

双极神经元
Bipolar neuron

假单极神经元
Peudounipolar neuron

多极神经元
Multipolar neuron

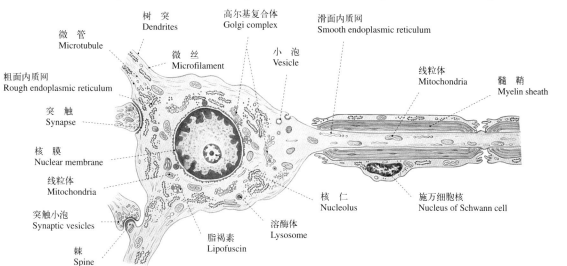

树 突
Dendrites

高尔基复合体
Golgi complex

滑面内质网
Smooth endoplasmic reticulum

微 管
Microtubule

微 丝
Microfilament

小 泡
Vesicle

线粒体
Mitochondria

髓 鞘
Myelin sheath

粗面内质网
Rough endoplasmic reticulum

突 触
Synapse

核 膜
Nuclear membrane

线粒体
Mitochondria

突触小泡
Synaptic vesicles

棘
Spine

脂褐素
Lipofuscin

溶酶体
Lysosome

核 仁
Nucleolus

施万细胞核
Nucleus of Schwann cell

电镜下的神经元结构模式图
Diagram of electron microscopic appearance of a neuron

212. 神经元模式图
Diagram of the neurons

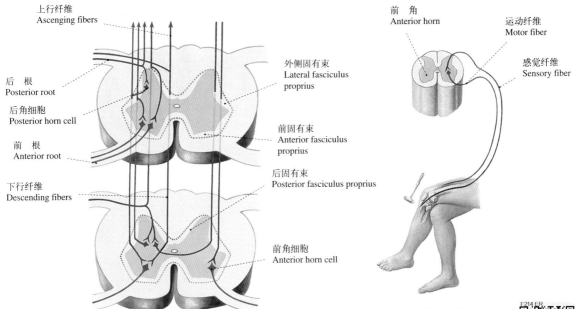

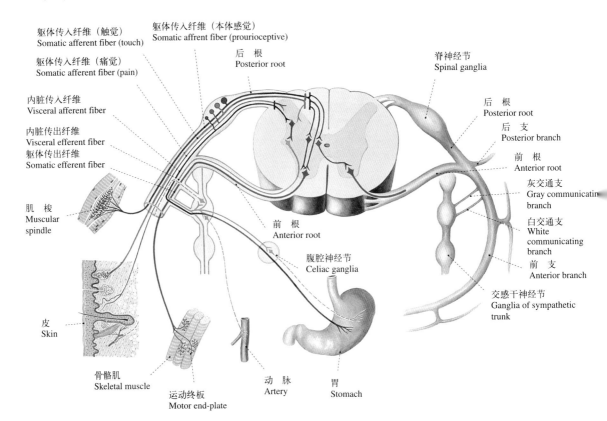

213. 脊髓白质固有束示意图
Schematic diagram showing the fasciculus proprius in the white matter of the spinal cord

214. 髌腱反射示意图
Schematic diagram showing the patellar tendon reflex

215. 脊神经的组成和分布模式图
Diagram showing the constitution and distribution of the spinal nerves

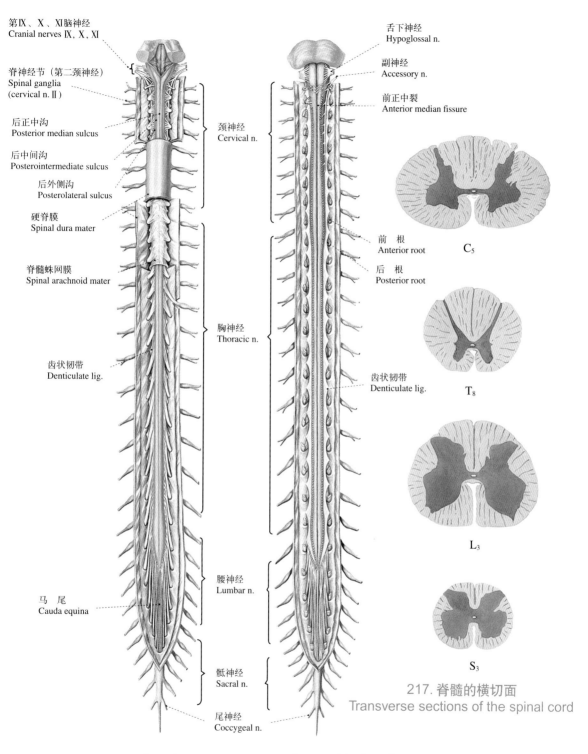

第Ⅸ、Ⅹ、Ⅺ脑神经
Cranial nerves Ⅸ, Ⅹ, Ⅺ

脊神经节（第二颈神经）
Spinal ganglia
(cervical n. Ⅱ)

后正中沟
Posterior median sulcus

后中间沟
Posterointermediate sulcus

后外侧沟
Posterolateral sulcus

硬脊膜
Spinal dura mater

脊髓蛛网膜
Spinal arachnoid mater

齿状韧带
Denticulate lig.

马 尾
Cauda equina

颈神经
Cervical n.

胸神经
Thoracic n.

腰神经
Lumbar n.

骶神经
Sacral n.

尾神经
Coccygeal n.

舌下神经
Hypoglossal n.

副神经
Accessory n.

前正中裂
Anterior median fissure

前 根
Anterior root

后 根
Posterior root

齿状韧带
Denticulate lig.

C_5

T_8

L_3

S_3

217. 脊髓的横切面
Transverse sections of the spinal cord

后面观
Posterior aspect

前面观（脊神经前根已切除）
Anterior aspect (with the anterior roots removed)

216. 脊髓的外形和被膜
External features and meninges of the spinal cord

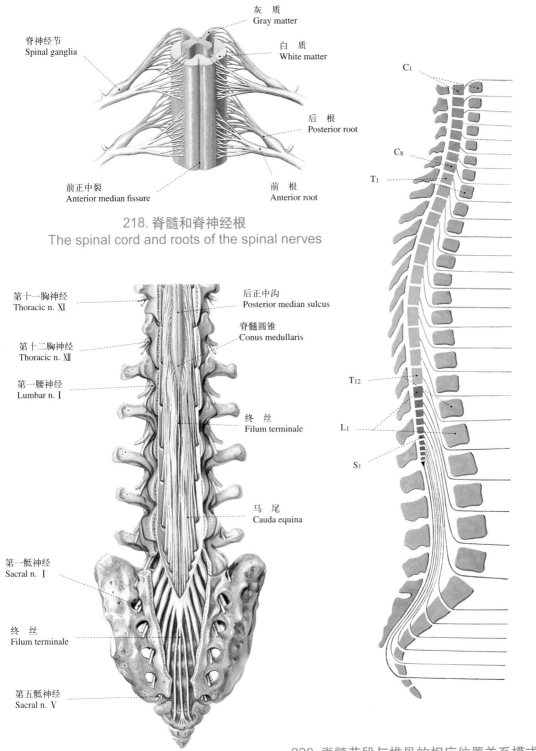

灰 质
Gray matter

白 质
White matter

脊神经节
Spinal ganglia

后 根
Posterior root

前正中裂
Anterior median fissure

前 根
Anterior root

218. 脊髓和脊神经根
The spinal cord and roots of the spinal nerves

第十一胸神经
Thoracic n. XI

后正中沟
Posterior median sulcus

第十二胸神经
Thoracic n. XII

脊髓圆锥
Conus medullaris

第一腰神经
Lumbar n. I

终 丝
Filum terminale

马 尾
Cauda equina

第一骶神经
Sacral n. I

终 丝
Filum terminale

第五骶神经
Sacral n. V

219. 马 尾
The cauda equina

C_1

C_8

T_1

T_{12}

L_1

S_1

220. 脊髓节段与椎骨的相应位置关系模式图
Diagram showing the relation of the segments of
the spinal cord to the vertebrae

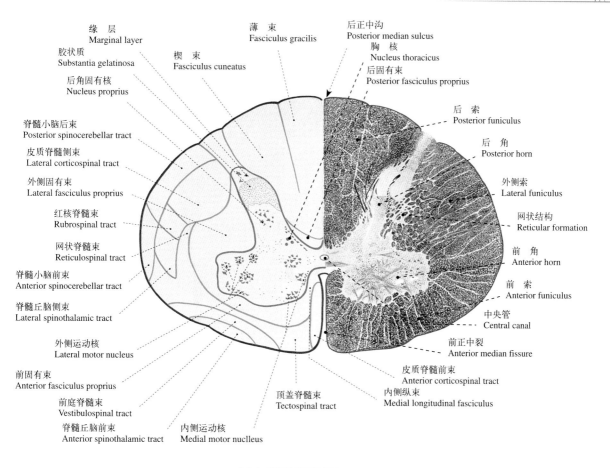

缘 层
Marginal layer

胶状质
Substantia gelatinosa

后角固有核
Nucleus proprius

脊髓小脑后束
Posterior spinocerebellar tract

皮质脊髓侧束
Lateral corticospinal tract

外侧固有束
Lateral fasciculus proprius

红核脊髓束
Rubrospinal tract

网状脊髓束
Reticulospinal tract

脊髓小脑前束
Anterior spinocerebellar tract

脊髓丘脑侧束
Lateral spinothalamic tract

外侧运动核
Lateral motor nucleus

前固有束
Anterior fasciculus proprius

前庭脊髓束
Vestibulospinal tract

脊髓丘脑前束
Anterior spinothalamic tract

内侧运动核
Medial motor nuclleus

顶盖脊髓束
Tectospinal tract

楔 束
Fasciculus cuneatus

薄 束
Fasciculus gracilis

后正中沟
Posterior median sulcus

胸 核
Nucleus thoracicus

后固有束
Posterior fasciculus proprius

后 索
Posterior funiculus

后 角
Posterior horn

外侧索
Lateral funiculus

网状结构
Reticular formation

前 角
Anterior horn

前 索
Anterior funiculus

中央管
Central canal

前正中裂
Anterior median fissure

皮质脊髓前束
Anterior corticospinal tract

内侧纵束
Medial longitudinal fasciculus

221. 脊髓颈段横切面
Transverse section through cervical segment of the spinal cord

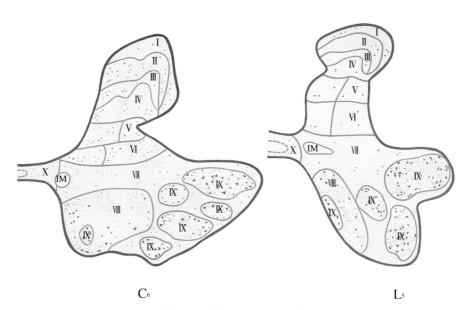

C₆

L₅

222. 脊髓的细胞构筑分层
Cytoarchitectural lamination of the spinal cord

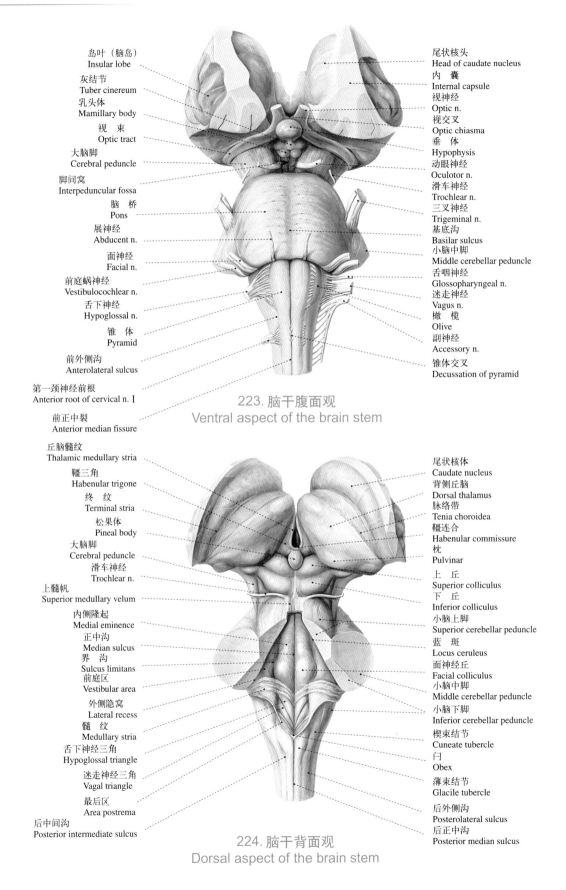

岛叶（脑岛）
Insular lobe

灰结节
Tuber cinereum

乳头体
Mamillary body

视束
Optic tract

大脑脚
Cerebral peduncle

脚间窝
Interpeduncular fossa

脑桥
Pons

展神经
Abducent n.

面神经
Facial n.

前庭蜗神经
Vestibulocochlear n.

舌下神经
Hypoglossal n.

锥体
Pyramid

前外侧沟
Anterolateral sulcus

第一颈神经前根
Anterior root of cervical n. I

前正中裂
Anterior median fissure

尾状核头
Head of caudate nucleus

内囊
Internal capsule

视神经
Optic n.

视交叉
Optic chiasma

垂体
Hypophysis

动眼神经
Oculotor n.

滑车神经
Trochlear n.

三叉神经
Trigeminal n.

基底沟
Basilar sulcus

小脑中脚
Middle cerebellar peduncle

舌咽神经
Glossopharyngeal n.

迷走神经
Vagus n.

橄榄
Olive

副神经
Accessory n.

锥体交叉
Decussation of pyramid

223. 脑干腹面观
Ventral aspect of the brain stem

丘脑髓纹
Thalamic medullary stria

缰三角
Habenular trigone

终纹
Terminal stria

松果体
Pineal body

大脑脚
Cerebral peduncle

滑车神经
Trochlear n.

上髓帆
Superior medullary velum

内侧隆起
Medial eminence

正中沟
Median sulcus

界沟
Sulcus limitans

前庭区
Vestibular area

外侧隐窝
Lateral recess

髓纹
Medullary stria

舌下神经三角
Hypoglossal triangle

迷走神经三角
Vagal triangle

最后区
Area postrema

后中间沟
Posterior intermediate sulcus

尾状核体
Caudate nucleus

背侧丘脑
Dorsal thalamus

脉络带
Tenia choroidea

缰连合
Habenular commissure

枕
Pulvinar

上丘
Superior colliculus

下丘
Inferior colliculus

小脑上脚
Superior cerebellar peduncle

蓝斑
Locus ceruleus

面神经丘
Facial colliculus

小脑中脚
Middle cerebellar peduncle

小脑下脚
Inferior cerebellar peduncle

楔束结节
Cuneate tubercle

闩
Obex

薄束结节
Glacile tubercle

后外侧沟
Posterolateral sulcus

后正中沟
Posterior median sulcus

224. 脑干背面观
Dorsal aspect of the brain stem

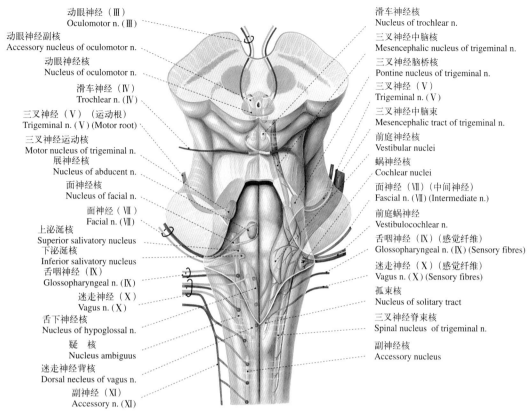

动眼神经（Ⅲ）
Oculomotor n. (Ⅲ)

动眼神经副核
Accessory nucleus of oculomotor n.

动眼神经核
Nucleus of oculomotor n.

滑车神经（Ⅳ）
Trochlear n. (Ⅳ)

三叉神经（Ⅴ）（运动根）
Trigeminal n. (Ⅴ) (Motor root)

三叉神经运动核
Motor nucleus of trigeminal n.

展神经核
Nucleus of abducent n.

面神经核
Nucleus of facial n.

面神经（Ⅶ）
Facial n. (Ⅶ)

上泌涎核
Superior salivatory nucleus

下泌涎核
Inferior salivatory nucleus

舌咽神经（Ⅸ）
Glossopharyngeal n. (Ⅸ)

迷走神经（Ⅹ）
Vagus n. (Ⅹ)

舌下神经核
Nucleus of hypoglossal n.

疑核
Nucleus ambiguus

迷走神经背核
Dorsal necleus of vagus n.

副神经（Ⅺ）
Accessory n. (Ⅺ)

滑车神经核
Nucleus of trochlear n.

三叉神经中脑核
Mesencephalic nucleus of trigeminal n.

三叉神经脑桥核
Pontine nucleus of trigeminal n.

三叉神经（Ⅴ）
Trigeminal n. (Ⅴ)

三叉神经中脑束
Mesencephalic tract of trigeminal n.

前庭神经核
Vestibular nuclei

蜗神经核
Cochlear nuclei

面神经（Ⅶ）（中间神经）
Fascial n. (Ⅶ) (Intermediate n.)

前庭蜗神经
Vestibulocochlear n.

舌咽神经（Ⅸ）（感觉纤维）
Glossopharyngeal n. (Ⅸ) (Sensory fibres)

迷走神经（Ⅹ）（感觉纤维）
Vagus n. (Ⅹ) (Sensory fibres)

孤束核
Nucleus of solitary tract

三叉神经脊束核
Spinal nucleus of trigeminal n.

副神经核
Accessory nucleus

225. 脑神经核模式图（背面观）　Diagram of the nuclei of the cranial nerves. Dorsal aspect

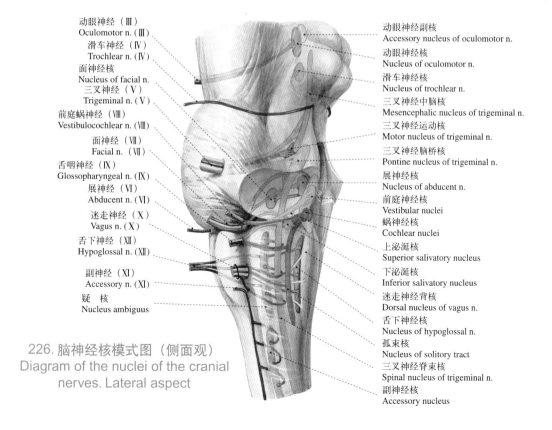

动眼神经（Ⅲ）
Oculomotor n. (Ⅲ)

滑车神经（Ⅳ）
Trochlear n. (Ⅳ)

面神经核
Nucleus of facial n.

三叉神经（Ⅴ）
Trigeminal n. (Ⅴ)

前庭蜗神经（Ⅷ）
Vestibulocochlear n. (Ⅷ)

面神经（Ⅶ）
Facial n. (Ⅶ)

舌咽神经（Ⅸ）
Glossopharyngeal n. (Ⅸ)

展神经（Ⅵ）
Abducent n. (Ⅵ)

迷走神经（Ⅹ）
Vagus n. (Ⅹ)

舌下神经（Ⅻ）
Hypoglossal n. (Ⅻ)

副神经（Ⅺ）
Accessory n. (Ⅺ)

疑核
Nucleus ambiguus

动眼神经副核
Accessory nucleus of oculomotor n.

动眼神经核
Nucleus of oculomotor n.

滑车神经核
Nucleus of trochlear n.

三叉神经中脑核
Mesencephalic nucleus of trigeminal n.

三叉神经运动核
Motor nucleus of trigeminal n.

三叉神经脑桥核
Pontine nucleus of trigeminal n.

展神经核
Nucleus of abducent n.

前庭神经核
Vestibular nuclei

蜗神经核
Cochlear nuclei

上泌涎核
Superior salivatory nucleus

下泌涎核
Inferior salivatory nucleus

迷走神经背核
Dorsal nucleus of vagus n.

舌下神经核
Nucleus of hypoglossal n.

孤束核
Nucleus of solitary tract

三叉神经脊束核
Spinal nucleus of trigeminal n.

副神经核
Accessory nucleus

226. 脑神经核模式图（侧面观）
Diagram of the nuclei of the cranial
nerves. Lateral aspect

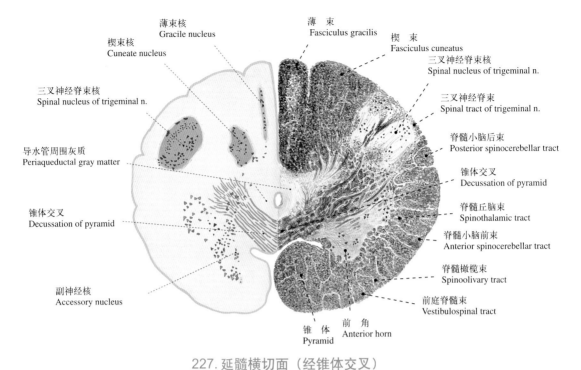

薄束核
Gracile nucleus

楔束核
Cuneate nucleus

薄 束
Fasciculus gracilis

楔 束
Fasciculus cuneatus

三叉神经脊束核
Spinal nucleus of trigeminal n.

三叉神经脊束核
Spinal nucleus of trigeminal n.

三叉神经脊束
Spinal tract of trigeminal n.

导水管周围灰质
Periaqueductal gray matter

脊髓小脑后束
Posterior spinocerebellar tract

锥体交叉
Decussation of pyramid

锥体交叉
Decussation of pyramid

脊髓丘脑束
Spinothalamic tract

脊髓小脑前束
Anterior spinocerebellar tract

脊髓橄榄束
Spinoolivary tract

副神经核
Accessory nucleus

前庭脊髓束
Vestibulospinal tract

锥 体
Pyramid

前 角
Anterior horn

227. 延髓横切面（经锥体交叉）
Transverse section of the medulla oblongata through the decussation of pyramid

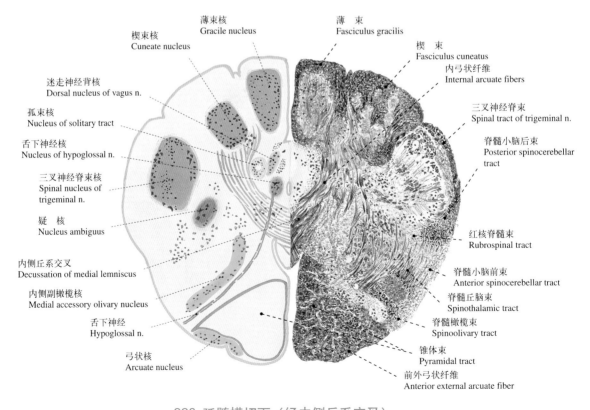

薄束核
Gracile nucleus

楔束核
Cuneate nucleus

薄 束
Fasciculus gracilis

楔 束
Fasciculus cuneatus

内弓状纤维
Internal arcuate fibers

迷走神经背核
Dorsal nucleus of vagus n.

孤束核
Nucleus of solitary tract

三叉神经脊束
Spinal tract of trigeminal n.

舌下神经核
Nucleus of hypoglossal n.

脊髓小脑后束
Posterior spinocerebellar tract

三叉神经脊束核
Spinal nucleus of trigeminal n.

疑 核
Nucleus ambiguus

红核脊髓束
Rubrospinal tract

内侧丘系交叉
Decussation of medial lemniscus

脊髓小脑前束
Anterior spinocerebellar tract

内侧副橄榄核
Medial accessory olivary nucleus

脊髓丘脑束
Spinothalamic tract

舌下神经
Hypoglossal n.

脊髓橄榄束
Spinoolivary tract

弓状核
Arcuate nucleus

锥体束
Pyramidal tract

前外弓状纤维
Anterior external arcuate fiber

228. 延髓横切面（经内侧丘系交叉）
Transverse section of the medulla oblongata through the decussation of the medial lemniscus

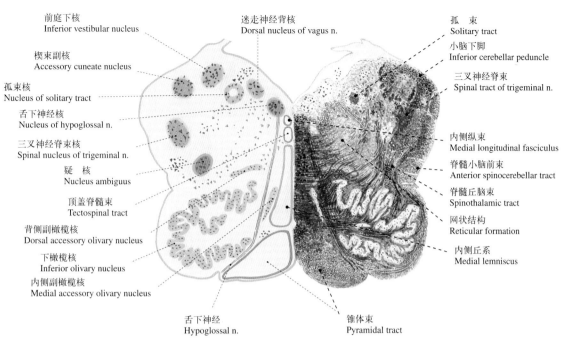

229. 延髓横切面（经下橄榄核中部）
Transverse section of the medulla oblongata through the middle part of the inferior olive

前庭下核 Inferior vestibular nucleus
楔束副核 Accessory cuneate nucleus
孤束核 Nucleus of solitary tract
舌下神经核 Nucleus of hypoglossal n.
三叉神经脊束核 Spinal nucleus of trigeminal n.
疑核 Nucleus ambiguus
顶盖脊髓束 Tectospinal tract
背侧副橄榄核 Dorsal accessory olivary nucleus
下橄榄核 Inferior olivary nucleus
内侧副橄榄核 Medial accessory olivary nucleus
迷走神经背核 Dorsal nucleus of vagus n.
舌下神经 Hypoglossal n.
锥体束 Pyramidal tract
孤束 Solitary tract
小脑下脚 Inferior cerebellar peduncle
三叉神经脊束 Spinal tract of trigeminal n.
内侧纵束 Medial longitudinal fasciculus
脊髓小脑前束 Anterior spinocerebellar tract
脊髓丘脑束 Spinothalamic tract
网状结构 Reticular formation
内侧丘系 Medial lemniscus

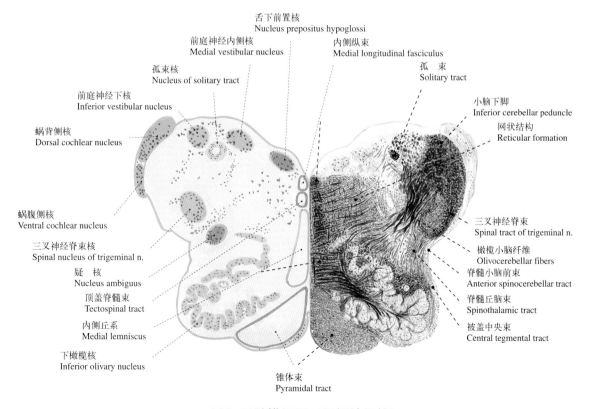

230. 延髓横切面（经蜗神经核）
Transverse section of the medulla oblongata through the cochlear nuclei

舌下前置核 Nucleus prepositus hypoglossi
前庭神经内侧核 Medial vestibular nucleus
孤束核 Nucleus of solitary tract
前庭神经下核 Inferior vestibular nucleus
蜗背侧核 Dorsal cochlear nucleus
蜗腹侧核 Ventral cochlear nucleus
三叉神经脊束核 Spinal nucleus of trigeminal n.
疑核 Nucleus ambiguus
顶盖脊髓束 Tectospinal tract
内侧丘系 Medial lemniscus
下橄榄核 Inferior olivary nucleus
内侧纵束 Medial longitudinal fasciculus
孤束 Solitary tract
小脑下脚 Inferior cerebellar peduncle
网状结构 Reticular formation
三叉神经脊束 Spinal tract of trigeminal n.
橄榄小脑纤维 Olivocerebellar fibers
脊髓小脑前束 Anterior spinocerebellar tract
脊髓丘脑束 Spinothalamic tract
被盖中央束 Central tegmental tract
锥体束 Pyramidal tract

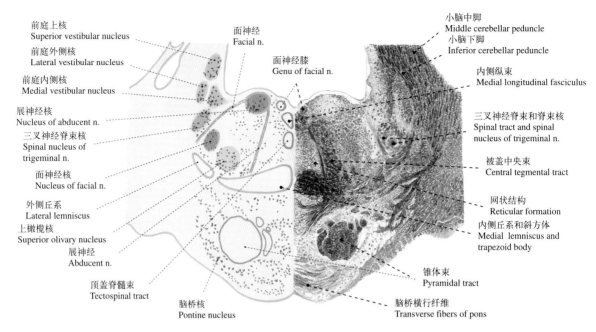

前庭上核
Superior vestibular nucleus

前庭外侧核
Lateral vestibular nucleus

前庭内侧核
Medial vestibular nucleus

展神经核
Nucleus of abducent n.

三叉神经脊束核
Spinal nucleus of trigeminal n.

面神经核
Nucleus of facial n.

外侧丘系
Lateral lemniscus

上橄榄核
Superior olivary nucleus

展神经
Abducent n.

顶盖脊髓束
Tectospinal tract

面神经
Facial n.

面神经膝
Genu of facial n.

脑桥核
Pontine nucleus

小脑中脚
Middle cerebellar peduncle

小脑下脚
Inferior cerebellar peduncle

内侧纵束
Medial longitudinal fasciculus

三叉神经脊束和脊束核
Spinal tract and spinal nucleus of trigeminal n.

被盖中央束
Central tegmental tract

网状结构
Reticular formation

内侧丘系和斜方体
Medial lemniscus and trapezoid body

锥体束
Pyramidal tract

脑桥横行纤维
Transverse fibers of pons

231. 脑桥横切面（经面神经丘）
Transverse section of the pons through the facial colliculus

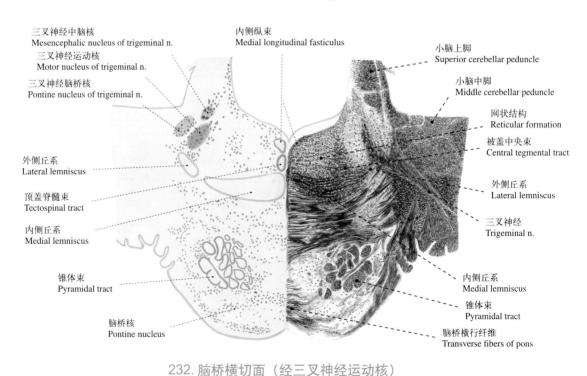

三叉神经中脑核
Mesencephalic nucleus of trigeminal n.

三叉神经运动核
Motor nucleus of trigeminal n.

三叉神经脑桥核
Pontine nucleus of trigeminal n.

外侧丘系
Lateral lemniscus

顶盖脊髓束
Tectospinal tract

内侧丘系
Medial lemniscus

锥体束
Pyramidal tract

脑桥核
Pontine nucleus

内侧纵束
Medial longitudinal fasciculus

小脑上脚
Superior cerebellar peduncle

小脑中脚
Middle cerebellar peduncle

网状结构
Reticular formation

被盖中央束
Central tegmental tract

外侧丘系
Lateral lemniscus

三叉神经
Trigeminal n.

内侧丘系
Medial lemniscus

锥体束
Pyramidal tract

脑桥横行纤维
Transverse fibers of pons

232. 脑桥横切面（经三叉神经运动核）
Transverse section of the pons through the motor nucleus of the trigeminal nerve

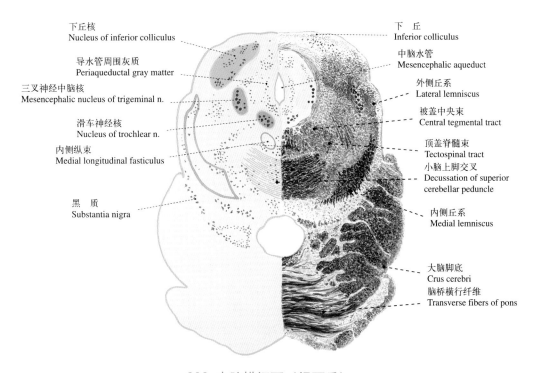

下丘核
Nucleus of inferior colliculus

导水管周围灰质
Periaqueductal gray matter

三叉神经中脑核
Mesencephalic nucleus of trigeminal n.

滑车神经核
Nucleus of trochlear n.

内侧纵束
Medial longitudinal fasciculus

黑　质
Substantia nigra

下　丘
Inferior colliculus

中脑水管
Mesencephalic aqueduct

外侧丘系
Lateral lemniscus

被盖中央束
Central tegmental tract

顶盖脊髓束
Tectospinal tract

小脑上脚交叉
Decussation of superior cerebellar peduncle

内侧丘系
Medial lemniscus

大脑脚底
Crus cerebri

脑桥横行纤维
Transverse fibers of pons

233. 中脑横切面（经下丘）
Transverse section of the midbrain through the inferior colliculus

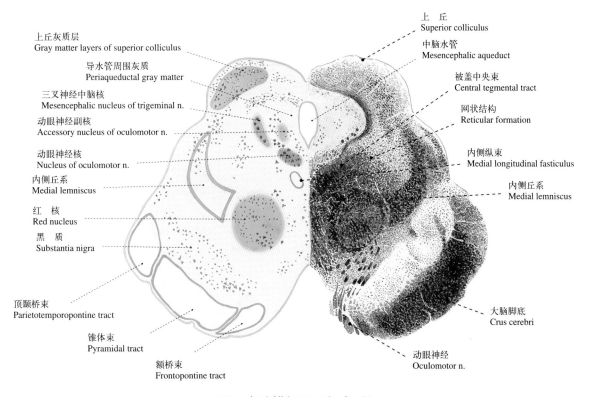

上丘灰质层
Gray matter layers of superior colliculus

导水管周围灰质
Periaqueductal gray matter

三叉神经中脑核
Mesencephalic nucleus of trigeminal n.

动眼神经副核
Accessory nucleus of oculomotor n.

动眼神经核
Nucleus of oculomotor n.

内侧丘系
Medial lemniscus

红　核
Red nucleus

黑　质
Substantia nigra

顶颞桥束
Parietotemporopontine tract

锥体束
Pyramidal tract

额桥束
Frontopontine tract

上　丘
Superior colliculus

中脑水管
Mesencephalic aqueduct

被盖中央束
Central tegmental tract

网状结构
Reticular formation

内侧纵束
Medial longitudinal fasciculus

内侧丘系
Medial lemniscus

大脑脚底
Crus cerebri

动眼神经
Oculomotor n.

234. 中脑横切面（经上丘）
Transverse section of the midbrain through the superior colliculus

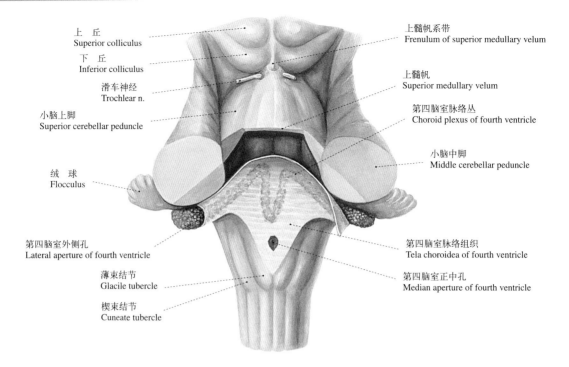

上丘
Superior colliculus

下丘
Inferior colliculus

滑车神经
Trochlear n.

小脑上脚
Superior cerebellar peduncle

绒球
Flocculus

第四脑室外侧孔
Lateral aperture of fourth ventricle

薄束结节
Glacile tubercle

楔束结节
Cuneate tubercle

上髓帆系带
Frenulum of superior medullary velum

上髓帆
Superior medullary velum

第四脑室脉络丛
Choroid plexus of fourth ventricle

小脑中脚
Middle cerebellar peduncle

第四脑室脉络组织
Tela choroidea of fourth ventricle

第四脑室正中孔
Median aperture of fourth ventricle

235. 第四脑室脉络组织和脉络丛
The tela choroidea and choroid plexus of fourth ventricle

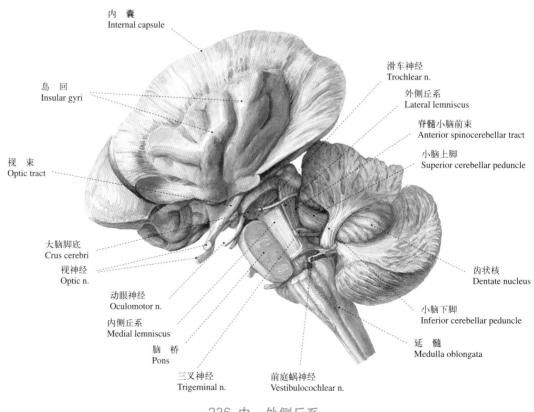

内囊
Internal capsule

岛回
Insular gyri

视束
Optic tract

大脑脚底
Crus cerebri

视神经
Optic n.

动眼神经
Oculomotor n.

内侧丘系
Medial lemniscus

脑桥
Pons

三叉神经
Trigeminal n.

前庭蜗神经
Vestibulocochlear n.

滑车神经
Trochlear n.

外侧丘系
Lateral lemniscus

脊髓小脑前束
Anterior spinocerebellar tract

小脑上脚
Superior cerebellar peduncle

齿状核
Dentate nucleus

小脑下脚
Inferior cerebellar peduncle

延髓
Medulla oblongata

236. 内、外侧丘系
The medial and lateral lemniscus

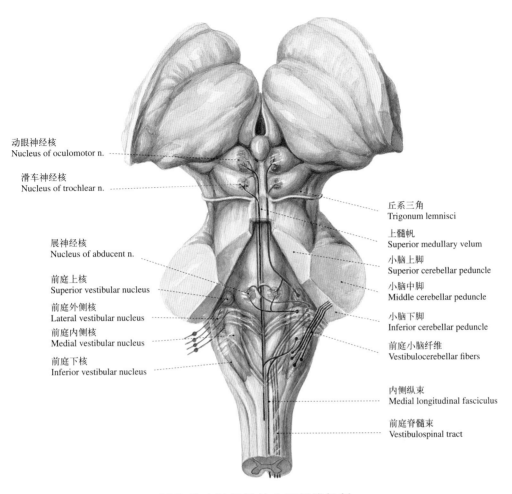

动眼神经核
Nucleus of oculomotor n.

滑车神经核
Nucleus of trochlear n.

展神经核
Nucleus of abducent n.

前庭上核
Superior vestibular nucleus

前庭外侧核
Lateral vestibular nucleus

前庭内侧核
Medial vestibular nucleus

前庭下核
Inferior vestibular nucleus

丘系三角
Trigonum lemnisci

上髓帆
Superior medullary velum

小脑上脚
Superior cerebellar peduncle

小脑中脚
Middle cerebellar peduncle

小脑下脚
Inferior cerebellar peduncle

前庭小脑纤维
Vestibulocerebellar fibers

内侧纵束
Medial longitudinal fasciculus

前庭脊髓束
Vestibulospinal tract

237. 前庭神经核的主要纤维投射
Principal fiber projections of the vestibular nuclei

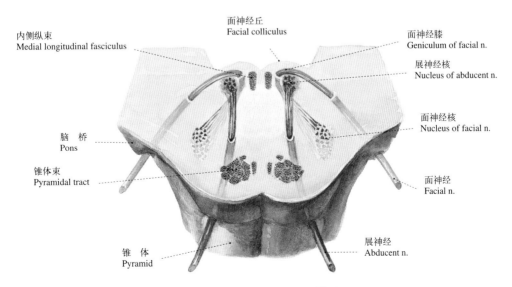

内侧纵束
Medial longitudinal fasciculus

面神经丘
Facial colliculus

面神经膝
Geniculum of facial n.

展神经核
Nucleus of abducent n.

面神经核
Nucleus of facial n.

脑 桥
Pons

锥体束
Pyramidal tract

面神经
Facial n.

锥 体
Pyramid

展神经
Abducent n.

238. 面神经在脑桥内的行程模式图
Diagram of intrapontine course of facial nerve

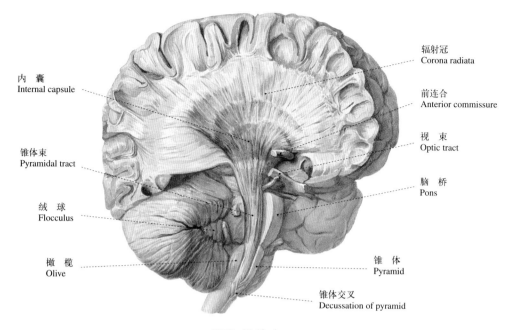

辐射冠
Corona radiata

前连合
Anterior commissure

视 束
Optic tract

脑 桥
Pons

内 囊
Internal capsule

锥体束
Pyramidal tract

绒 球
Flocculus

橄 榄
Olive

锥 体
Pyramid

锥体交叉
Decussation of pyramid

239. 锥体束
The pyramidal tract

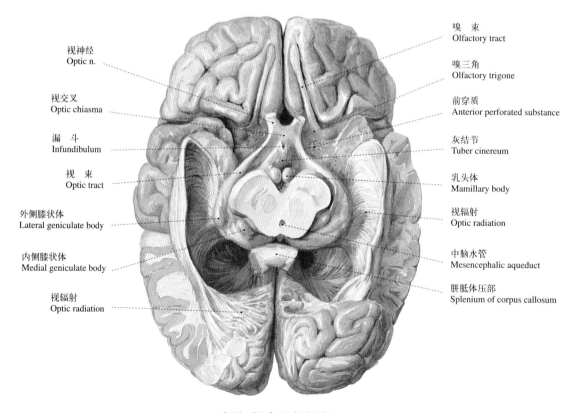

视神经
Optic n.

视交叉
Optic chiasma

漏 斗
Infundibulum

视 束
Optic tract

外侧膝状体
Lateral geniculate body

内侧膝状体
Medial geniculate body

视辐射
Optic radiation

嗅 束
Olfactory tract

嗅三角
Olfactory trigone

前穿质
Anterior perforated substance

灰结节
Tuber cinereum

乳头体
Mamillary body

视辐射
Optic radiation

中脑水管
Mesencephalic aqueduct

胼胝体压部
Splenium of corpus callosum

240. 视束及视辐射
The optic tract and optic radiation

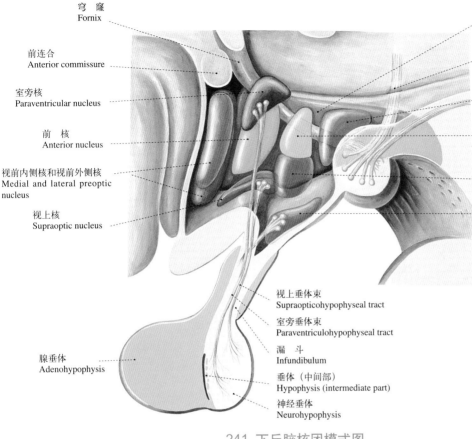

穿 窿
Fornix

前连合
Anterior commissure

室旁核
Paraventricular nucleus

前 核
Anterior nucleus

视前内侧核和视前外侧核
Medial and lateral preoptic
nucleus

视上核
Supraoptic nucleus

下丘脑外侧区
Lateral hypothalamic region

乳头丘脑束
Mamillothalamic tract

下丘脑后核
Posterior hypothalamic
nucleus

下丘脑背内侧核
Dorsomedial hypothalamic
nucleus

下丘脑腹内侧核
Ventromedial
hypothalamic nucleus

弓状核
Arcuate nucleus

视上垂体束
Supraopticohypophyseal tract

室旁垂体束
Paraventriculohypophyseal tract

漏 斗
Infundibulum

垂体（中间部）
Hypophysis (intermediate part)

神经垂体
Neurohypophysis

腺垂体
Adenohypophysis

241. 下丘脑核团模式图
Diagram of the hypothalamic nuclei

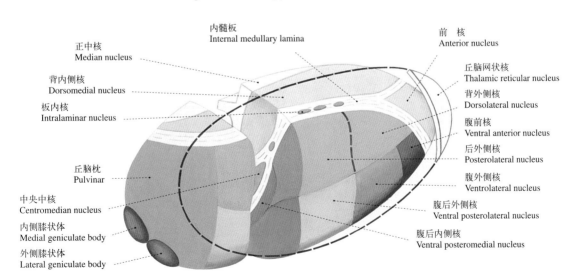

内髓板
Internal medullary lamina

前 核
Anterior nucleus

正中核
Median nucleus

背内侧核
Dorsomedial nucleus

板内核
Intralaminar nucleus

丘脑枕
Pulvinar

中央中核
Centromedian nucleus

内侧膝状体
Medial geniculate body

外侧膝状体
Lateral geniculate body

丘脑网状核
Thalamic reticular nucleus

背外侧核
Dorsolateral nucleus

腹前核
Ventral anterior nucleus

后外侧核
Posterolateral nucleus

腹外侧核
Ventrolateral nucleus

腹后外侧核
Ventral posterolateral nucleus

腹后内侧核
Ventral posteromedial nucleus

242. 丘脑核团模式图
Diagram of the thalamic nuclei

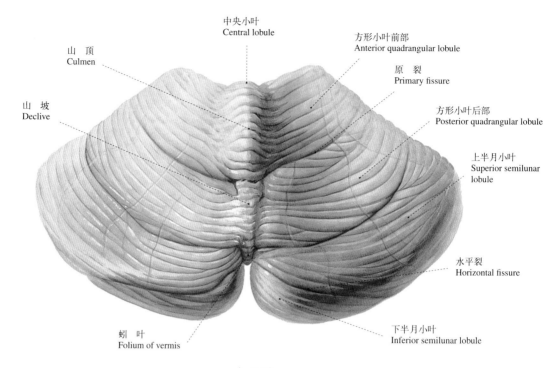

中央小叶
Central lobule

山顶
Culmen

山坡
Declive

方形小叶前部
Anterior quadrangular lobule

原裂
Primary fissure

方形小叶后部
Posterior quadrangular lobule

上半月小叶
Superior semilunar lobule

水平裂
Horizontal fissure

下半月小叶
Inferior semilunar lobule

蚓叶
Folium of vermis

上 面 观
Superior aspect

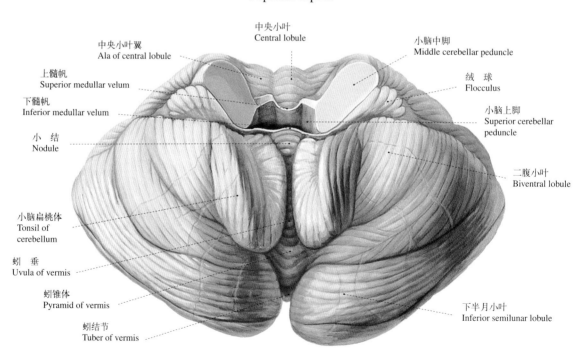

中央小叶
Central lobule

中央小叶翼
Ala of central lobule

上髓帆
Superior medullary velum

下髓帆
Inferior medullary velum

小结
Nodule

小脑扁桃体
Tonsil of cerebellum

蚓垂
Uvula of vermis

蚓锥体
Pyramid of vermis

蚓结节
Tuber of vermis

小脑中脚
Middle cerebellar peduncle

绒球
Flocculus

小脑上脚
Superior cerebellar peduncle

二腹小叶
Biventral lobule

下半月小叶
Inferior semilunar lobule

下 面 观
Inferior aspect

243. 小 脑 The cerebellum

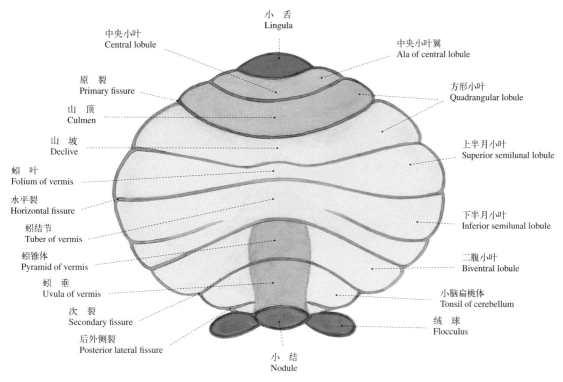

小　舌
Lingula

中央小叶
Central lobule

中央小叶翼
Ala of central lobule

原　裂
Primary fissure

方形小叶
Quadrangular lobule

山　顶
Culmen

山　坡
Declive

上半月小叶
Superior semilunar lobule

蚓　叶
Folium of vermis

水平裂
Horizontal fissure

下半月小叶
Inferior semilunar lobule

蚓结节
Tuber of vermis

蚓锥体
Pyramid of vermis

二腹小叶
Biventral lobule

蚓　垂
Uvula of vermis

小脑扁桃体
Tonsil of cerebellum

次　裂
Secondary fissure

绒　球
Flocculus

后外侧裂
Posterior lateral fissure

小　结
Nodule

244. 小脑分叶模式图
Diagram of the lobules of the cerebellum

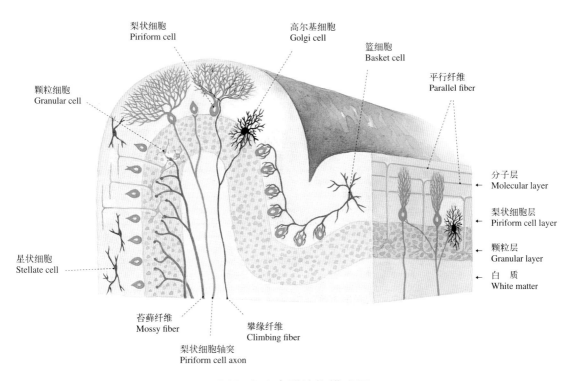

梨状细胞
Piriform cell

高尔基细胞
Golgi cell

篮细胞
Basket cell

平行纤维
Parallel fiber

颗粒细胞
Granular cell

分子层
← Molecular layer

梨状细胞层
← Piriform cell layer

颗粒层
← Granular layer

星状细胞
Stellate cell

白　质
← White matter

苔藓纤维
Mossy fiber

攀缘纤维
Climbing fiber

梨状细胞轴突
Piriform cell axon

245. 小脑皮质结构模式图
Diagram of the structure of the cerebellar cortex

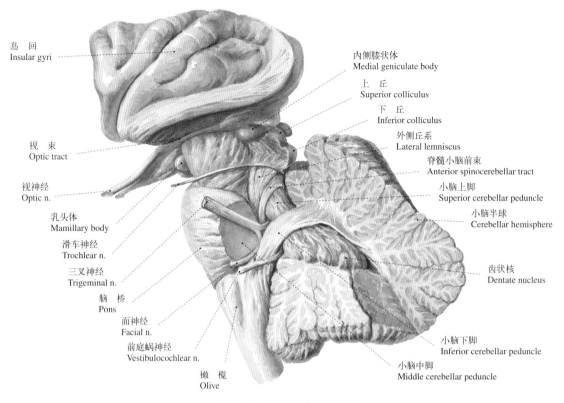

島 回
Insular gyri

内侧膝状体
Medial geniculate body

上 丘
Superior colliculus

下 丘
Inferior colliculus

外侧丘系
Lateral lemniscus

脊髓小脑前束
Anterior spinocerebellar tract

小脑上脚
Superior cerebellar peduncle

小脑半球
Cerebellar hemisphere

齿状核
Dentate nucleus

视 束
Optic tract

视神经
Optic n.

乳头体
Mamillary body

滑车神经
Trochlear n.

三叉神经
Trigeminal n.

脑 桥
Pons

面神经
Facial n.

前庭蜗神经
Vestibulocochlear n.

橄 榄
Olive

小脑下脚
Inferior cerebellar peduncle

小脑中脚
Middle cerebellar peduncle

246. 小脑脚及外侧丘系
The peduncles of the cerebellum and the lateral lemniscus

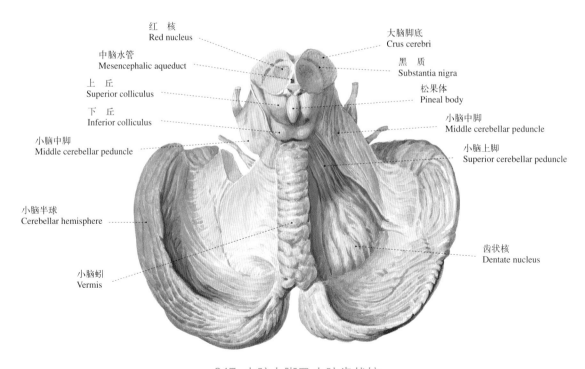

红 核
Red nucleus

中脑水管
Mesencephalic aqueduct

上 丘
Superior colliculus

下 丘
Inferior colliculus

小脑中脚
Middle cerebellar peduncle

小脑半球
Cerebellar hemisphere

小脑蚓
Vermis

大脑脚底
Crus cerebri

黑 质
Substantia nigra

松果体
Pineal body

小脑中脚
Middle cerebellar peduncle

小脑上脚
Superior cerebellar peduncle

齿状核
Dentate nucleus

247. 小脑上脚及小脑齿状核
The superior cerebellar peduncle and the dentate nucleus

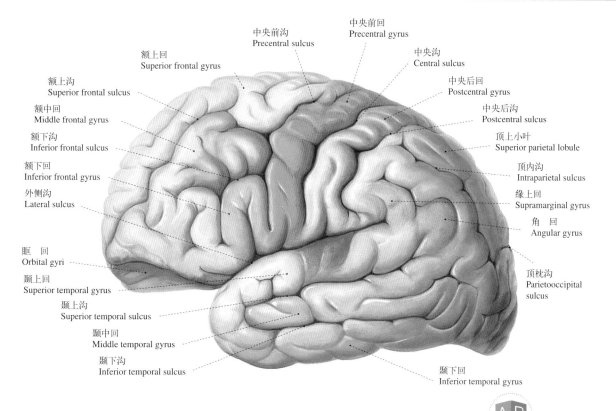

中央前沟
Precentral sulcus

中央前回
Precentral gyrus

中央沟
Central sulcus

额上回
Superior frontal gyrus

中央后回
Postcentral gyrus

额上沟
Superior frontal sulcus

中央后沟
Postcentral sulcus

额中回
Middle frontal gyrus

顶上小叶
Superior parietal lobule

额下沟
Inferior frontal sulcus

顶内沟
Intraparietal sulcus

额下回
Inferior frontal gyrus

缘上回
Supramarginal gyrus

外侧沟
Lateral sulcus

角回
Angular gyrus

眶回
Orbital gyri

顶枕沟
Parietooccipital sulcus

颞上回
Superior temporal gyrus

颞上沟
Superior temporal sulcus

颞中回
Middle temporal gyrus

颞下沟
Inferior temporal sulcus

颞下回
Inferior temporal gyrus

248. 大脑半球外侧面　Lateral surface of the cerebral hemisphere

扫描图片
体验 AR

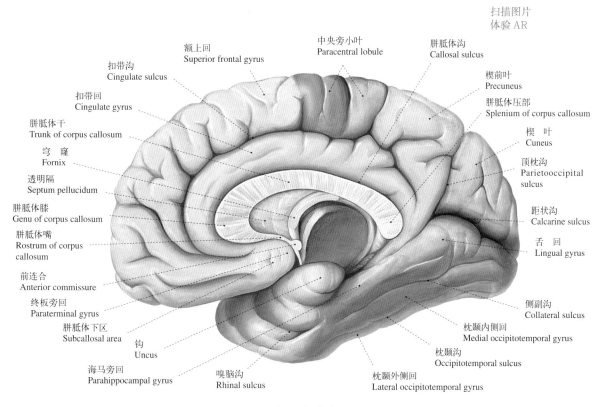

额上回
Superior frontal gyrus

中央旁小叶
Paracentral lobule

胼胝体沟
Callosal sulcus

扣带沟
Cingulate sulcus

楔前叶
Precuneus

扣带回
Cingulate gyrus

胼胝体压部
Splenium of corpus callosum

胼胝体干
Trunk of corpus callosum

楔叶
Cuneus

穹窿
Fornix

顶枕沟
Parietooccipital sulcus

透明隔
Septum pellucidum

距状沟
Calcarine sulcus

胼胝体膝
Genu of corpus callosum

舌回
Lingual gyrus

胼胝体嘴
Rostrum of corpus callosum

前连合
Anterior commissure

侧副沟
Collateral sulcus

终板旁回
Paraterminal gyrus

枕颞内侧回
Medial occipitotemporal gyrus

胼胝体下区
Subcallosal area

枕颞沟
Occipitotemporal sulcus

钩
Uncus

海马旁回
Parahippocampal gyrus

嗅脑沟
Rhinal sulcus

枕颞外侧回
Lateral occipitotemporal gyrus

249. 大脑半球内侧面
Medial surface of the cerebral hemisphere

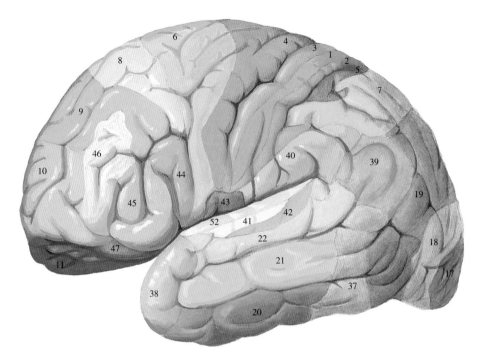

250. 大脑皮质的细胞构筑分区（外侧面）
Cytoarchitectonic areas of the cerebral cortex. Lateral surface

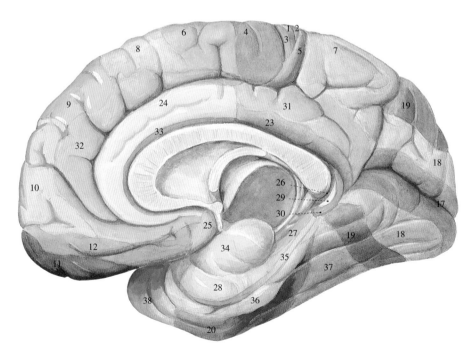

251. 大脑皮质的细胞构筑分区（内侧面）
Cytoarchitectonic areas of the cerebral cortex. Medial surface

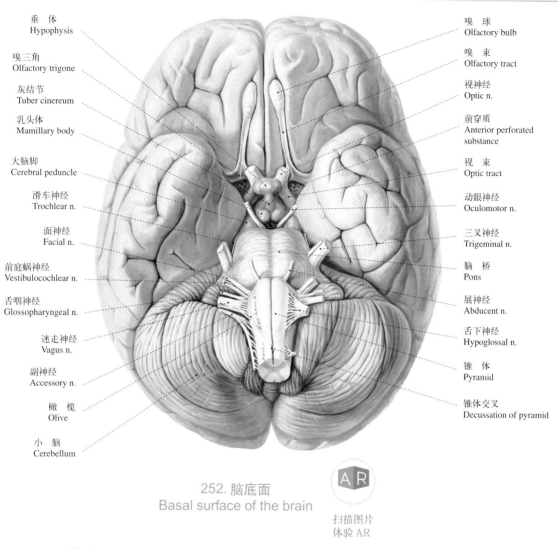

垂 体
Hypophysis

嗅三角
Olfactory trigone

灰结节
Tuber cinereum

乳头体
Mamillary body

大脑脚
Cerebral peduncle

滑车神经
Trochlear n.

面神经
Facial n.

前庭蜗神经
Vestibulocochlear n.

舌咽神经
Glossopharyngeal n.

迷走神经
Vagus n.

副神经
Accessory n.

橄 榄
Olive

小 脑
Cerebellum

嗅 球
Olfactory bulb

嗅 束
Olfactory tract

视神经
Optic n.

前穿质
Anterior perforated
substance

视 束
Optic tract

动眼神经
Oculomotor n.

三叉神经
Trigeminal n.

脑 桥
Pons

展神经
Abducent n.

舌下神经
Hypoglossal n.

锥 体
Pyramid

锥体交叉
Decussation of pyramid

252. 脑底面
Basal surface of the brain

AR

扫描图片
体验 AR

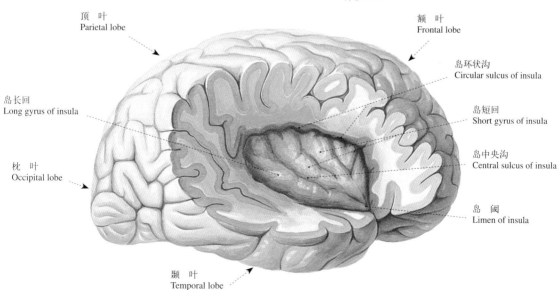

顶 叶
Parietal lobe

额 叶
Frontal lobe

岛环状沟
Circular sulcus of insula

岛长回
Long gyrus of insula

岛短回
Short gyrus of insula

枕 叶
Occipital lobe

岛中央沟
Central sulcus of insula

岛 阈
Limen of insula

颞 叶
Temporal lobe

253. 脑 岛 The insula

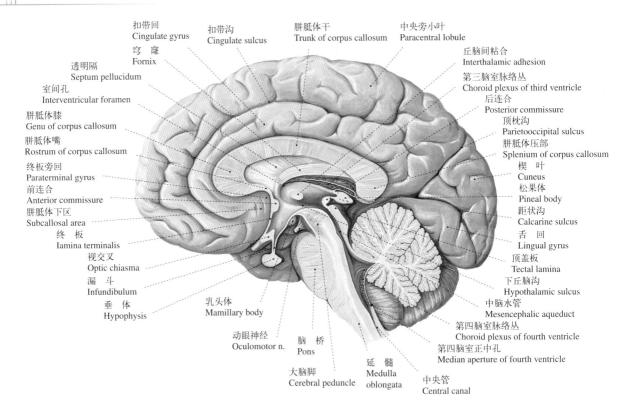

扣带回 Cingulate gyrus
穹窿 Fornix
透明隔 Septum pellucidum
室间孔 Interventricular foramen
胼胝体膝 Genu of corpus callosum
胼胝体嘴 Rostrum of corpus callosum
终板旁回 Paraterminal gyrus
前连合 Anterior commissure
胼胝体下区 Subcallosal area
终板 Iamina terminalis
视交叉 Optic chiasma
漏斗 Infundibulum
垂体 Hypophysis

扣带沟 Cingulate sulcus
胼胝体干 Trunk of corpus callosum
中央旁小叶 Paracentral lobule

丘脑间粘合 Interthalamic adhesion
第三脑室脉络丛 Choroid plexus of third ventricle
后连合 Posterior commissure
顶枕沟 Parietooccipital sulcus
胼胝体压部 Splenium of corpus callosum
楔叶 Cuneus
松果体 Pineal body
距状沟 Calcarine sulcus
舌回 Lingual gyrus
顶盖板 Tectal lamina
下丘脑沟 Hypothalamic sulcus
中脑水管 Mesencephalic aqueduct
第四脑室脉络丛 Choroid plexus of fourth ventricle
第四脑室正中孔 Median aperture of fourth ventricle

乳头体 Mamillary body
动眼神经 Oculomotor n.
脑桥 Pons
大脑脚 Cerebral peduncle
延髓 Medulla oblongata
中央管 Central canal

254. 脑的正中矢状断面
Median sagittal section of the brain

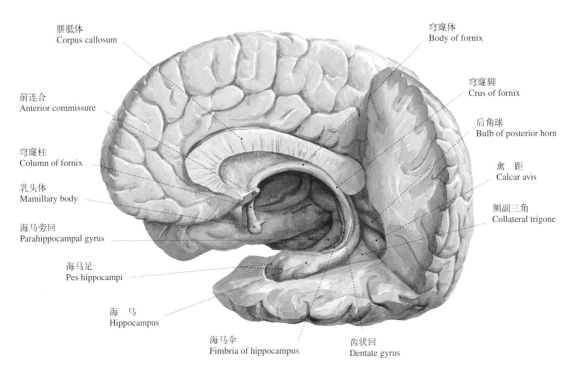

胼胝体 Corpus callosum
前连合 Anterior commissure
穹窿柱 Column of fornix
乳头体 Mamillary body
海马旁回 Parahippocampal gyrus
海马足 Pes hippocampi
海马 Hippocampus

穹窿体 Body of fornix
穹窿脚 Crus of fornix
后角球 Bulb of posterior horn
禽距 Calcar avis
侧副三角 Collateral trigone

海马伞 Fimbria of hippocampus
齿状回 Dentate gyrus

255. 海马和穹窿
The hippocampus and fornix

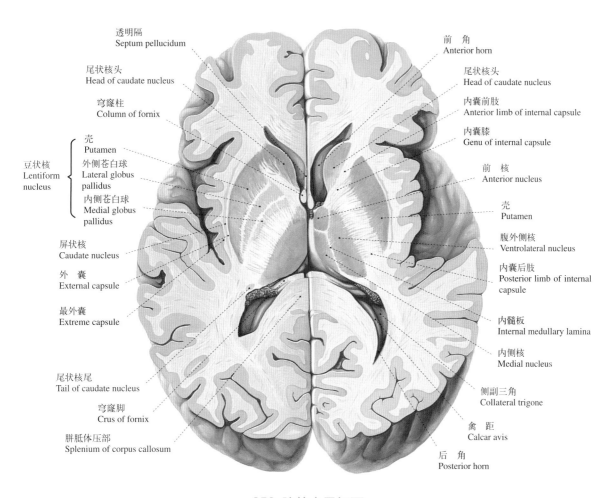

透明隔
Septum pellucidum

尾状核头
Head of caudate nucleus

穹窿柱
Column of fornix

壳
Putamen

外侧苍白球
Lateral globus pallidus

内侧苍白球
Medial globus pallidus

豆状核
Lentiform nucleus

屏状核
Caudate nucleus

外囊
External capsule

最外囊
Extreme capsule

尾状核尾
Tail of caudate nucleus

穹窿脚
Crus of fornix

胼胝体压部
Splenium of corpus callosum

前 角
Anterior horn

尾状核头
Head of caudate nucleus

内囊前肢
Anterior limb of internal capsule

内囊膝
Genu of internal capsule

前 核
Anterior nucleus

壳
Putamen

腹外侧核
Ventrolateral nucleus

内囊后肢
Posterior limb of internal capsule

内髓板
Internal medullary lamina

内侧核
Medial nucleus

侧副三角
Collateral trigone

禽 距
Calcar avis

后 角
Posterior horn

256. 脑的水平切面
Horizontal section of the brain

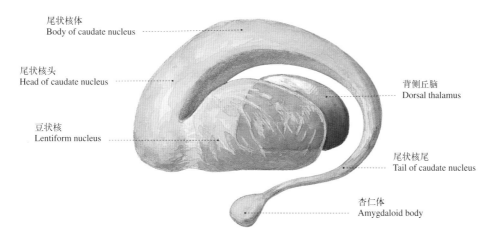

尾状核体
Body of caudate nucleus

尾状核头
Head of caudate nucleus

豆状核
Lentiform nucleus

背侧丘脑
Dorsal thalamus

尾状核尾
Tail of caudate nucleus

杏仁体
Amygdaloid body

257. 基底核
The basal nuclei

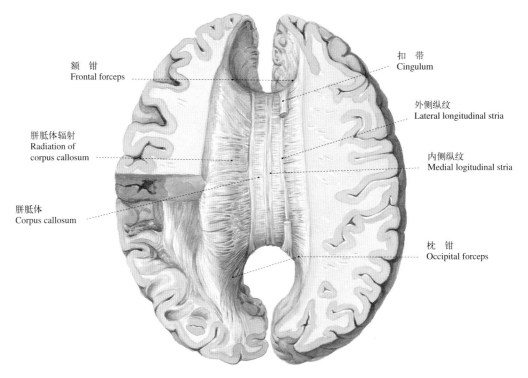

额 钳
Frontal forceps

扣 带
Cingulum

外侧纵纹
Lateral longitudinal stria

胼胝体辐射
Radiation of
corpus callosum

内侧纵纹
Medial logitudinal stria

胼胝体
Corpus callosum

枕 钳
Occipital forceps

258. 胼胝体（上面观）
The corpus callosum. Superior aspect

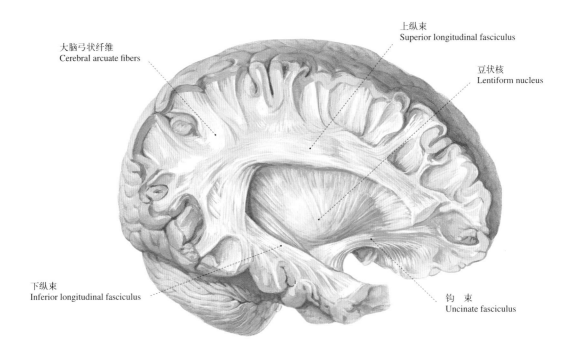

大脑弓状纤维
Cerebral arcuate fibers

上纵束
Superior longitudinal fasciculus

豆状核
Lentiform nucleus

下纵束
Inferior longitudinal fasciculus

钩 束
Uncinate fasciculus

259. 大脑半球内主要联络纤维
Principal association fibers in the cerebral hemisphere

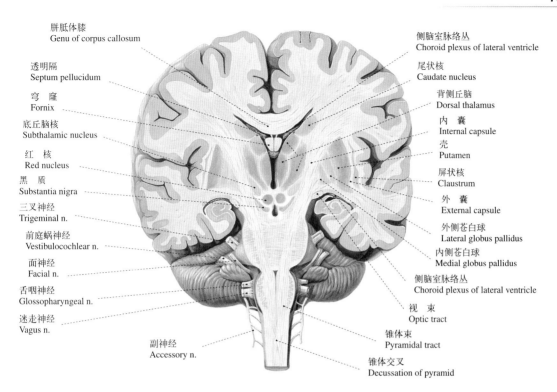

胼胝体膝
Genu of corpus callosum

透明隔
Septum pellucidum

穹窿
Fornix

底丘脑核
Subthalamic nucleus

红核
Red nucleus

黑质
Substantia nigra

三叉神经
Trigeminal n.

前庭蜗神经
Vestibulocochlear n.

面神经
Facial n.

舌咽神经
Glossopharyngeal n.

迷走神经
Vagus n.

副神经
Accessory n.

侧脑室脉络丛
Choroid plexus of lateral ventricle

尾状核
Caudate nucleus

背侧丘脑
Dorsal thalamus

内囊
Internal capsule

壳
Putamen

屏状核
Claustrum

外囊
External capsule

外侧苍白球
Lateral globus pallidus

内侧苍白球
Medial globus pallidus

侧脑室脉络丛
Choroid plexus of lateral ventricle

视束
Optic tract

锥体束
Pyramidal tract

锥体交叉
Decussation of pyramid

260. 脑的冠状切面
Coronal section of the brain

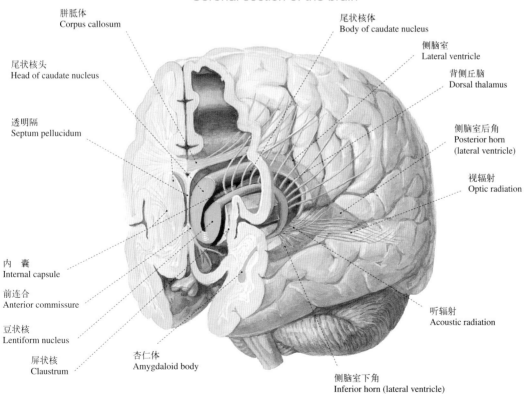

胼胝体
Corpus callosum

尾状核头
Head of caudate nucleus

透明隔
Septum pellucidum

内囊
Internal capsule

前连合
Anterior commissure

豆状核
Lentiform nucleus

屏状核
Claustrum

杏仁体
Amygdaloid body

尾状核体
Body of caudate nucleus

侧脑室
Lateral ventricle

背侧丘脑
Dorsal thalamus

侧脑室后角
Posterior horn
(lateral ventricle)

视辐射
Optic radiation

听辐射
Acoustic radiation

侧脑室下角
Inferior horn (lateral ventricle)

261. 纹状体与内囊
The corpus striatum and internal capsule

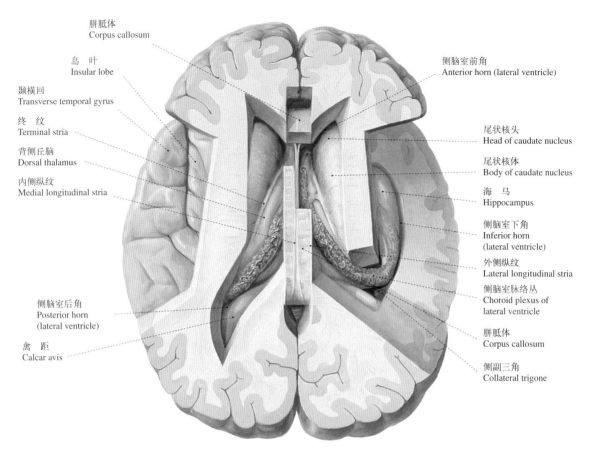

胼胝体
Corpus callosum

岛 叶
Insular lobe

颞横回
Transverse temporal gyrus

终 纹
Terminal stria

背侧丘脑
Dorsal thalamus

内侧纵纹
Medial longitudinal stria

侧脑室后角
Posterior horn
(lateral ventricle)

禽 距
Calcar avis

侧脑室前角
Anterior horn (lateral ventricle)

尾状核头
Head of caudate nucleus

尾状核体
Body of caudate nucleus

海 马
Hippocampus

侧脑室下角
Inferior horn
(lateral ventricle)

外侧纵纹
Lateral longitudinal stria

侧脑室脉络丛
Choroid plexus of
lateral ventricle

胼胝体
Corpus callosum

侧副三角
Collateral trigone

262. 侧脑室（上面观）
The lateral ventricle. Superior aspect

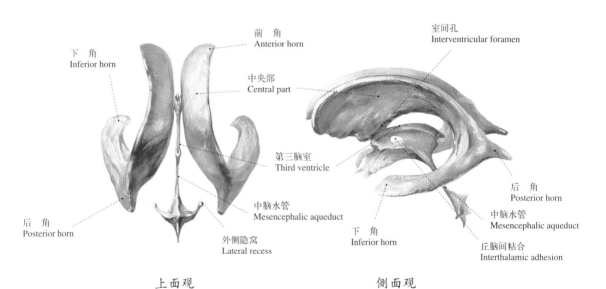

下 角
Inferior horn

前 角
Anterior horn

中央部
Central part

第三脑室
Third ventricle

中脑水管
Mesencephalic aqueduct

后 角
Posterior horn

外侧隐窝
Lateral recess

室间孔
Interventricular foramen

后 角
Posterior horn

中脑水管
Mesencephalic aqueduct

下 角
Inferior horn

丘脑间粘合
Interthalamic adhesion

上面观
Superior aspect

侧面观
Lateral aspect

263. 脑室的铸型
A cast of the ventricles of the brain

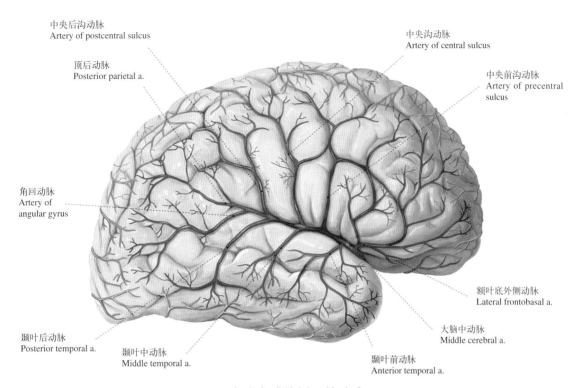

中央后沟动脉
Artery of postcentral sulcus

顶后动脉
Posterior parietal a.

角回动脉
Artery of
angular gyrus

颞叶后动脉
Posterior temporal a.

颞叶中动脉
Middle temporal a.

中央沟动脉
Artery of central sulcus

中央前沟动脉
Artery of precentral
sulcus

额叶底外侧动脉
Lateral frontobasal a.

大脑中动脉
Middle cerebral a.

颞叶前动脉
Anterior temporal a.

264. 大脑半球外侧面的动脉
Arteries of the lateral surface of the cerebral hemisphere

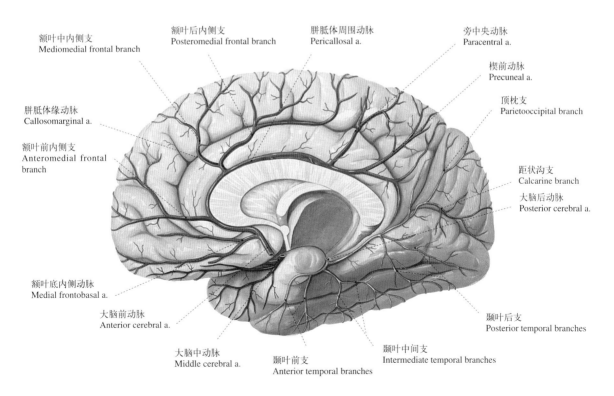

额叶中内侧支
Mediomedial frontal branch

额叶后内侧支
Posteromedial frontal branch

胼胝体周围动脉
Pericallosal a.

旁中央动脉
Paracentral a.

楔前动脉
Precuneal a.

顶枕支
Parietooccipital branch

胼胝体缘动脉
Callosomarginal a.

额叶前内侧支
Anteromedial frontal
branch

距状沟支
Calcarine branch

大脑后动脉
Posterior cerebral a.

额叶底内侧动脉
Medial frontobasal a.

大脑前动脉
Anterior cerebral a.

大脑中动脉
Middle cerebral a.

颞叶前支
Anterior temporal branches

颞叶中间支
Intermediate temporal branches

颞叶后支
Posterior temporal branches

265. 大脑半球内侧面的动脉
Arteries of the medial surface of the cerebral hemisphere

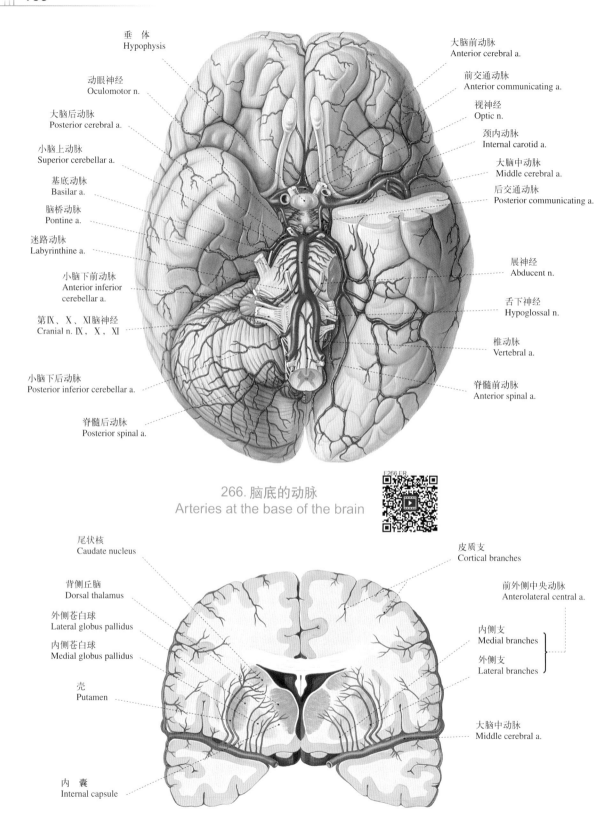

垂 体
Hypophysis

动眼神经
Oculomotor n.

大脑后动脉
Posterior cerebral a.

小脑上动脉
Superior cerebellar a.

基底动脉
Basilar a.

脑桥动脉
Pontine a.

迷路动脉
Labyrinthine a.

小脑下前动脉
Anterior inferior
cerebellar a.

第Ⅸ、Ⅹ、Ⅺ脑神经
Cranial n. Ⅸ, Ⅹ, Ⅺ

小脑下后动脉
Posterior inferior cerebellar a.

脊髓后动脉
Posterior spinal a.

大脑前动脉
Anterior cerebral a.

前交通动脉
Anterior communicating a.

视神经
Optic n.

颈内动脉
Internal carotid a.

大脑中动脉
Middle cerebral a.

后交通动脉
Posterior communicating a.

展神经
Abducent n.

舌下神经
Hypoglossal n.

椎动脉
Vertebral a.

脊髓前动脉
Anterior spinal a.

266. 脑底的动脉
Arteries at the base of the brain

尾状核
Caudate nucleus

背侧丘脑
Dorsal thalamus

外侧苍白球
Lateral globus pallidus

内侧苍白球
Medial globus pallidus

壳
Putamen

内 囊
Internal capsule

皮质支
Cortical branches

前外侧中央动脉
Anterolateral central a.

内侧支
Medial branches

外侧支
Lateral branches

大脑中动脉
Middle cerebral a.

267. 大脑动脉的皮质支和中央支
Cortical and central branches of the cerebral arteries

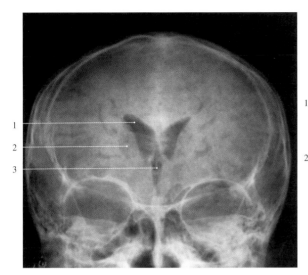

268. 脑室造影像（前后位）
The ventriculogram. Antero-posterior aspect

1. 侧脑室中央部　Central part (lateral ventricle)
2. 侧脑室前角　Anterior horn (lateral ventricle)
3. 第三脑室　Third ventricle

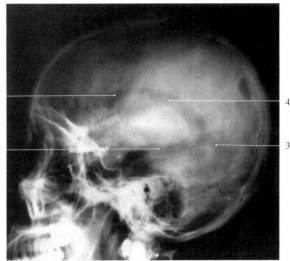

269. 脑室造影像（侧位）
The ventriculogram. Lateral aspect

1. 侧脑室前角　Anterior horn (lateral ventricle)
2. 侧脑室下角　Inferior horn (lateral ventricle)
3. 侧脑室后角　Posterior horn (lateral ventricle)
4. 侧脑室中央部　Central part (lateral ventricle)

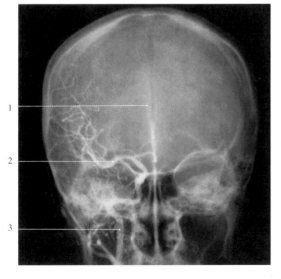

270. 脑动脉造影像（前后位）
The encephalo-arteriogram.
Antero-posterior aspect

1. 大脑前动脉　Anterior cerebral a.
2. 大脑中动脉　Middle cerebral a.
3. 颈内动脉　Internal carotid a.

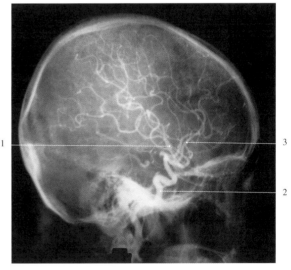

271. 脑动脉造影像（侧位）
The encephalo-arteriogram. Lateral aspect

1. 大脑中动脉　Middle cerebral a.
2. 颈内动脉　Internal carotid a.
3. 大脑前动脉　Anterior cerebral a.

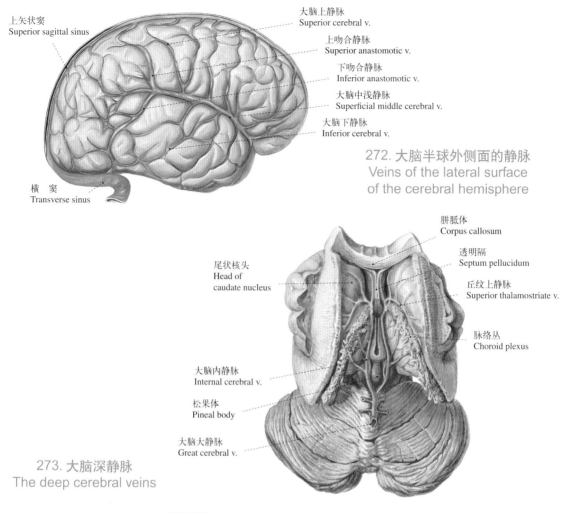

上矢状窦
Superior sagittal sinus

大脑上静脉
Superior cerebral v.

上吻合静脉
Superior anastomotic v.

下吻合静脉
Inferior anastomotic v.

大脑中浅静脉
Superficial middle cerebral v.

大脑下静脉
Inferior cerebral v.

横窦
Transverse sinus

272. 大脑半球外侧面的静脉
Veins of the lateral surface
of the cerebral hemisphere

胼胝体
Corpus callosum

透明隔
Septum pellucidum

尾状核头
Head of
caudate nucleus

丘纹上静脉
Superior thalamostriate v.

脉络丛
Choroid plexus

大脑内静脉
Internal cerebral v.

松果体
Pineal body

大脑大静脉
Great cerebral v.

273. 大脑深静脉
The deep cerebral veins

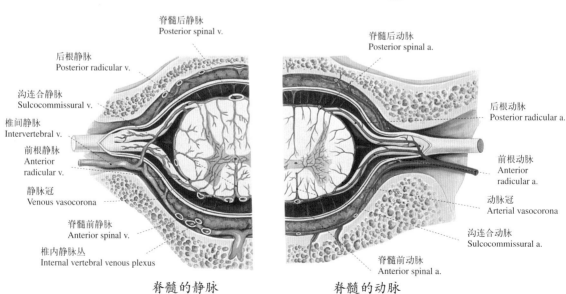

脊髓后静脉
Posterior spinal v.

后根静脉
Posterior radicular v.

沟连合静脉
Sulcocommissural v.

椎间静脉
Intervertebral v.

前根静脉
Anterior
radicular v.

静脉冠
Venous vasocorona

脊髓前静脉
Anterior spinal v.

椎内静脉丛
Internal vertebral venous plexus

脊髓后动脉
Posterior spinal a.

后根动脉
Posterior radicular a.

前根动脉
Anterior
radicular a.

动脉冠
Arterial vasocorona

沟连合动脉
Sulcocommissural a.

脊髓前动脉
Anterior spinal a.

脊髓的静脉
The veins of the spinal cord

脊髓的动脉
The arteries of the spinal cord

274. 脊髓的血管
Blood vessels of the spinal cord

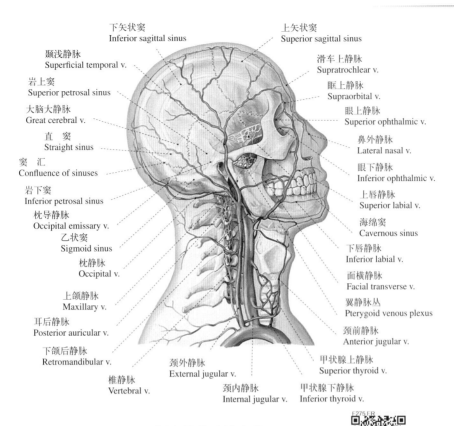

下矢状窦
Inferior sagittal sinus

上矢状窦
Superior sagittal sinus

颞浅静脉
Superficial temporal v.

岩上窦
Superior petrosal sinus

大脑大静脉
Great cerebral v.

直 窦
Straight sinus

窦 汇
Confluence of sinuses

岩下窦
Inferior petrosal sinus

枕导静脉
Occipital emissary v.

乙状窦
Sigmoid sinus

枕静脉
Occipital v.

上颌静脉
Maxillary v.

耳后静脉
Posterior auricular v.

下颌后静脉
Retromandibular v.

椎静脉
Vertebral v.

颈外静脉
External jugular v.

颈内静脉
Internal jugular v.

滑车上静脉
Supratrochlear v.

眶上静脉
Supraorbital v.

眼上静脉
Superior ophthalmic v.

鼻外静脉
Lateral nasal v.

眼下静脉
Inferior ophthalmic v.

上唇静脉
Superior labial v.

海绵窦
Cavernous sinus

下唇静脉
Inferior labial v.

面横静脉
Facial transverse v.

翼静脉丛
Pterygoid venous plexus

颈前静脉
Anterior jugular v.

甲状腺上静脉
Superior thyroid v.

甲状腺下静脉
Inferior thyroid v.

275. 颅内外静脉的交通
Connection of the intra- and extracranial veins

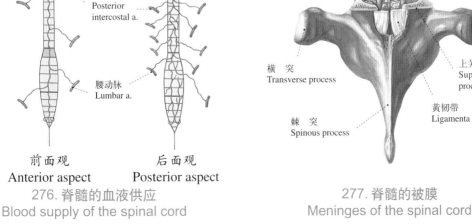

基底动脉
Basilar a.

脊髓前动脉
Anterior
spinal a.

椎动脉
Vertebral a.

脊髓后动脉
Posterior spinal a.

颈升动脉
Ascending
cervical a.

肋间后动脉
Posterior
intercostal a.

腰动脉
Lumbar a.

前面观
Anterior aspect

后面观
Posterior aspect

276. 脊髓的血液供应
Blood supply of the spinal cord

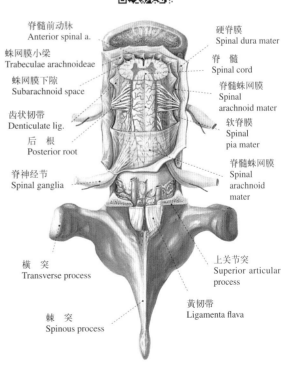

脊髓前动脉
Anterior spinal a.

蛛网膜小梁
Trabeculae arachnoideae

蛛网膜下隙
Subarachnoid space

齿状韧带
Denticulate lig.

后 根
Posterior root

脊神经节
Spinal ganglia

横 突
Transverse process

棘 突
Spinous process

硬脊膜
Spinal dura mater

脊髓
Spinal cord

脊髓蛛网膜
Spinal
arachnoid mater

软脊膜
Spinal
pia mater

脊髓蛛网膜
Spinal
arachnoid
mater

上关节突
Superior articular
process

黄韧带
Ligamenta flava

277. 脊髓的被膜
Meninges of the spinal cord

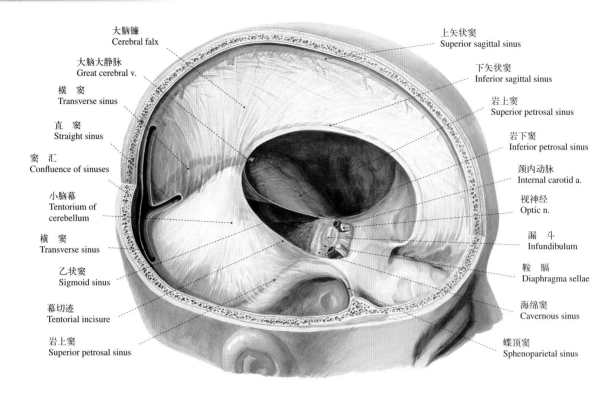

大脑镰 Cerebral falx
大脑大静脉 Great cerebral v.
横窦 Transverse sinus
直窦 Straight sinus
窦汇 Confluence of sinuses
小脑幕 Tentorium of cerebellum
横窦 Transverse sinus
乙状窦 Sigmoid sinus
幕切迹 Tentorial incisure
岩上窦 Superior petrosal sinus

上矢状窦 Superior sagittal sinus
下矢状窦 Inferior sagittal sinus
岩上窦 Superior petrosal sinus
岩下窦 Inferior petrosal sinus
颈内动脉 Internal carotid a.
视神经 Optic n.
漏斗 Infundibulum
鞍膈 Diaphragma sellae
海绵窦 Cavernous sinus
蝶顶窦 Sphenoparietal sinus

右侧面观
Right lateral aspect

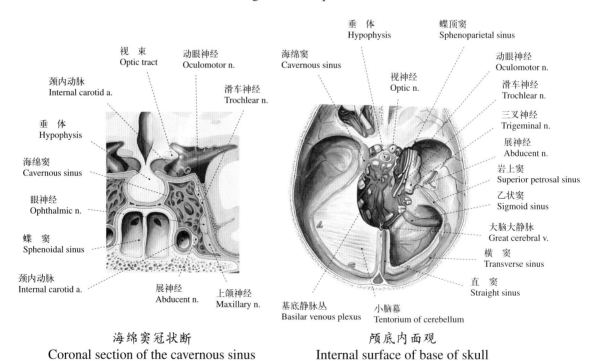

视束 Optic tract
动眼神经 Oculomotor n.
颈内动脉 Internal carotid a.
滑车神经 Trochlear n.
垂体 Hypophysis
海绵窦 Cavernous sinus
眼神经 Ophthalmic n.
蝶窦 Sphenoidal sinus
颈内动脉 Internal carotid a.
展神经 Abducent n.
上颌神经 Maxillary n.

海绵窦冠状断
Coronal section of the cavernous sinus

垂体 Hypophysis
蝶顶窦 Sphenoparietal sinus
海绵窦 Cavernous sinus
视神经 Optic n.
动眼神经 Oculomotor n.
滑车神经 Trochlear n.
三叉神经 Trigeminal n.
展神经 Abducent n.
岩上窦 Superior petrosal sinus
乙状窦 Sigmoid sinus
大脑大静脉 Great cerebral v.
横窦 Transverse sinus
直窦 Straight sinus
基底静脉丛 Basilar venous plexus
小脑幕 Tentorium of cerebellum

颅底内面观
Internal surface of base of skull

278. 硬脑膜及硬脑膜窦
The cerebral dura mater and the sinuses of dura mater

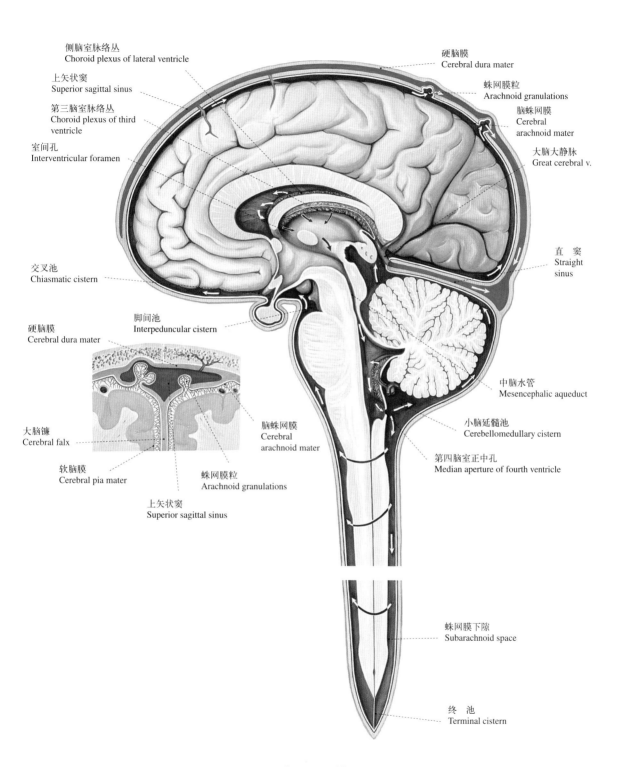

侧脑室脉络丛
Choroid plexus of lateral ventricle

上矢状窦
Superior sagittal sinus

第三脑室脉络丛
Choroid plexus of third ventricle

室间孔
Interventricular foramen

交叉池
Chiasmatic cistern

硬脑膜
Cerebral dura mater

脚间池
Interpeduncular cistern

大脑镰
Cerebral falx

软脑膜
Cerebral pia mater

蛛网膜粒
Arachnoid granulations

上矢状窦
Superior sagittal sinus

脑蛛网膜
Cerebral arachnoid mater

硬脑膜
Cerebral dura mater

蛛网膜粒
Arachnoid granulations

脑蛛网膜
Cerebral arachnoid mater

大脑大静脉
Great cerebral v.

直 窦
Straight sinus

中脑水管
Mesencephalic aqueduct

小脑延髓池
Cerebellomedullary cistern

第四脑室正中孔
Median aperture of fourth ventricle

蛛网膜下隙
Subarachnoid space

终 池
Terminal cistern

279. 脑脊液循环模式图
Diagram of cerebrospinal fluid circulation

各部脊神经见下述图号

Spinal nerves of different regions see the following figures

神经名称	Nerves	图号 Figure
脊神经后支	Dorsal rami of spinal nerves	359, 360
颈丛及其分支	Cervical plexus and its branches	351, 352
臂　丛	Brachial plexus	386, 387
胸长神经	Long thoracic nerve	386, 387
肩胛背神经	Dorsal scapular nerve	386, 387
肩胛上神经	Suprascapular nerve	386, 387
肩胛下神经	Subscapular nerves	386, 387
胸内侧神经	Medial pectoral nerve	386
胸外侧神经	Lateral pectoral nerve	386
胸背神经	Thoracodorsal nerve	386, 387
腋神经	Axillary nerve	386, 387, 391, 393
肌皮神经	Musculocutaneous nerve	386, 387, 391, 392, 394
正中神经	Median nerve	386, 387, 391, 392, 394, 395, 397, 398
尺神经	Ulnar nerve	386, 387, 391, 392, 394, 395, 398, 399, 400
桡神经	Radial nerve	387, 391, 393, 394, 395, 396, 400
臂内侧皮神经	Medial brachial cutaneous nerve	386, 387, 391, 392
前臂内侧皮神经	Medial antebrachial cutaneous nerve	386, 387, 391, 392
胸神经前支	Ventral rami of thoracic nerves	362, 363, 366, 367, 368, 369
腰　丛	Lumbar plexus	385
髂腹下神经	Iliohypogastric nerve	374, 385
髂腹股沟神经	Ilioinguinal nerve	374, 385
股外侧皮神经	Lateral femoral cutaneous nerve	385, 403, 404
股神经	Femoral nerve	385, 403, 404, 405, 406
闭孔神经	Obturator nerve	381, 382, 385, 403, 405, 406
生殖股神经	Genitofemoral nerve	385, 403
骶　丛	Sacral plexus	381, 382, 385
臀上神经	Superior gluteal nerve	408
臀下神经	Inferior gluteal nerve	408
阴部神经	Pudendal nerve	383, 384, 408
股后皮神经	Posterior femoral cutaneous nerve	403, 407, 408
坐骨神经	Sciatic nerve	408
胫神经	Tibial nerve	403, 408, 414, 415, 416, 417
腓总神经	Common peroneal nerve	403, 408, 411, 412, 413

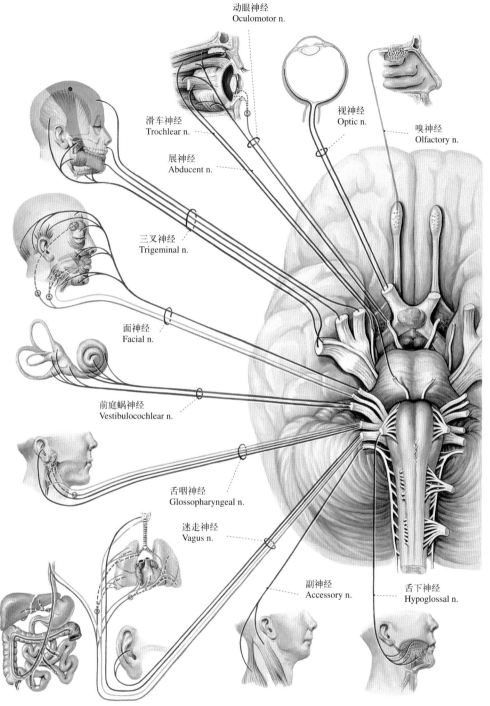

动眼神经
Oculomotor n.

滑车神经
Trochlear n.

展神经
Abducent n.

三叉神经
Trigeminal n.

面神经
Facial n.

前庭蜗神经
Vestibulocochlear n.

舌咽神经
Glossopharyngeal n.

迷走神经
Vagus n.

视神经
Optic n.

嗅神经
Olfactory n.

副神经
Accessory n.

舌下神经
Hypoglossal n.

280. 脑神经示意图
Schematic diagram of the cranial nerves

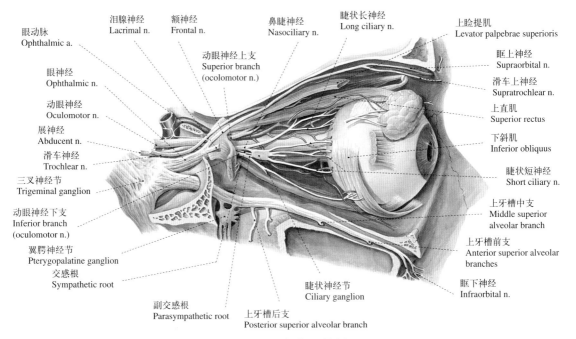

眼动脉 Ophthalmic a.
泪腺神经 Lacrimal n.
额神经 Frontal n.
鼻睫神经 Nasociliary n.
睫状长神经 Long ciliary n.
上睑提肌 Levator palpebrae superioris
眼神经 Ophthalmic n.
动眼神经上支 Superior branch (ocolomotor n.)
眶上神经 Supraorbital n.
滑车上神经 Supratrochlear n.
动眼神经 Oculomotor n.
上直肌 Superior rectus
展神经 Abducent n.
下斜肌 Inferior obliquus
滑车神经 Trochlear n.
三叉神经节 Trigeminal ganglion
睫状短神经 Short ciliary n.
动眼神经下支 Inferior branch (oculomotor n.)
上牙槽中支 Middle superior alveolar branch
翼腭神经节 Pterygopalatine ganglion
上牙槽前支 Anterior superior alveolar branches
交感根 Sympathetic root
眶下神经 Infraorbital n.
副交感根 Parasympathetic root
上牙槽后支 Posterior superior alveolar branch
睫状神经节 Ciliary ganglion

281. 眶及眶内容（外侧面）
The orbit and its contents. Lateral aspect

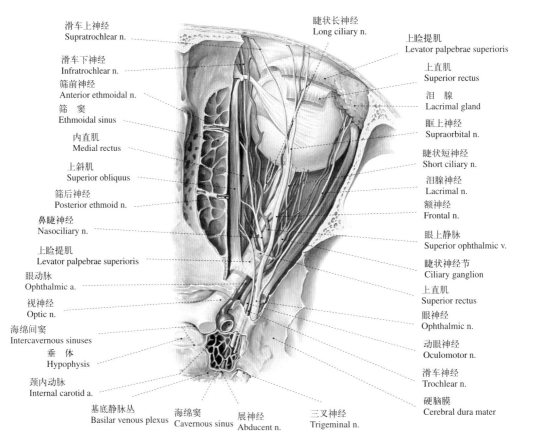

滑车上神经 Supratrochlear n.
睫状长神经 Long ciliary n.
上睑提肌 Levator palpebrae superioris
滑车下神经 Infratrochlear n.
上直肌 Superior rectus
筛前神经 Anterior ethmoidal n.
泪腺 Lacrimal gland
筛窦 Ethmoidal sinus
眶上神经 Supraorbital n.
内直肌 Medial rectus
睫状短神经 Short ciliary n.
上斜肌 Superior obliquus
泪腺神经 Lacrimal n.
筛后神经 Posterior ethmoid n.
额神经 Frontal n.
鼻睫神经 Nasociliary n.
眼上静脉 Superior ophthalmic v.
上睑提肌 Levator palpebrae superioris
睫状神经节 Ciliary ganglion
眼动脉 Ophthalmic a.
上直肌 Superior rectus
视神经 Optic n.
眼神经 Ophthalmic n.
海绵间窦 Intercavernous sinuses
动眼神经 Oculomotor n.
垂体 Hypophysis
滑车神经 Trochlear n.
颈内动脉 Internal carotid a.
硬脑膜 Cerebral dura mater
基底静脉丛 Basilar venous plexus
海绵窦 Cavernous sinus
展神经 Abducent n.
三叉神经 Trigeminal n.

282. 眶及眶内容（上面观）
The orbit and its contents. Superior aspect

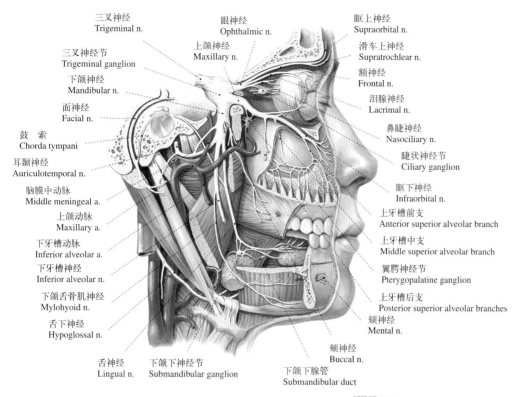

三叉神经　Trigeminal n.
眼神经　Ophthalmic n.
眶上神经　Supraorbital n.
三叉神经节　Trigeminal ganglion
上颌神经　Maxillary n.
滑车上神经　Supratrochlear n.
下颌神经　Mandibular n.
额神经　Frontal n.
面神经　Facial n.
泪腺神经　Lacrimal n.
鼓索　Chorda tympani
鼻睫神经　Nasociliary n.
耳颞神经　Auriculotemporal n.
睫状神经节　Ciliary ganglion
脑膜中动脉　Middle meningeal a.
眶下神经　Infraorbital n.
上颌动脉　Maxillary a.
上牙槽前支　Anterior superior alveolar branch
下牙槽动脉　Inferior alveolar a.
上牙槽中支　Middle superior alveolar branch
下牙槽神经　Inferior alveolar n.
翼腭神经节　Pterygopalatine ganglion
下颌舌骨肌神经　Mylohyoid n.
上牙槽后支　Posterior superior alveolar branches
舌下神经　Hypoglossal n.
颏神经　Mental n.
舌神经　Lingual n.
下颌下神经节　Submandibular ganglion
颊神经　Buccal n.
下颌下腺管　Submandibular duct

283. 三叉神经（外侧面）
The trigeminal nerve. Lateral aspect

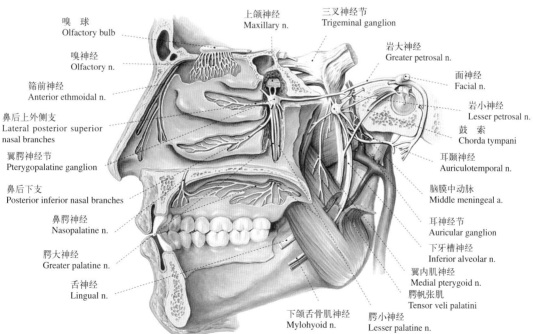

嗅球　Olfactory bulb
上颌神经　Maxillary n.
三叉神经节　Trigeminal ganglion
嗅神经　Olfactory n.
岩大神经　Greater petrosal n.
筛前神经　Anterior ethmoidal n.
面神经　Facial n.
鼻后上外侧支　Lateral posterior superior nasal branches
岩小神经　Lesser petrosal n.
鼓索　Chorda tympani
翼腭神经节　Pterygopalatine ganglion
耳颞神经　Auriculotemporal n.
鼻后下支　Posterior inferior nasal branches
脑膜中动脉　Middle meningeal a.
鼻腭神经　Nasopalatine n.
耳神经节　Auricular ganglion
腭大神经　Greater palatine n.
下牙槽神经　Inferior alveolar n.
舌神经　Lingual n.
翼内肌神经　Medial pterygoid n.
腭帆张肌　Tensor veli palatini
下颌舌骨肌神经　Mylohyoid n.
腭小神经　Lesser palatine n.

284. 三叉神经（内侧面）
The trigeminal nerve. Medial aspect

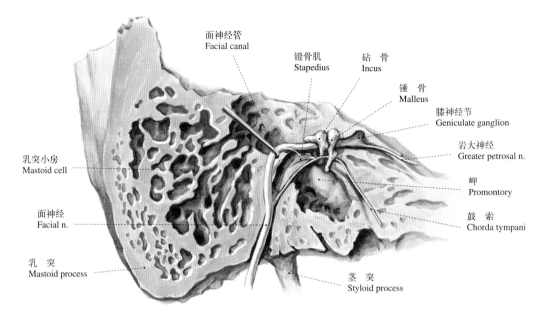

285. 面神经在颞骨的分支
Branches of the facial nerve within temporal bone

面神经管 Facial canal
镫骨肌 Stapedius
砧骨 Incus
锤骨 Malleus
膝神经节 Geniculate ganglion
岩大神经 Greater petrosal n.
岬 Promontory
鼓索 Chorda tympani
乳突小房 Mastoid cell
面神经 Facial n.
乳突 Mastoid process
茎突 Styloid process

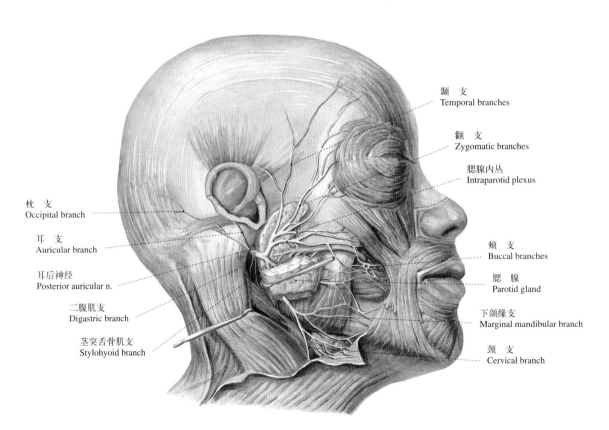

286. 面神经在面部的分布
Distribution of the facial nerve in the face

颞支 Temporal branches
颧支 Zygomatic branches
腮腺内丛 Intraparotid plexus
枕支 Occipital branch
耳支 Auricular branch
耳后神经 Posterior auricular n.
二腹肌支 Digastric branch
茎突舌骨肌支 Stylohyoid branch
颊支 Buccal branches
腮腺 Parotid gland
下颌缘支 Marginal mandibular branch
颈支 Cervical branch

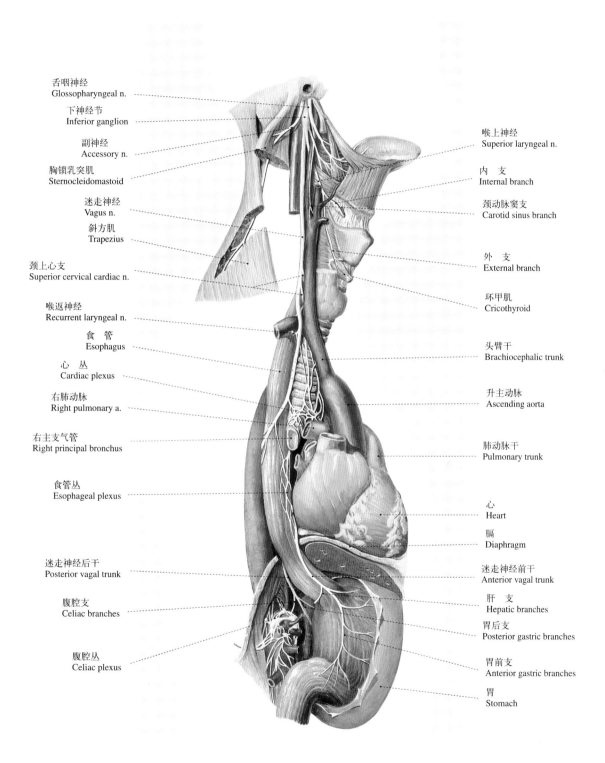

舌咽神经
Glossopharyngeal n.

下神经节
Inferior ganglion

副神经
Accessory n.

胸锁乳突肌
Sternocleidomastoid

迷走神经
Vagus n.

斜方肌
Trapezius

颈上心支
Superior cervical cardiac n.

喉返神经
Recurrent laryngeal n.

食 管
Esophagus

心 丛
Cardiac plexus

右肺动脉
Right pulmonary a.

右主支气管
Right principal bronchus

食管丛
Esophageal plexus

迷走神经后干
Posterior vagal trunk

腹腔支
Celiac branches

腹腔丛
Celiac plexus

喉上神经
Superior laryngeal n.

内 支
Internal branch

颈动脉窦支
Carotid sinus branch

外 支
External branch

环甲肌
Cricothyroid

头臂干
Brachiocephalic trunk

升主动脉
Ascending aorta

肺动脉干
Pulmonary trunk

心
Heart

膈
Diaphragm

迷走神经前干
Anterior vagal trunk

肝 支
Hepatic branches

胃后支
Posterior gastric branches

胃前支
Anterior gastric branches

胃
Stomach

287. 舌咽、迷走、副神经的行程与分布
Course and distribution of glossopharyngeal, vagus and accessory nerves

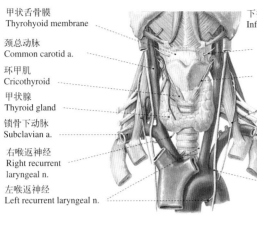

甲状舌骨膜
Thyrohyoid membrane

颈总动脉
Common carotid a.

环甲肌
Cricothyroid

甲状腺
Thyroid gland

锁骨下动脉
Subclavian a.

右喉返神经
Right recurrent laryngeal n.

左喉返神经
Left recurrent laryngeal n.

下神经节
Inferior ganglian

内 支
Internal branch

外 支
External branch

膈神经
Phrenic n.

食 管
Esophagus

气 管
Trachea

迷走神经
Vagus n.

左喉返神经
Left recurrent laryngeal n.

喉上神经
Superior laryngeal n.

内 支
Internal branch

外 支
External branch

甲状腺上动脉
Superior thyroid a.

颈总动脉
Common caroid a.

甲状腺下动脉
Inferior thyroid a.

颈内静脉
Internal jugular v.

右喉返神经
Right recurrent laryngeal n.

前面观
Anterior aspect

后面观
Posterior aspect

288. 迷走神经在颈部的分支
Branches of the vagus nerve in the neck

舌下神经
Hypoglossal n.

副神经
Accessory n.

迷走神经
Vagus n.

第二颈神经前支
Anterior branch (cervical n. Ⅱ)

枕小神经
Lesser occipital n.

肩胛提肌
Levator scapulae

上 根
Superior root

后斜角肌
Scalenus posterior

中斜角肌
Scalenus medius

前斜角肌
Scalenus anterior

颈升动脉
Ascending cervical a.

浅 支
Superficial branch

颈横动脉
Transverse cervical a.

肩胛上动脉
Superior scapular a.

锁骨下动脉
Subclavian a.

舌咽神经
Glossopharyngeal n.

膈神经
Phrenic n.

胸廓内动脉
Internal thoracic a.

下颌神经
Mandibular n.

舌神经
Lingual n.

茎突舌肌
Styloglossus

茎突舌骨肌
Stylohyoid

舌骨舌肌
Hyoglossus

舌动脉
Lingual a.

内支（喉上神经）
Internal branch (superior laryngeal n.)

甲状舌骨肌
Thyrohyoid

甲状腺上动脉
Superior thyroid a.

外支（喉上神经）
External branch (superior laryngeal n.)

肩胛舌骨肌（上腹）
Omohyoid (superior belly)

胸骨舌骨肌
Sternohyoid

颈袢
Ansa cervicalis

胸骨甲状肌
Sternothyroid

迷走神经
Vagus n.

甲状腺下动脉
Inferior thyroid a.

椎动脉
Vertebral a.

甲状颈干
Thyrocervical trunk

289. 舌下神经及锁骨下动脉
The hypoglossal nerve and subclavian artery

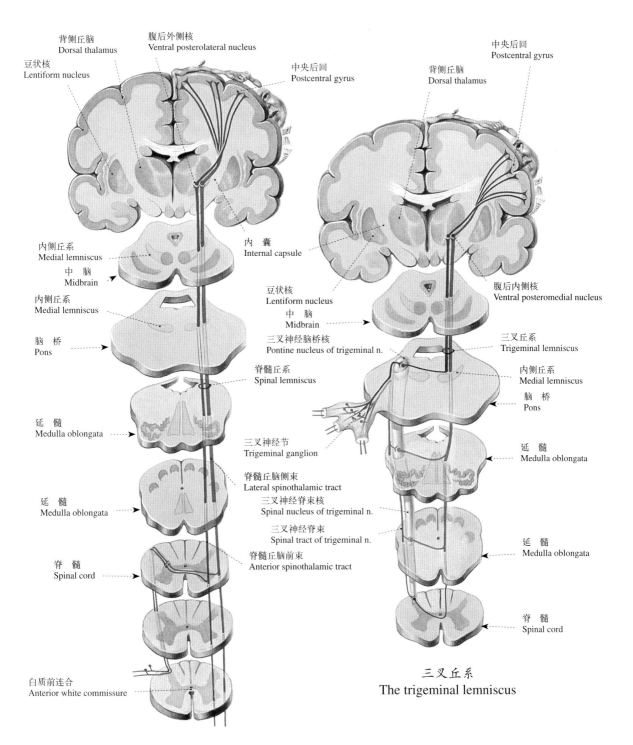

背侧丘脑
Dorsal thalamus

腹后外侧核
Ventral posterolateral nucleus

豆状核
Lentiform nucleus

中央后回
Postcentral gyrus

内侧丘系
Medial lemniscus

中脑
Midbrain

内侧丘系
Medial lemniscus

脑桥
Pons

延髓
Medulla oblongata

延髓
Medulla oblongata

脊髓
Spinal cord

白质前连合
Anterior white commissure

内囊
Internal capsule

脊髓丘系
Spinal lemniscus

三叉神经节
Trigeminal ganglion

脊髓丘脑侧束
Lateral spinothalamic tract

脊髓丘脑前束
Anterior spinothalamic tract

脊髓丘系
The spinal lemniscus

中央后回
Postcentral gyrus

背侧丘脑
Dorsal thalamus

豆状核
Lentiform nucleus

中脑
Midbrain

三叉神经脑桥核
Pontine nucleus of trigeminal n.

腹后内侧核
Ventral posteromedial nucleus

三叉丘系
Trigeminal lemniscus

内侧丘系
Medial lemniscus

脑桥
Pons

延髓
Medulla oblongata

三叉神经脊束核
Spinal nucleus of trigeminal n.

三叉神经脊束
Spinal tract of trigeminal n.

延髓
Medulla oblongata

脊髓
Spinal cord

三叉丘系
The trigeminal lemniscus

290. 浅部感觉传导路
Pathway of the exteroceptive sensibility

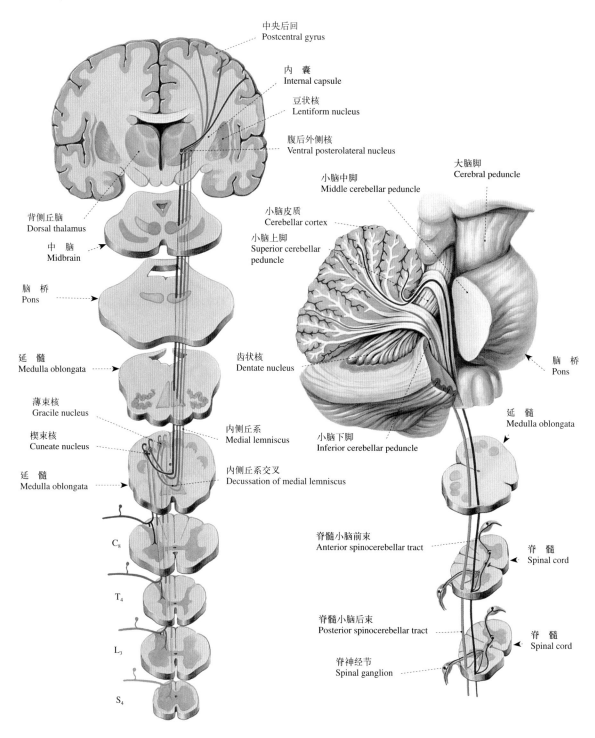

中央后回
Postcentral gyrus

内囊
Internal capsule

豆状核
Lentiform nucleus

腹后外侧核
Ventral posterolateral nucleus

大脑脚
Cerebral peduncle

小脑中脚
Middle cerebellar peduncle

小脑皮质
Cerebellar cortex

小脑上脚
Superior cerebellar peduncle

背侧丘脑
Dorsal thalamus

中脑
Midbrain

脑桥
Pons

脑桥
Pons

延髓
Medulla oblongata

齿状核
Dentate nucleus

薄束核
Gracile nucleus

内侧丘系
Medial lemniscus

楔束核
Cuneate nucleus

延髓
Medulla oblongata

小脑下脚
Inferior cerebellar peduncle

延髓
Medulla oblongata

内侧丘系交叉
Decussation of medial lemniscus

C_8

T_4

L_3

S_4

脊髓小脑前束
Anterior spinocerebellar tract

脊髓
Spinal cord

脊髓小脑后束
Posterior spinocerebellar tract

脊髓
Spinal cord

脊神经节
Spinal ganglion

意识性本体感觉传导路
Pathway of consious propriceptive sensibility

非意识性本体感觉传导路
Pathway of unconsious propriceptive sensibility

291. 本体感觉传导路
Pathway of the proprioceptic sensibility

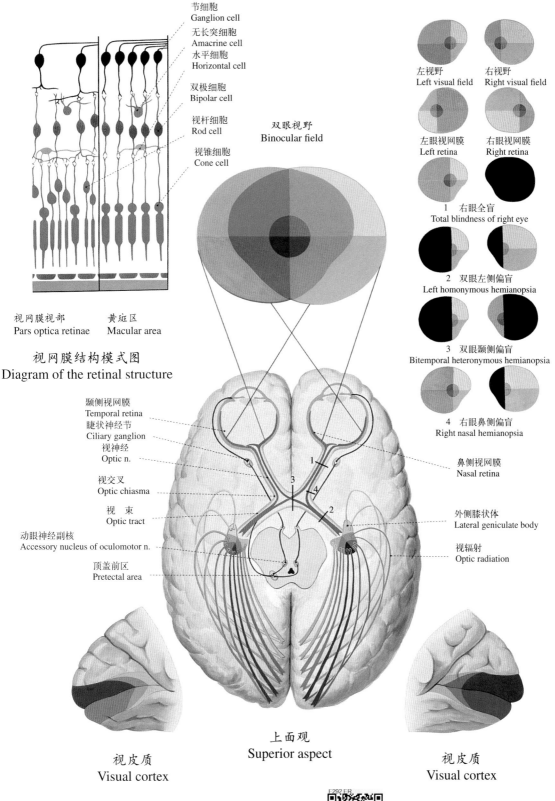

节细胞
Ganglion cell

无长突细胞
Amacrine cell

水平细胞
Horizontal cell

双极细胞
Bipolar cell

视杆细胞
Rod cell

视锥细胞
Cone cell

双眼视野
Binocular field

左视野
Left visual field

右视野
Right visual field

左眼视网膜
Left retina

右眼视网膜
Right retina

1　右眼全盲
Total blindness of right eye

2　双眼左侧偏盲
Left homonymous hemianopsia

3　双眼颞侧偏盲
Bitemporal heteronymous hemianopsia

4　右眼鼻侧偏盲
Right nasal hemianopsia

视网膜视部
Pars optica retinae

黄斑区
Macular area

视网膜结构模式图
Diagram of the retinal structure

颞侧视网膜
Temporal retina

睫状神经节
Ciliary ganglion

视神经
Optic n.

视交叉
Optic chiasma

视束
Optic tract

动眼神经副核
Accessory nucleus of oculomotor n.

顶盖前区
Pretectal area

鼻侧视网膜
Nasal retina

外侧膝状体
Lateral geniculate body

视辐射
Optic radiation

视皮质
Visual cortex

上面观
Superior aspect

视皮质
Visual cortex

292. 视觉传导路
The visual pathway

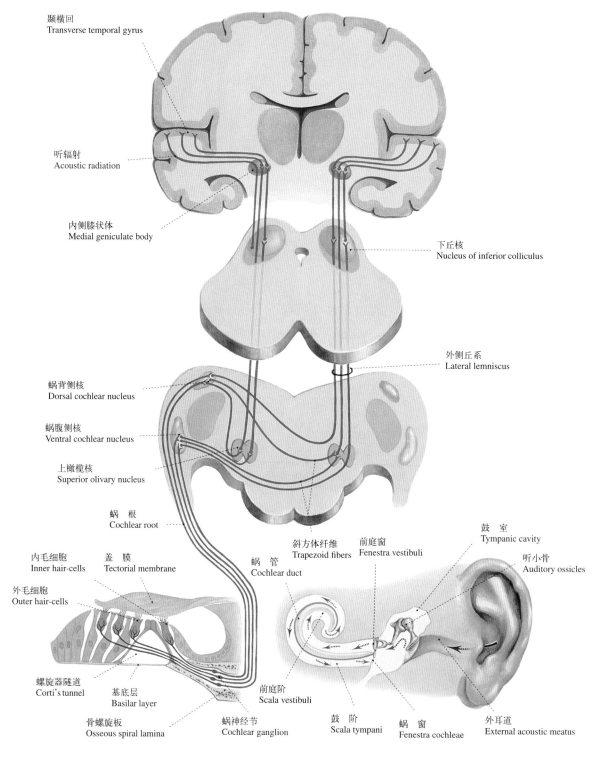

颞横回
Transverse temporal gyrus

听辐射
Acoustic radiation

内侧膝状体
Medial geniculate body

下丘核
Nucleus of inferior colliculus

外侧丘系
Lateral lemniscus

蜗背侧核
Dorsal cochlear nucleus

蜗腹侧核
Ventral cochlear nucleus

上橄榄核
Superior olivary nucleus

蜗根
Cochlear root

斜方体纤维
Trapezoid fibers

前庭窗
Fenestra vestibuli

鼓室
Tympanic cavity

听小骨
Auditory ossicles

内毛细胞
Inner hair-cells

盖膜
Tectorial membrane

蜗管
Cochlear duct

外毛细胞
Outer hair-cells

螺旋器隧道
Corti's tunnel

基底层
Basilar layer

前庭阶
Scala vestibuli

骨螺旋板
Osseous spiral lamina

蜗神经节
Cochlear ganglion

鼓阶
Scala tympani

蜗窗
Fenestra cochleae

外耳道
External acoustic meatus

声波传导途径
Diagmatic transmitting course of sound wave

293. 听觉传导路
The auditory pathway

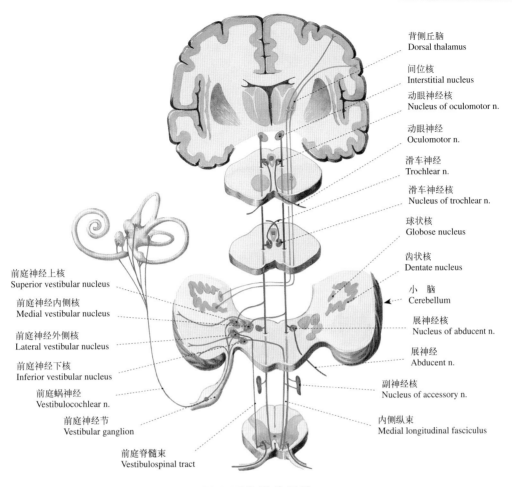

背侧丘脑
Dorsal thalamus

间位核
Interstitial nucleus

动眼神经核
Nucleus of oculomotor n.

动眼神经
Oculomotor n.

滑车神经
Trochlear n.

滑车神经核
Nucleus of trochlear n.

球状核
Globose nucleus

齿状核
Dentate nucleus

小　脑
Cerebellum

展神经核
Nucleus of abducent n.

展神经
Abducent n.

副神经核
Nucleus of accessory n.

内侧纵束
Medial longitudinal fasciculus

前庭神经上核
Superior vestibular nucleus

前庭神经内侧核
Medial vestibular nucleus

前庭神经外侧核
Lateral vestibular nucleus

前庭神经下核
Inferior vestibular nucleus

前庭蜗神经
Vestibulocochlear n.

前庭神经节
Vestibular ganglion

前庭脊髓束
Vestibulospinal tract

294. 平衡觉传导路
The equilibrium pathway

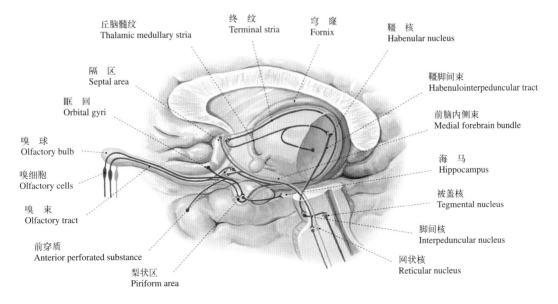

丘脑髓纹
Thalamic medullary stria

终 纹
Terminal stria

穹 窿
Fornix

缰 核
Habenular nucleus

隔 区
Septal area

眶 回
Orbital gyri

嗅 球
Olfactory bulb

嗅细胞
Olfactory cells

嗅 束
Olfactory tract

前穿质
Anterior perforated substance

梨状区
Piriform area

缰脚间束
Habenulointerpeduncular tract

前脑内侧束
Medial forebrain bundle

海 马
Hippocampus

被盖核
Tegmental nucleus

脚间核
Interpeduncular nucleus

网状核
Reticular nucleus

295. 嗅觉传导路
The olfactory pathway

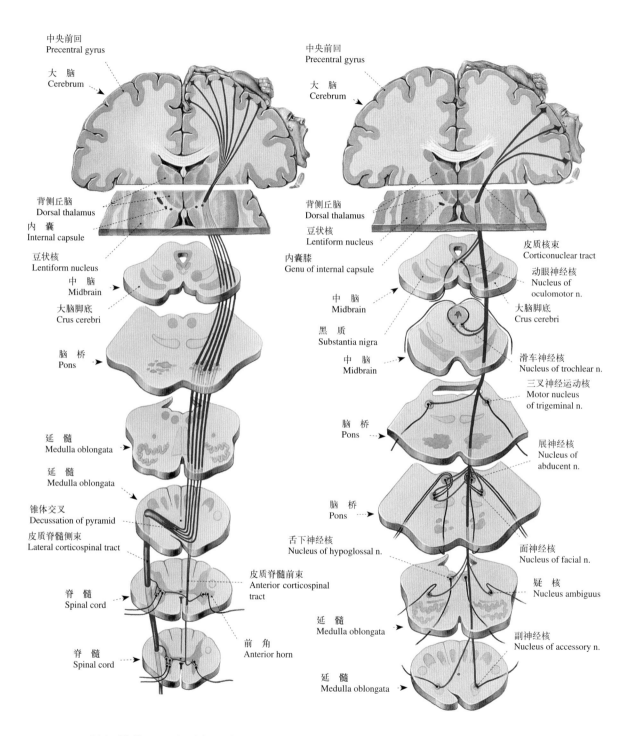

中央前回
Precentral gyrus

大脑
Cerebrum

背侧丘脑
Dorsal thalamus

内囊
Internal capsule

豆状核
Lentiform nucleus

中脑
Midbrain

大脑脚底
Crus cerebri

脑桥
Pons

延髓
Medulla oblongata

延髓
Medulla oblongata

锥体交叉
Decussation of pyramid

皮质脊髓侧束
Lateral corticospinal tract

脊髓
Spinal cord

脊髓
Spinal cord

皮质脊髓前束
Anterior corticospinal tract

前角
Anterior horn

中央前回
Precentral gyrus

大脑
Cerebrum

背侧丘脑
Dorsal thalamus

豆状核
Lentiform nucleus

内囊膝
Genu of internal capsule

中脑
Midbrain

黑质
Substantia nigra

中脑
Midbrain

脑桥
Pons

脑桥
Pons

舌下神经核
Nucleus of hypoglossal n.

延髓
Medulla oblongata

延髓
Medulla oblongata

皮质核束
Corticonuclear tract

动眼神经核
Nucleus of oculomotor n.

大脑脚底
Crus cerebri

滑车神经核
Nucleus of trochlear n.

三叉神经运动核
Motor nucleus of trigeminal n.

展神经核
Nucleus of abducent n.

面神经核
Nucleus of facial n.

疑核
Nucleus ambiguus

副神经核
Nucleus of accessory n.

296. 锥体系（皮质脊髓束）
The pyramidal system.
Corticospinal tracts

297. 锥体系（皮质核束）
The pyramidal system.
Corticonuclear tracts

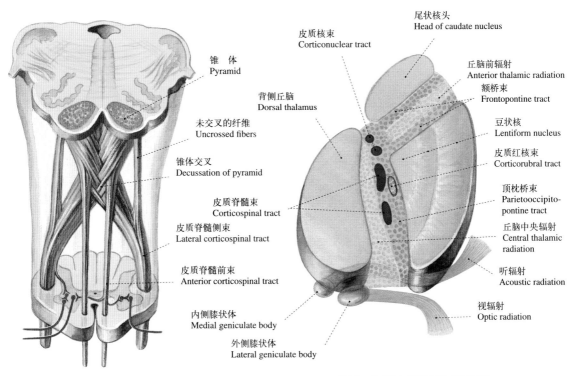

锥体
Pyramid

未交叉的纤维
Uncrossed fibers

锥体交叉
Decussation of pyramid

皮质脊髓束
Corticospinal tract

皮质脊髓侧束
Lateral corticospinal tract

皮质脊髓前束
Anterior corticospinal tract

内侧膝状体
Medial geniculate body

外侧膝状体
Lateral geniculate body

皮质核束
Corticonuclear tract

背侧丘脑
Dorsal thalamus

尾状核头
Head of caudate nucleus

丘脑前辐射
Anterior thalamic radiation

额桥束
Frontopontine tract

豆状核
Lentiform nucleus

皮质红核束
Corticorubral tract

顶枕桥束
Parietooccipito-pontine tract

丘脑中央辐射
Central thalamic radiation

听辐射
Acoustic radiation

视辐射
Optic radiation

298. 锥体交叉示意图
Schema of the pyramidal decussation

299. 内囊主要结构模式图
Diagram of the main
components in the internal capsure

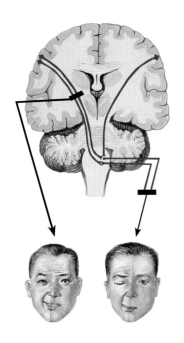

核上瘫
Supranuclear paralysis

核下瘫
Infranuclear paralysis

300. 面神经瘫
Paralysis of the facial nerve

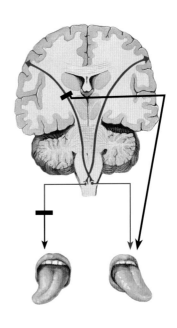

核下瘫
Infranuclear paralysis

核上瘫
Supranuclear paralysis

301. 舌下神经瘫
Paralysis of the hypoglossal nerve

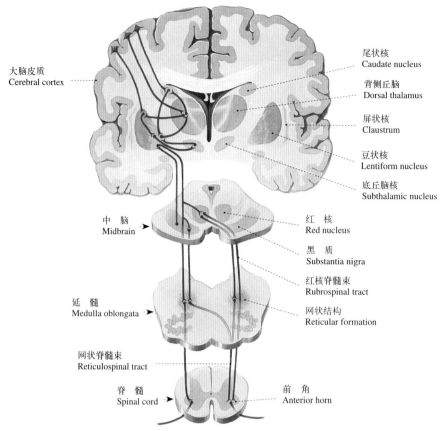

大脑皮质
Cerebral cortex

尾状核
Caudate nucleus

背侧丘脑
Dorsal thalamus

屏状核
Claustrum

豆状核
Lentiform nucleus

底丘脑核
Subthalamic nucleus

中　脑
Midbrain

红　核
Red nucleus

黑　质
Substantia nigra

红核脊髓束
Rubrospinal tract

网状结构
Reticular formation

延　髓
Medulla oblongata

网状脊髓束
Reticulospinal tract

脊　髓
Spinal cord

前　角
Anterior horn

302. 锥体外系（纹状体－苍白球系）　　The extrapyramidal system. Striopallidal system

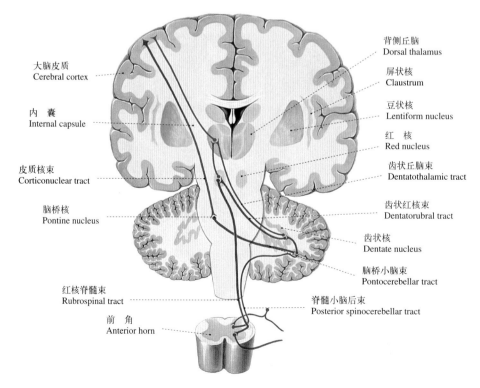

大脑皮质
Cerebral cortex

内　囊
Internal capsule

皮质核束
Corticonuclear tract

脑桥核
Pontine nucleus

红核脊髓束
Rubrospinal tract

前　角
Anterior horn

背侧丘脑
Dorsal thalamus

屏状核
Claustrum

豆状核
Lentiform nucleus

红　核
Red nucleus

齿状丘脑束
Dentatothalamic tract

齿状红核束
Dentatorubral tract

齿状核
Dentate nucleus

脑桥小脑束
Pontocerebellar tract

脊髓小脑后束
Posterior spinocerebellar tract

303. 锥体外系（皮质－脑桥－小脑系）　　The extrapyramidal system. Corticopontocerebellar system

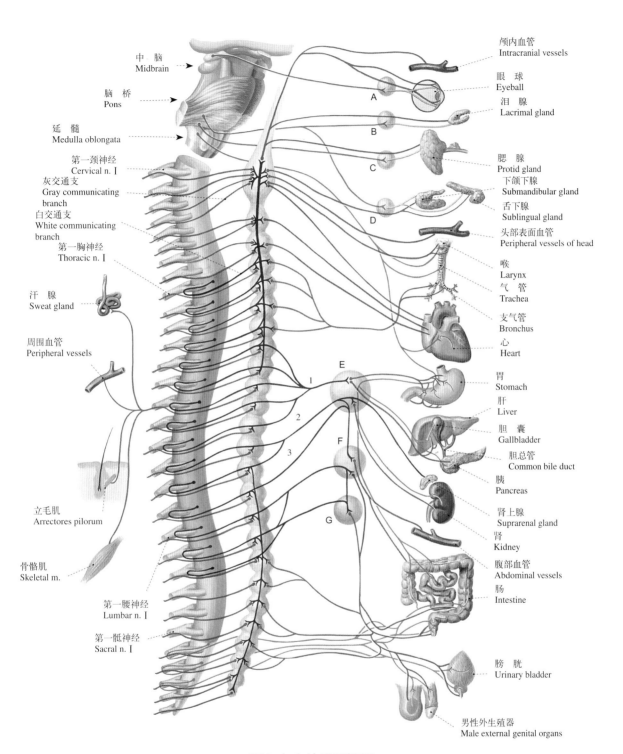

中脑
Midbrain

脑桥
Pons

延髓
Medulla oblongata

第一颈神经
Cervical n. I

灰交通支
Gray communicating branch

白交通支
White communicating branch

第一胸神经
Thoracic n. I

汗腺
Sweat gland

周围血管
Peripheral vessels

立毛肌
Arrectores pilorum

骨骼肌
Skeletal m.

第一腰神经
Lumbar n. I

第一骶神经
Sacral n. I

颅内血管
Intracranial vessels

眼球
Eyeball

泪腺
Lacrimal gland

腮腺
Protid gland

下颌下腺
Submandibular gland

舌下腺
Sublingual gland

头部表面血管
Peripheral vessels of head

喉
Larynx

气管
Trachea

支气管
Bronchus

心
Heart

胃
Stomach

肝
Liver

胆囊
Gallbladder

胆总管
Common bile duct

胰
Pancreas

肾上腺
Suprarenal gland

肾
Kidney

腹部血管
Abdominal vessels

肠
Intestine

膀胱
Urinary bladder

男性外生殖器
Male external genital organs

A B C D E F G
1 2 3

304. 自主神经系概观
Scheme of general arrangement of autonomic nervous system

A. 睫状神经节　Ciliary ganglion　B. 翼腭神经节　Pterygopalatine ganglion　C. 耳神经节　Otic ganglion　D.下颌下神经节
Submandibular ganglion　E. 腹腔神经节　Celiac ganglia　F. 肠系膜上神经节　Superior mesenteric ganglion　G. 肠系膜下神经节　Inferior mesenteric ganglion
1. 内脏大神经　Greater splanchnic n.　2. 内脏小神经　Lesser splanchnic n.　3. 内脏最下神经　Lowest splanchnic n.

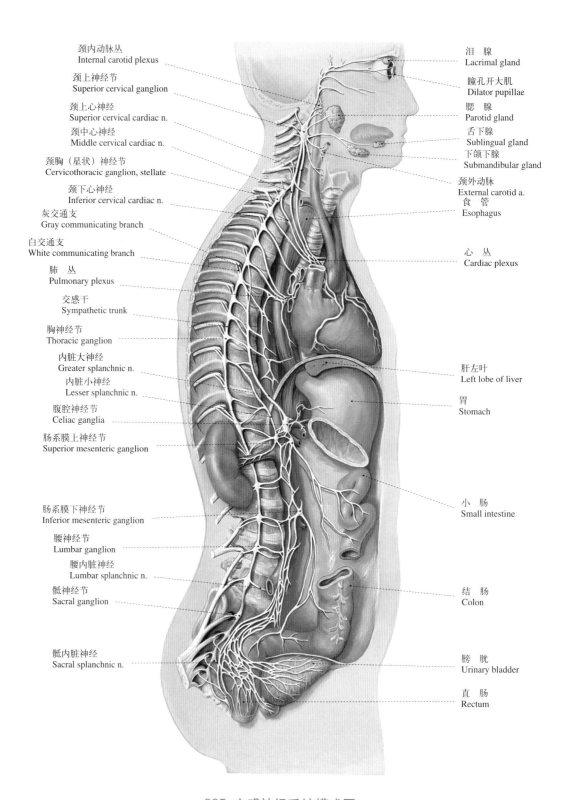

颈内动脉丛
Internal carotid plexus

颈上神经节
Superior cervical ganglion

颈上心神经
Superior cervical cardiac n.

颈中心神经
Middle cervical cardiac n.

颈胸（星状）神经节
Cervicothoracic ganglion, stellate

颈下心神经
Inferior cervical cardiac n.

灰交通支
Gray communicating branch

白交通支
White communicating branch

肺 丛
Pulmonary plexus

交感干
Sympathetic trunk

胸神经节
Thoracic ganglion

内脏大神经
Greater splanchnic n.

内脏小神经
Lesser splanchnic n.

腹腔神经节
Celiac ganglia

肠系膜上神经节
Superior mesenteric ganglion

肠系膜下神经节
Inferior mesenteric ganglion

腰神经节
Lumbar ganglion

腰内脏神经
Lumbar splanchnic n.

骶神经节
Sacral ganglion

骶内脏神经
Sacral splanchnic n.

泪 腺
Lacrimal gland

瞳孔开大肌
Dilator pupillae

腮 腺
Parotid gland

舌下腺
Sublingual gland

下颌下腺
Submandibular gland

颈外动脉
External carotid a.

食 管
Esophagus

心 丛
Cardiac plexus

肝左叶
Left lobe of liver

胃
Stomach

小 肠
Small intestine

结 肠
Colon

膀 胱
Urinary bladder

直 肠
Rectum

305. 交感神经系统模式图
Diagram of the sympathetic nervous system

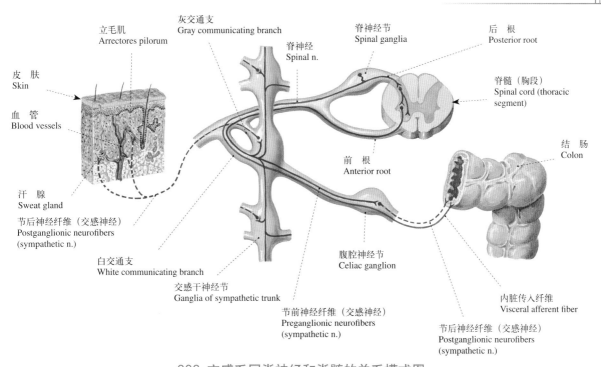

立毛肌
Arrectores pilorum

灰交通支
Gray communicating branch

脊神经
Spinal n.

脊神经节
Spinal ganglia

后 根
Posterior root

皮 肤
Skin

血 管
Blood vessels

脊髓（胸段）
Spinal cord (thoracic segment)

结 肠
Colon

前 根
Anterior root

汗 腺
Sweat gland

节后神经纤维（交感神经）
Postganglionic neurofibers (sympathetic n.)

白交通支
White communicating branch

交感干神经节
Ganglia of sympathetic trunk

腹腔神经节
Celiac ganglion

节前神经纤维（交感神经）
Preganglionic neurofibers (sympathetic n.)

节后神经纤维（交感神经）
Postganglionic neurofibers (sympathetic n.)

内脏传入纤维
Visceral afferent fiber

306. 交感系同脊神经和脊髓的关系模式图
Diagram showing relation of the sympathetic system to the spinal nerves and spinal cord

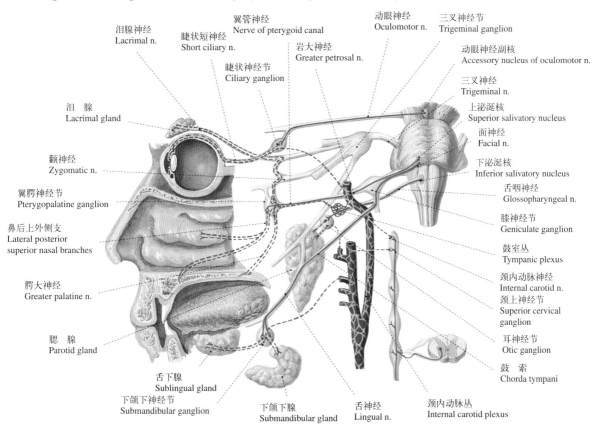

泪腺神经
Lacrimal n.

睫状短神经
Short ciliary n.

翼管神经
Nerve of pterygoid canal

动眼神经
Oculomotor n.

三叉神经节
Trigeminal ganglion

睫状神经节
Ciliary ganglion

岩大神经
Greater petrosal n.

动眼神经副核
Accessory nucleus of oculomotor n.

泪腺
Lacrimal gland

三叉神经
Trigeminal n.

上泌涎核
Superior salivatory nucleus

颧神经
Zygomatic n.

面神经
Facial n.

翼腭神经节
Pterygopalatine ganglion

下泌涎核
Inferior salivatory nucleus

鼻后上外侧支
Lateral posterior superior nasal branches

舌咽神经
Glossopharyngeal n.

膝神经节
Geniculate ganglion

腭大神经
Greater palatine n.

鼓室丛
Tympanic plexus

颈内动脉神经
Internal carotid n.

颈上神经节
Superior cervical ganglion

腮腺
Parotid gland

耳神经节
Otic ganglion

鼓索
Chorda tympani

舌下腺
Sublingual gland

下颌下神经节
Submandibular ganglion

下颌下腺
Submandibular gland

舌神经
Lingual n.

颈内动脉丛
Internal carotid plexus

307. 头部自主神经系统分布模式图
Diagram showing distribution of the autonomic nervous system in the head

膈
Diaphragm

内脏大神经
Greater splanchnic n.

内脏小神经
Lesser splanchnic n.

肾上腺
Suprarenal gland

腹腔丛
Celiac plexus

肾动脉
Renal a.

主动脉肾神经节
Aorticorenal ganglia

腹主动脉丛
Abdominal aortic plexus

输尿管
Ureter

腰神经节
Lumbar ganglia

交通支
Communicating branch

骶神经节
Sacral ganglia

骶丛
Sacral plexus

盆内脏神经
Pelvic splanchnic n.

下腹下丛（盆丛）
Inferior hypogastric plexus
(pelvic plexus)

膀胱丛
Vesical plexus

迷走神经前干
Anterior vagal trunk

胃
Stomaoh

迷走神经后干
Posterior vagal trunk

肠系膜上动脉
Superior mesenteric a.

肠系膜上丛
Superior mesenteric plexus

腹主动脉
Abdominal aorta

肾
Kidney

肾丛
Renal plexus

肠系膜下丛
Inferior mesenteric plexus

肠系膜下动脉
Inferior mesenteric a.

上腹下丛
Superior hypogastric plexus

腰大肌
Psoas major

直肠
Rectum

直肠丛
Rectal plexus

膀胱
Urinary bladder

308. 腹、盆腔的自主神经丛和节
Plexuses and ganglia of the autonomic nerves in the abdomen and pelvis

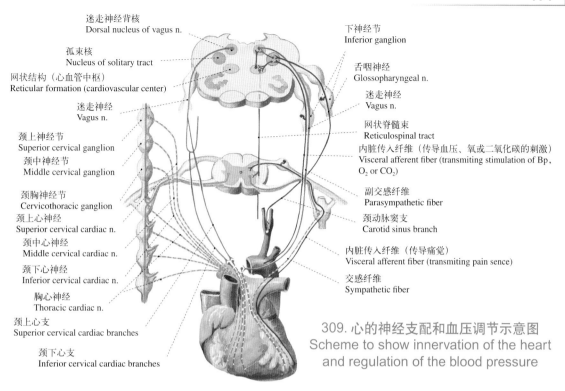

迷走神经背核
Dorsal nucleus of vagus n.

孤束核
Nucleus of solitary tract

网状结构（心血管中枢）
Reticular formation (cardiovascular center)

迷走神经
Vagus n.

颈上神经节
Superior cervical ganglion

颈中神经节
Middle cervical ganglion

颈胸神经节
Cervicothoracic ganglion

颈上心神经
Superior cervical cardiac n.

颈中心神经
Middle cervical cardiac n.

颈下心神经
Inferior cervical cardiac n.

胸心神经
Thoracic cardiac n.

颈上心支
Superior cervical cardiac branches

颈下心支
Inferior cervical cardiac branches

下神经节
Inferior ganglion

舌咽神经
Glossopharyngeal n.

迷走神经
Vagus n.

网状脊髓束
Reticulospinal tract

内脏传入纤维（传导血压、氧或二氧化碳的刺激）
Visceral afferent fiber (transmiting stimulation of Bp, O_2 or CO_2)

副交感纤维
Parasympathetic fiber

颈动脉窦支
Carotid sinus branch

内脏传入纤维（传导痛觉）
Visceral afferent fiber (transmiting pain sence)

交感纤维
Sympathetic fiber

309. 心的神经支配和血压调节示意图
Scheme to show innervation of the heart
and regulation of the blood pressure

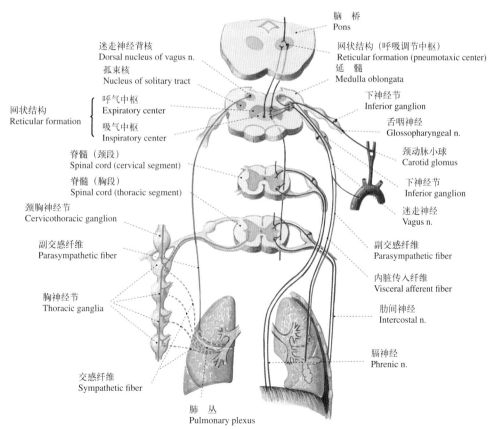

脑 桥
Pons

网状结构（呼吸调节中枢）
Reticular formation (pneumotaxic center)

延 髓
Medulla oblongata

迷走神经背核
Dorsal nucleus of vagus n.

孤束核
Nucleus of solitary tract

网状结构
Reticular formation

呼气中枢
Expiratory center

吸气中枢
Inspiratory center

脊髓（颈段）
Spinal cord (cervical segment)

脊髓（胸段）
Spinal cord (thoracic segment)

颈胸神经节
Cervicothoracic ganglion

副交感纤维
Parasympathetic fiber

胸神经节
Thoracic ganglia

交感纤维
Sympathetic fiber

下神经节
Inferior ganglion

舌咽神经
Glossopharyngeal n.

颈动脉小球
Carotid glomus

下神经节
Inferior ganglion

迷走神经
Vagus n.

副交感纤维
Parasympathetic fiber

内脏传入纤维
Visceral afferent fiber

肋间神经
Intercostal n.

膈神经
Phrenic n.

肺 丛
Pulmonary plexus

310. 支气管、肺的神经支配和呼吸调节示意图
Scheme to show innervation of the bronchi and lungs, and control of respiration

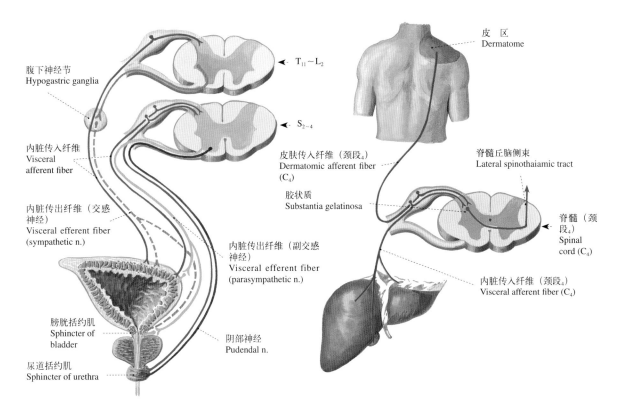

腹下神经节
Hypogastric ganglia

T₁₁～L₂

$T_{11} \sim L_2$

S_{2-4}

内脏传入纤维
Visceral
afferent fiber

内脏传出纤维（交感神经）
Visceral efferent fiber
(sympathetic n.)

内脏传出纤维（副交感神经）
Visceral efferent fiber
(parasympathetic n.)

膀胱括约肌
Sphincter of
bladder

尿道括约肌
Sphincter of urethra

阴部神经
Pudendal n.

皮　区
Dermatome

皮肤传入纤维（颈段₄）
Dermatomic afferent fiber
(C_4)

胶状质
Substantia gelatinosa

脊髓丘脑侧束
Lateral spinothaiamic tract

脊髓（颈段₄）
Spinal
cord (C_4)

内脏传入纤维（颈段₄）
Visceral afferent fiber (C_4)

311. 膀胱的神经支配示意图
Scheme to show
innervation of the urinary bladder

312. 肝、胆牵涉性痛的反射途径示意图
Scheme to show reflex tracts
of the referred pain of the liver and gallbladder

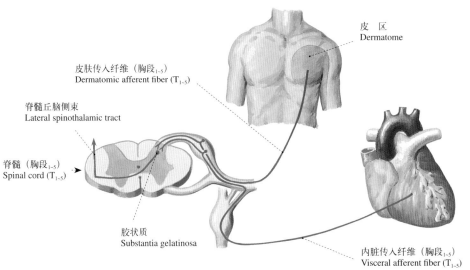

皮　区
Dermatome

皮肤传入纤维（胸段₁₋₅）
Dermatomic afferent fiber (T_{1-5})

脊髓丘脑侧束
Lateral spinothalamic tract

脊髓（胸段₁₋₅）
Spinal cord (T_{1-5})

胶状质
Substantia gelatinosa

内脏传入纤维（胸段₁₋₅）
Visceral afferent fiber (T_{1-5})

313. 心脏牵涉性痛的反射途径示意图
Scheme to show reflex tracts of the referred pain of the heart

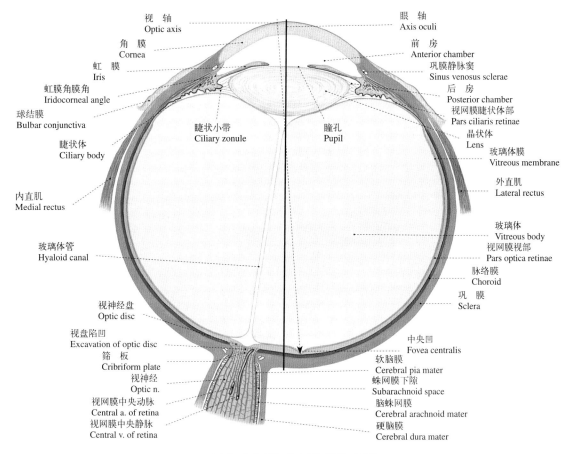

视 轴
Optic axis

角 膜
Cornea

虹 膜
Iris

虹膜角膜角
Iridocorneal angle

球结膜
Bulbar conjunctiva

睫状体
Ciliary body

内直肌
Medial rectus

玻璃体管
Hyaloid canal

视神经盘
Optic disc

视盘陷凹
Excavation of optic disc

筛 板
Cribriform plate

视神经
Optic n.

视网膜中央动脉
Central a. of retina

视网膜中央静脉
Central v. of retina

睫状小带
Ciliary zonule

瞳孔
Pupil

眼 轴
Axis oculi

前 房
Anterior chamber

巩膜静脉窦
Sinus venosus sclerae

后 房
Posterior chamber

视网膜睫状体部
Pars ciliaris retinae

晶状体
Lens

玻璃体膜
Vitreous membrane

外直肌
Lateral rectus

玻璃体
Vitreous body

视网膜视部
Pars optica retinae

脉络膜
Choroid

巩 膜
Sclera

中央凹
Fovea centralis

软脑膜
Cerebral pia mater

蛛网膜下隙
Subarachnoid space

脑蛛网膜
Cerebral arachnoid mater

硬脑膜
Cerebral dura mater

314. 右侧眼球水平断模式图
Diagram of horizontal section through the right eyeball

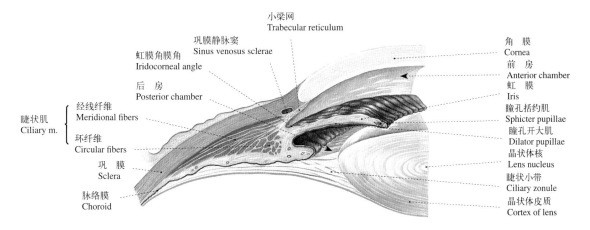

小梁网
Trabecular reticulum

巩膜静脉窦
Sinus venosus sclerae

虹膜角膜角
Iridocorneal angle

后 房
Posterior chamber

睫状肌
Ciliary m.

经线纤维
Meridional fibers

环纤维
Circular fibers

巩 膜
Sclera

脉络膜
Choroid

角 膜
Cornea

前 房
Anterior chamber

虹 膜
Iris

瞳孔括约肌
Sphicter pupillae

瞳孔开大肌
Dilator pupillae

晶状体核
Lens nucleus

睫状小带
Ciliary zonule

晶状体皮质
Cortex of lens

315. 眼球前部的断面
Section of the anterior part of the eyeball

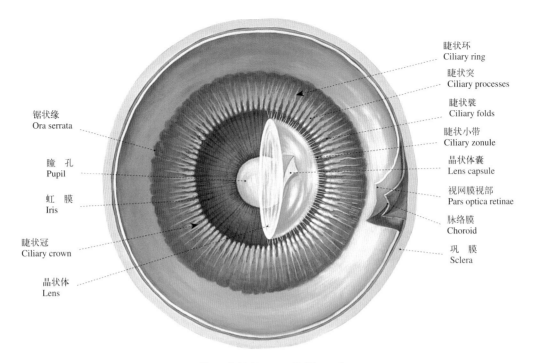

316. 虹膜、睫状体及晶状体（后面观）
The iris, ciliary body and lens. Posterior aspect

锯状缘
Ora serrata

瞳 孔
Pupil

虹 膜
Iris

睫状冠
Ciliary crown

晶状体
Lens

睫状环
Ciliary ring

睫状突
Ciliary processes

睫状襞
Ciliary folds

睫状小带
Ciliary zonule

晶状体囊
Lens capsule

视网膜视部
Pars optica retinae

脉络膜
Choroid

巩 膜
Sclera

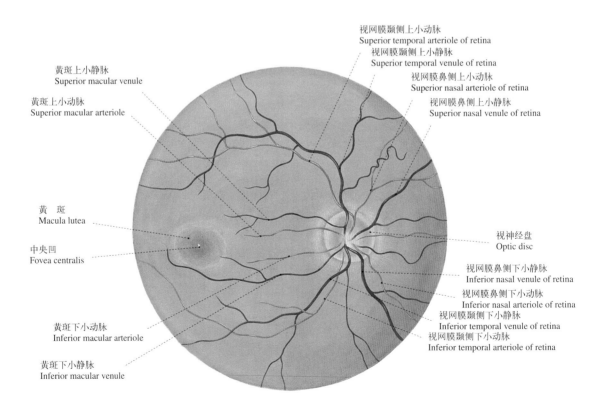

317. 眼底镜所见（右侧）
Ophthalmoscopic view of fundus of the eyeball. Right side

黄斑上小静脉
Superior macular venule

黄斑上小动脉
Superior macular arteriole

黄 斑
Macula lutea

中央凹
Fovea centralis

黄斑下小动脉
Inferior macular arteriole

黄斑下小静脉
Inferior macular venule

视网膜颞侧上小动脉
Superior temporal arteriole of retina

视网膜颞侧上小静脉
Superior temporal venule of retina

视网膜鼻侧上小动脉
Superior nasal arteriole of retina

视网膜鼻侧上小静脉
Superior nasal venule of retina

视神经盘
Optic disc

视网膜鼻侧下小静脉
Inferior nasal venule of retina

视网膜鼻侧下小动脉
Inferior nasal arteriole of retina

视网膜颞侧下小静脉
Inferior temporal venule of retina

视网膜颞侧下小动脉
Inferior temporal arteriole of retina

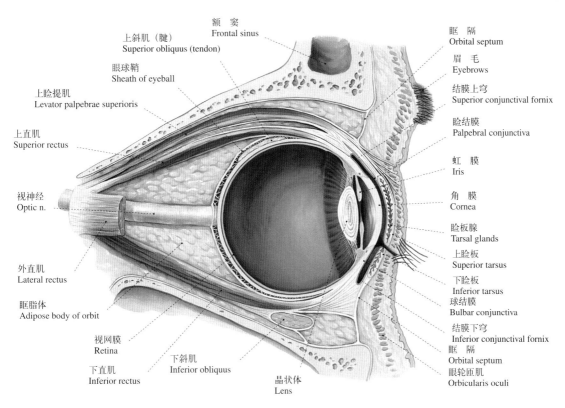

上斜肌（腱）
Superior obliquus (tendon)

额 窦
Frontal sinus

眼球鞘
Sheath of eyeball

上睑提肌
Levator palpebrae superioris

上直肌
Superior rectus

视神经
Optic n.

外直肌
Lateral rectus

眶脂体
Adipose body of orbit

视网膜
Retina

下直肌
Inferior rectus

下斜肌
Inferior obliquus

晶状体
Lens

眶 隔
Orbital septum

眉 毛
Eyebrows

结膜上穹
Superior conjunctival fornix

睑结膜
Palpebral conjunctiva

虹 膜
Iris

角 膜
Cornea

睑板腺
Tarsal glands

上睑板
Superior tarsus

下睑板
Inferior tarsus

球结膜
Bulbar conjunctiva

结膜下穹
Inferior conjunctival fornix

眶 隔
Orbital septum

眼轮匝肌
Orbicularis oculi

318. 右侧眼球及眶腔矢状断面
Sagittal section through the right eyeball and orbital cavity

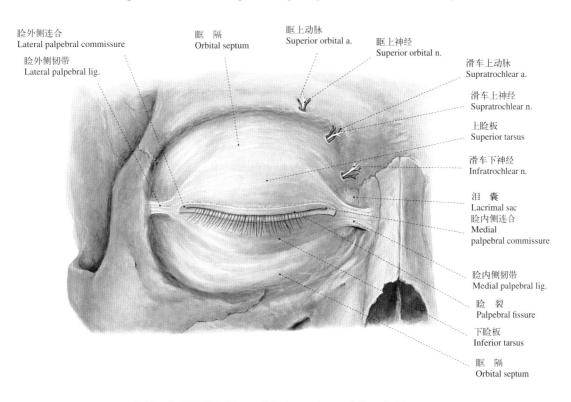

睑外侧连合
Lateral palpebral commissure

睑外侧韧带
Lateral palpebral lig.

眶 隔
Orbital septum

眶上动脉
Superior orbital a.

眶上神经
Superior orbital n.

滑车上动脉
Supratrochlear a.

滑车上神经
Supratrochlear n.

上睑板
Superior tarsus

滑车下神经
Infratrochlear n.

泪 囊
Lacrimal sac

睑内侧连合
Medial
palpebral commissure

睑内侧韧带
Medial palpebral lig.

睑 裂
Palpebral fissure

下睑板
Inferior tarsus

眶 隔
Orbital septum

319. 右眼眶隔 The orbital septum of the right eye

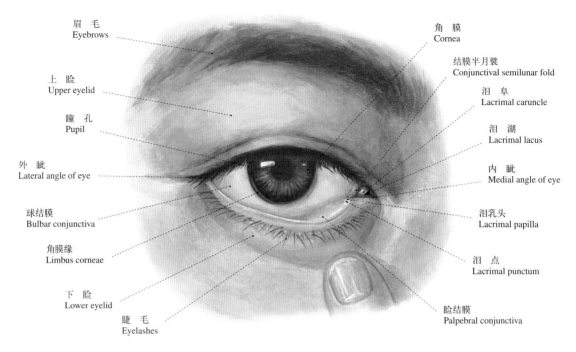

眉 毛
Eyebrows

上 睑
Upper eyelid

瞳 孔
Pupil

外 眦
Lateral angle of eye

球结膜
Bulbar conjunctiva

角膜缘
Limbus corneae

下 睑
Lower eyelid

睫 毛
Eyelashes

角 膜
Cornea

结膜半月襞
Conjunctival semilunar fold

泪 阜
Lacrimal caruncle

泪 湖
Lacrimal lacus

内 眦
Medial angle of eye

泪乳头
Lacrimal papilla

泪 点
Lacrimal punctum

睑结膜
Palpebral conjunctiva

320. 右眼前面观
Anterior aspect of the right eye

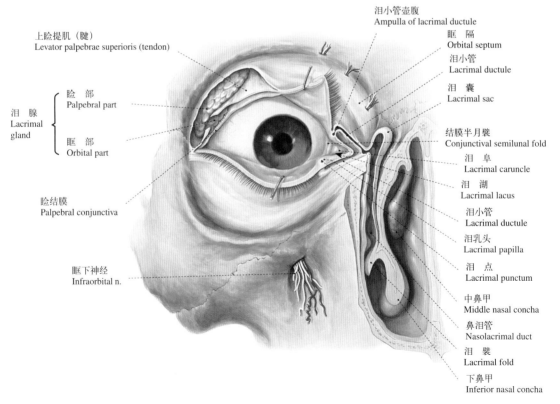

上睑提肌（腱）
Levator palpebrae superioris (tendon)

泪腺
Lacrimal gland

睑 部
Palpebral part

眶 部
Orbital part

睑结膜
Palpebral conjunctiva

眶下神经
Infraorbital n.

泪小管壶腹
Ampulla of lacrimal ductule

眶 隔
Orbital septum

泪小管
Lacrimal ductule

泪 囊
Lacrimal sac

结膜半月襞
Conjunctival semilunal fold

泪 阜
Lacrimal caruncle

泪 湖
Lacrimal lacus

泪小管
Lacrimal ductule

泪乳头
Lacrimal papilla

泪 点
Lacrimal punctum

中鼻甲
Middle nasal concha

鼻泪管
Nasolacrimal duct

泪 襞
Lacrimal fold

下鼻甲
Inferior nasal concha

321. 泪器（右侧）
The lacrimal apparatus. Right side

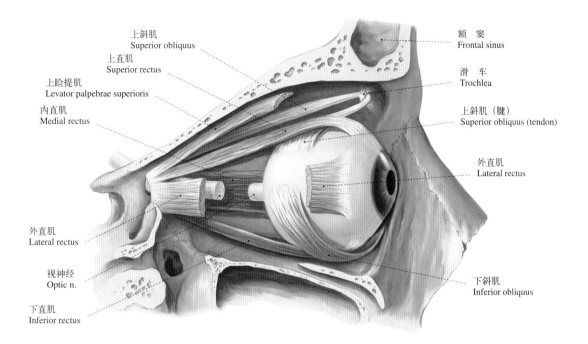

上斜肌
Superior obliquus

上直肌
Superior rectus

上睑提肌
Levator palpebrae superioris

内直肌
Medial rectus

额 窦
Frontal sinus

滑 车
Trochlea

上斜肌（腱）
Superior obliquus (tendon)

外直肌
Lateral rectus

外直肌
Lateral rectus

视神经
Optic n.

下直肌
Inferior rectus

下斜肌
Inferior obliquus

322. 眼球外肌（外侧观）
The ocular muscles. Lateral aspect

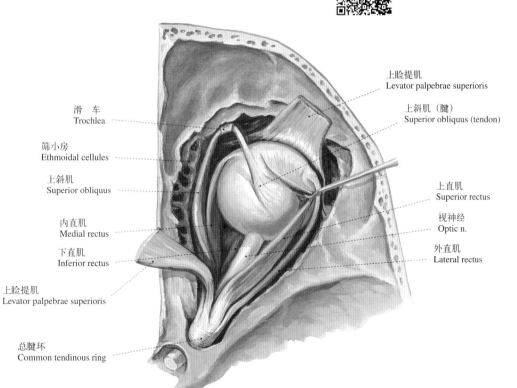

上睑提肌
Levator palpebrae superioris

上斜肌（腱）
Superior obliquus (tendon)

滑 车
Trochlea

筛小房
Ethmoidal cellules

上斜肌
Superior obliquus

内直肌
Medial rectus

下直肌
Inferior rectus

上睑提肌
Levator palpebrae superioris

总腱环
Common tendinous ring

上直肌
Superior rectus

视神经
Optic n.

外直肌
Lateral rectus

323. 眼球外肌（上面观）
The ocular muscles. Superior aspect

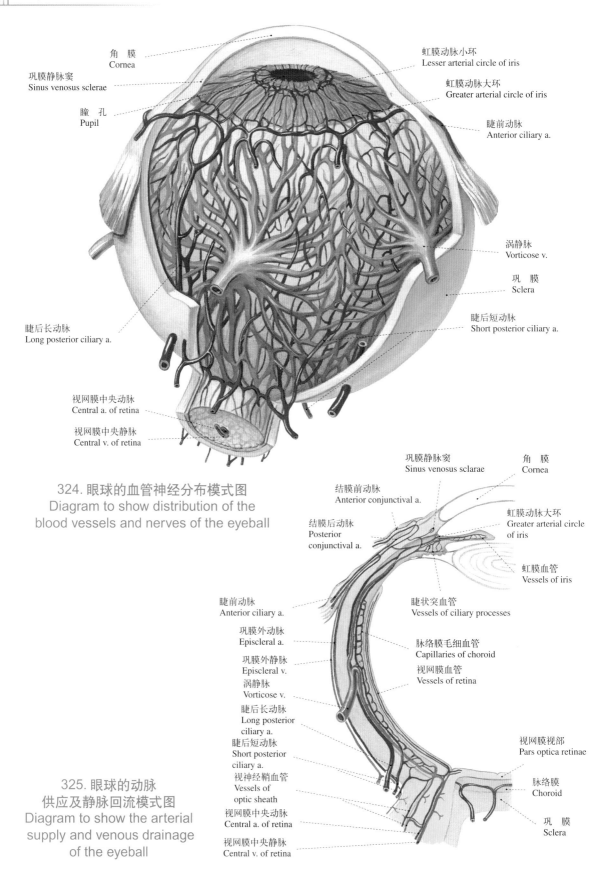

角 膜
Cornea

巩膜静脉窦
Sinus venosus sclerae

瞳 孔
Pupil

虹膜动脉小环
Lesser arterial circle of iris

虹膜动脉大环
Greater arterial circle of iris

睫前动脉
Anterior ciliary a.

涡静脉
Vorticose v.

巩 膜
Sclera

睫后短动脉
Short posterior ciliary a.

睫后长动脉
Long posterior ciliary a.

视网膜中央动脉
Central a. of retina

视网膜中央静脉
Central v. of retina

324. 眼球的血管神经分布模式图
Diagram to show distribution of the
blood vessels and nerves of the eyeball

巩膜静脉窦
Sinus venosus sclarae

角 膜
Cornea

结膜前动脉
Anterior conjunctival a.

结膜后动脉
Posterior
conjunctival a.

虹膜动脉大环
Greater arterial circle
of iris

虹膜血管
Vessels of iris

睫前动脉
Anterior ciliary a.

睫状突血管
Vessels of ciliary processes

巩膜外动脉
Episcleral a.

脉络膜毛细血管
Capillaries of choroid

巩膜外静脉
Episcleral v.

视网膜血管
Vessels of retina

涡静脉
Vorticose v.

睫后长动脉
Long posterior
ciliary a.

睫后短动脉
Short posterior
ciliary a.

视神经鞘血管
Vessels of
optic sheath

视网膜视部
Pars optica retinae

脉络膜
Choroid

视网膜中央动脉
Central a. of retina

巩 膜
Sclera

视网膜中央静脉
Central v. of retina

325. 眼球的动脉
供应及静脉回流模式图
Diagram to show the arterial
supply and venous drainage
of the eyeball

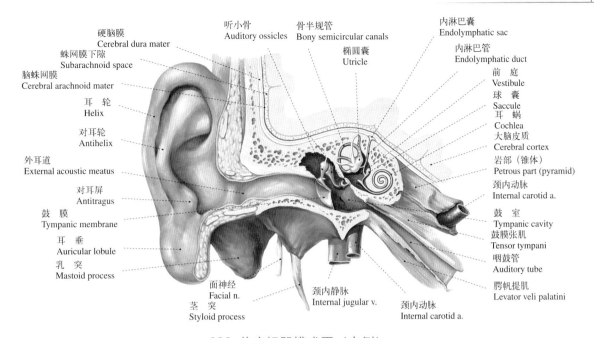

硬脑膜
Cerebral dura mater

蛛网膜下隙
Subarachnoid space

脑蛛网膜
Cerebral arachnoid mater

耳 轮
Helix

对耳轮
Antihelix

外耳道
External acoustic meatus

对耳屏
Antitragus

鼓 膜
Tympanic membrane

耳 垂
Auricular lobule

乳 突
Mastoid process

听小骨
Auditory ossicles

骨半规管
Bony semicircular canals

椭圆囊
Utricle

内淋巴囊
Endolymphatic sac

内淋巴管
Endolymphatic duct

前 庭
Vestibule

球 囊
Saccule

耳 蜗
Cochlea

大脑皮质
Cerebral cortex

岩部（锥体）
Petrous part (pyramid)

颈内动脉
Internal carotid a.

鼓 室
Tympanic cavity

鼓膜张肌
Tensor tympani

咽鼓管
Auditory tube

腭帆提肌
Levator veli palatini

面神经
Facial n.

茎 突
Styloid process

颈内静脉
Internal jugular v.

颈内动脉
Internal carotid a.

326. 前庭蜗器模式图（右侧）
Diagram of the vestibulocochlear organ. Right side

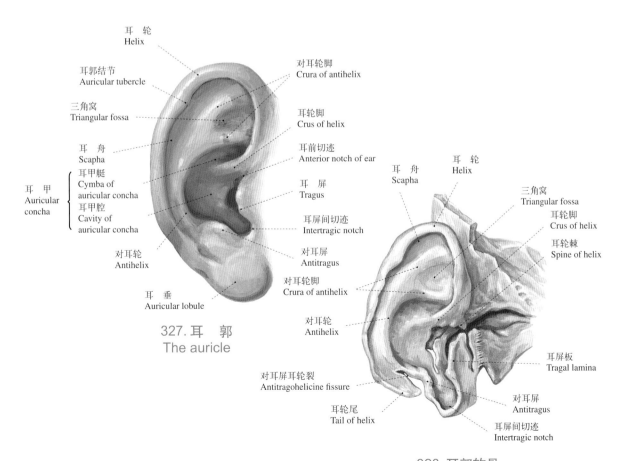

耳 轮
Helix

耳郭结节
Auricular tubercle

三角窝
Triangular fossa

耳 舟
Scapha

耳甲艇
Cymba of auricular concha

耳甲腔
Cavity of auricular concha

耳 甲
Auricular concha

对耳轮
Antihelix

耳 垂
Auricular lobule

对耳轮脚
Crura of antihelix

耳轮脚
Crus of helix

耳前切迹
Anterior notch of ear

耳 屏
Tragus

耳屏间切迹
Intertragic notch

对耳屏
Antitragus

对耳轮脚
Crura of antihelix

327. 耳 郭
The auricle

耳 舟
Scapha

耳 轮
Helix

三角窝
Triangular fossa

耳轮脚
Crus of helix

耳轮棘
Spine of helix

耳屏板
Tragal lamina

对耳轮
Antihelix

对耳屏
Antitragus

耳屏间切迹
Intertragic notch

对耳屏耳轮裂
Antitragohelicine fissure

耳轮尾
Tail of helix

328. 耳郭软骨
Cartilage of the auricle

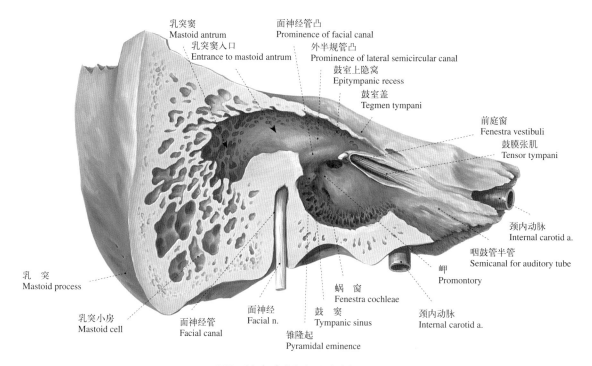

乳突窦
Mastoid antrum

乳突窦入口
Entrance to mastoid antrum

面神经管凸
Prominence of facial canal

外半规管凸
Prominence of lateral semicircular canal

鼓室上隐窝
Epitympanic recess

鼓室盖
Tegmen tympani

前庭窗
Fenestra vestibuli

鼓膜张肌
Tensor tympani

颈内动脉
Internal carotid a.

咽鼓管半管
Semicanal for auditory tube

岬
Promontory

乳突
Mastoid process

乳突小房
Mastoid cell

面神经管
Facial canal

面神经
Facial n.

锥隆起
Pyramidal eminence

蜗窗
Fenestra cochleae

鼓窦
Tympanic sinus

颈内动脉
Internal carotid a.

329. 鼓室内侧壁（右侧）
Medial wall of the tympanic cavity. Right side

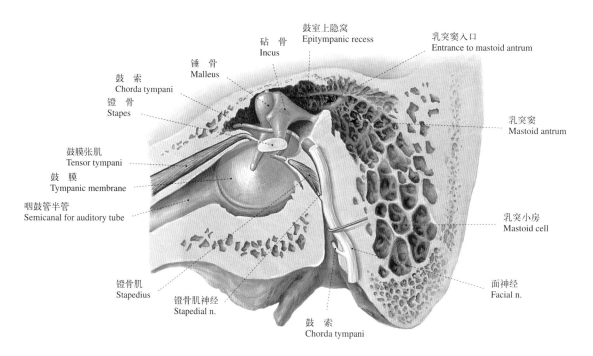

鼓室上隐窝
Epitympanic recess

砧骨
Incus

锤骨
Malleus

乳突窦入口
Entrance to mastoid antrum

鼓索
Chorda tympani

镫骨
Stapes

乳突窦
Mastoid antrum

鼓膜张肌
Tensor tympani

鼓膜
Tympanic membrane

咽鼓管半管
Semicanal for auditory tube

乳突小房
Mastoid cell

镫骨肌
Stapedius

镫骨肌神经
Stapedial n.

鼓索
Chorda tympani

面神经
Facial n.

330. 鼓室外侧壁（右侧）
Lateral wall of the tympanic cavity. Right side

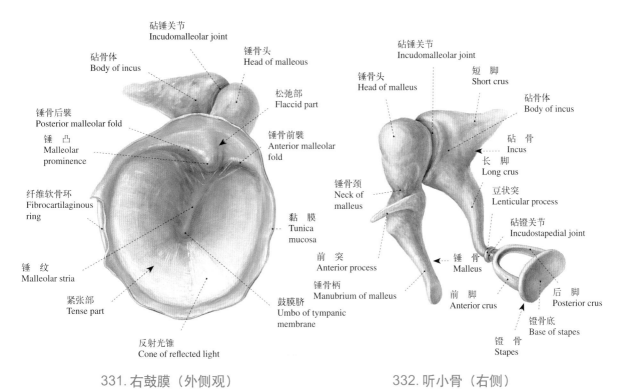

砧锤关节
Incudomalleolar joint

砧骨体
Body of incus

锤骨头
Head of malleous

松弛部
Flaccid part

锤骨后襞
Posterior malleolar fold

锤凸
Malleolar prominence

锤骨前襞
Anterior malleolar fold

纤维软骨环
Fibrocartilaginous ring

黏膜
Tunica mucosa

锤纹
Malleolar stria

紧张部
Tense part

鼓膜脐
Umbo of tympanic membrane

反射光锥
Cone of reflected light

砧锤关节
Incudomalleolar joint

锤骨头
Head of malleus

短脚
Short crus

砧骨体
Body of incus

砧骨
Incus

长脚
Long crus

豆状突
Lenticular process

锤骨颈
Neck of malleus

砧镫关节
Incudostapedial joint

前突
Anterior process

锤骨
Malleus

锤骨柄
Manubrium of malleus

前脚
Anterior crus

后脚
Posterior crus

镫骨底
Base of stapes

镫骨
Stapes

331. 右鼓膜（外侧观）
The right tympanic membrane. Outer aspect

332. 听小骨（右侧）
The auditory ossicles. Right side

颧突
Zygomatic process

道上小凹
Suprameatal foveola

外耳门
External acoustic pore

乙状窦
Sigmoid sinus

道上棘
Suprameatal spine

乳突小房
Mastoid cells

乳突
Mastoid process

面神经
Facial n.

333. 乳突小房、乙状窦及面神经的投影图
Projection of mastoid cells, sigmoid sinus and facial nerve

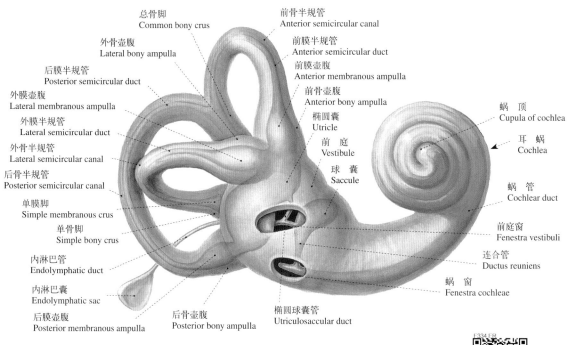

总骨脚
Common bony crus

外骨壶腹
Lateral bony ampulla

后膜半规管
Posterior semicircular duct

外膜壶腹
Lateral membranous ampulla

外膜半规管
Lateral semicircular duct

外骨半规管
Lateral semicircular canal

后骨半规管
Posterior semicircular canal

单膜脚
Simple membranous crus

单骨脚
Simple bony crus

内淋巴管
Endolymphatic duct

内淋巴囊
Endolymphatic sac

后膜壶腹
Posterior membranous ampulla

后骨壶腹
Posterior bony ampulla

椭圆球囊管
Utriculosaccular duct

前骨半规管
Anterior semicircular canal

前膜半规管
Anterior semicircular duct

前膜壶腹
Anterior membranous ampulla

前骨壶腹
Anterior bony ampulla

椭圆囊
Utricle

前 庭
Vestibule

球 囊
Saccule

蜗 顶
Cupula of cochlea

耳 蜗
Cochlea

蜗 管
Cochlear duct

前庭窗
Fenestra vestibuli

连合管
Ductus reuniens

蜗 窗
Fenestra cochleae

334. 右侧骨迷路及膜迷路（前外侧面）
Right bony labyrinth and membranous labyrinth. Antero-lateral aspect

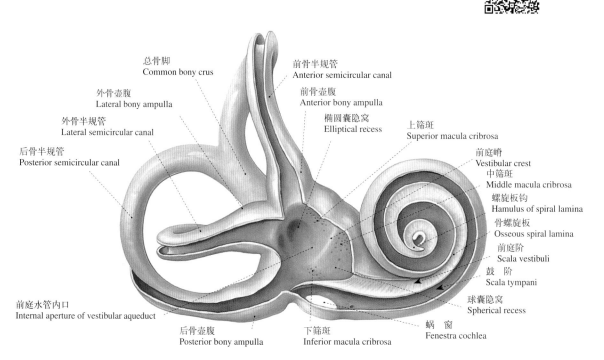

总骨脚
Common bony crus

外骨壶腹
Lateral bony ampulla

外骨半规管
Lateral semicircular canal

后骨半规管
Posterior semicircular canal

前庭水管内口
Internal aperture of vestibular aqueduct

后骨壶腹
Posterior bony ampulla

前骨半规管
Anterior semicircular canal

前骨壶腹
Anterior bony ampulla

椭圆囊隐窝
Elliptical recess

上筛斑
Superior macula cribrosa

前庭嵴
Vestibular crest

中筛斑
Middle macula cribrosa

螺旋板钩
Hamulus of spiral lamina

骨螺旋板
Osseous spiral lamina

前庭阶
Scala vestibuli

鼓 阶
Scala tympani

球囊隐窝
Spherical recess

蜗 窗
Fenestra cochlea

下筛斑
Inferior macula cribrosa

335. 右侧骨迷路内面
Interior of the right bony labyrinth

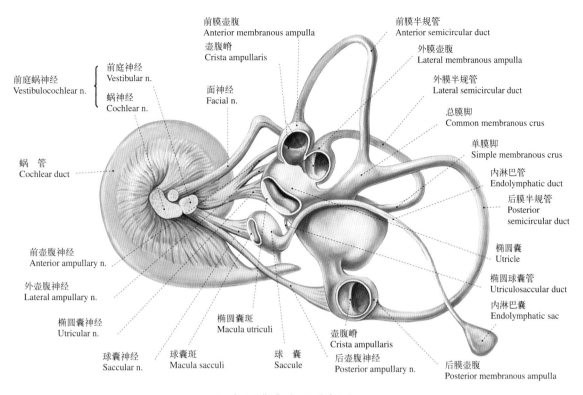

前膜壶腹
Anterior membranous ampulla

壶腹嵴
Crista ampullaris

前膜半规管
Anterior semicircular duct

外膜壶腹
Lateral membranous ampulla

外膜半规管
Lateral semicircular duct

前庭蜗神经
Vestibulocochlear n.

前庭神经
Vestibular n.

蜗神经
Cochlear n.

面神经
Facial n.

总膜脚
Common membranous crus

单膜脚
Simple membranous crus

蜗 管
Cochlear duct

内淋巴管
Endolymphatic duct

后膜半规管
Posterior semicircular duct

椭圆囊
Utricle

椭圆球囊管
Utriculosaccular duct

前壶腹神经
Anterior ampullary n.

外壶腹神经
Lateral ampullary n.

椭圆囊神经
Utricular n.

内淋巴囊
Endolymphatic sac

椭圆囊斑
Macula utriculi

球囊神经
Saccular n.

球囊斑
Macula sacculi

球 囊
Saccule

壶腹嵴
Crista ampullaris

后壶腹神经
Posterior ampullary n.

后膜壶腹
Posterior membranous ampulla

336. 右侧膜迷路（后内侧面）
Right membranous labyrinth. Postero-medial aspect

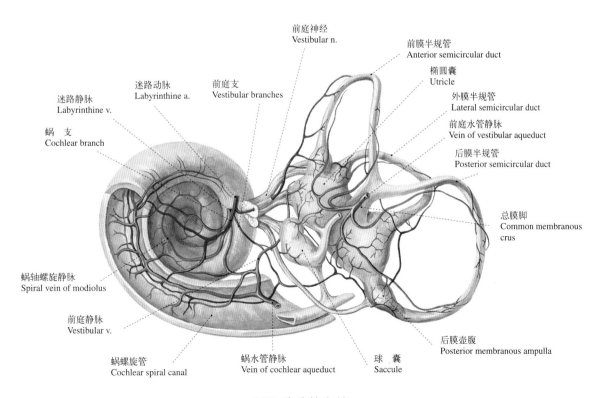

前庭神经
Vestibular n.

前膜半规管
Anterior semicircular duct

椭圆囊
Utricle

迷路静脉
Labyrinthine v.

迷路动脉
Labyrinthine a.

前庭支
Vestibular branches

外膜半规管
Lateral semicircular duct

前庭水管静脉
Vein of vestibular aqueduct

蜗 支
Cochlear branch

后膜半规管
Posterior semicircular duct

总膜脚
Common membranous crus

蜗轴螺旋静脉
Spiral vein of modiolus

前庭静脉
Vestibular v.

蜗螺旋管
Cochlear spiral canal

蜗水管静脉
Vein of cochlear aqueduct

球 囊
Saccule

后膜壶腹
Posterior membranous ampulla

337. 迷路的血管
Blood vessels of the labyrinth

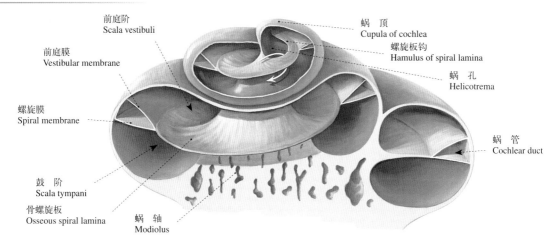

前庭阶
Scala vestibuli

蜗 顶
Cupula of cochlea

螺旋板钩
Hamulus of spiral lamina

前庭膜
Vestibular membrane

蜗 孔
Helicotrema

螺旋膜
Spiral membrane

蜗 管
Cochlear duct

鼓 阶
Scala tympani

骨螺旋板
Osseous spiral lamina

蜗 轴
Modiolus

338. 耳蜗（通过蜗轴的剖面） The cochlea. Section through the modiolus

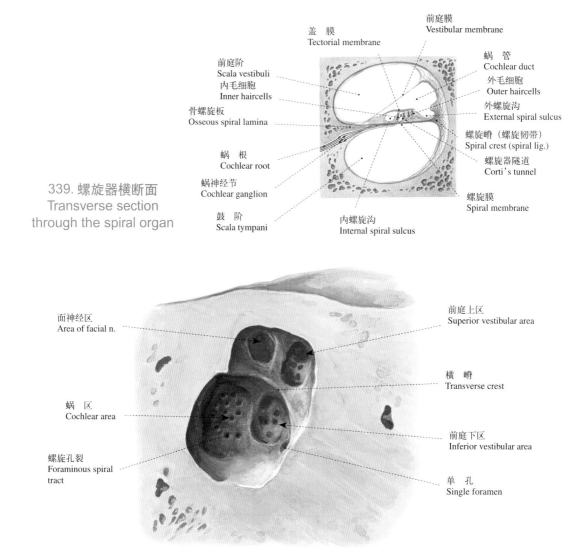

盖 膜
Tectorial membrane

前庭膜
Vestibular membrane

前庭阶
Scala vestibuli

蜗 管
Cochlear duct

内毛细胞
Inner haircells

外毛细胞
Outer haircells

骨螺旋板
Osseous spiral lamina

外螺旋沟
External spiral sulcus

螺旋嵴（螺旋韧带）
Spiral crest (spiral lig.)

蜗 根
Cochlear root

螺旋器隧道
Corti's tunnel

蜗神经节
Cochlear ganglion

339. 螺旋器横断面
Transverse section
through the spiral organ

鼓 阶
Scala tympani

内螺旋沟
Internal spiral sulcus

螺旋膜
Spiral membrane

面神经区
Area of facial n.

前庭上区
Superior vestibular area

横 嵴
Transverse crest

蜗 区
Cochlear area

前庭下区
Inferior vestibular area

螺旋孔裂
Foraminous spiral
tract

单 孔
Single foramen

340. 内耳道底（右侧）
The fundus of internal acoustic meatus. Right side

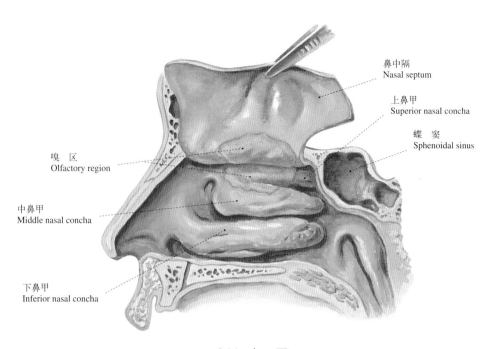

341. 嗅 区
The olfactory region

鼻中隔
Nasal septum

上鼻甲
Superior nasal concha

蝶 窦
Sphenoidal sinus

嗅 区
Olfactory region

中鼻甲
Middle nasal concha

下鼻甲
Inferior nasal concha

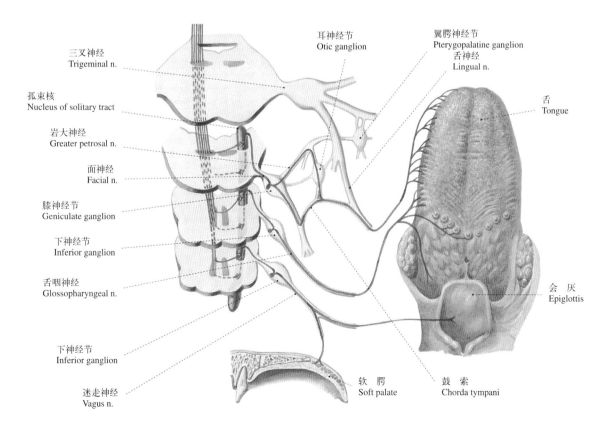

342. 味器及其神经分布
The gustatory organ and its innervation

三叉神经
Trigeminal n.

孤束核
Nucleus of solitary tract

岩大神经
Greater petrosal n.

面神经
Facial n.

膝神经节
Geniculate ganglion

下神经节
Inferior ganglion

舌咽神经
Glossopharyngeal n.

下神经节
Inferior ganglion

迷走神经
Vagus n.

耳神经节
Otic ganglion

翼腭神经节
Pterygopalatine ganglion

舌神经
Lingual n.

舌
Tongue

会 厌
Epiglottis

软 腭
Soft palate

鼓 索
Chorda tympani

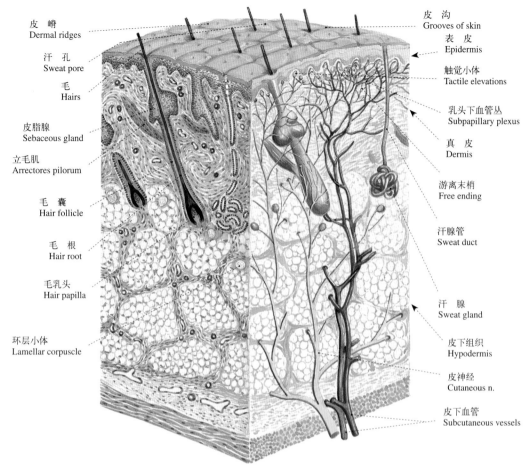

皮嵴
Dermal ridges

汗孔
Sweat pore

毛
Hairs

皮脂腺
Sebaceous gland

立毛肌
Arrectores pilorum

毛囊
Hair follicle

毛根
Hair root

毛乳头
Hair papilla

环层小体
Lamellar corpuscle

皮沟
Grooves of skin

表皮
Epidermis

触觉小体
Tactile elevations

乳头下血管丛
Subpapillary plexus

真皮
Dermis

游离末梢
Free ending

汗腺管
Sweat duct

汗腺
Sweat gland

皮下组织
Hypodermis

皮神经
Cutaneous n.

皮下血管
Subcutaneous vessels

343. 皮 肤 The skin

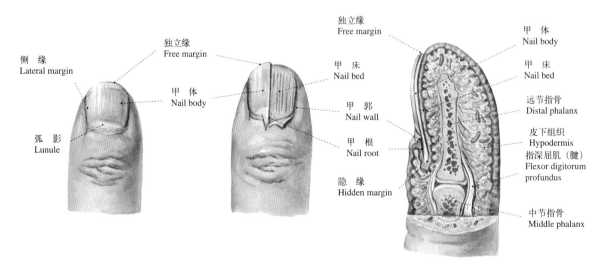

侧缘
Lateral margin

独立缘
Free margin

甲体
Nail body

弧影
Lunule

独立缘
Free margin

甲床
Nail bed

甲郭
Nail wall

甲根
Nail root

隐缘
Hidden margin

甲体
Nail body

甲床
Nail bed

远节指骨
Distal phalanx

皮下组织
Hypodermis

指深屈肌 (腱)
Flexor digitorum profundus

中节指骨
Middle phalanx

344. 指 甲 The nail of finger

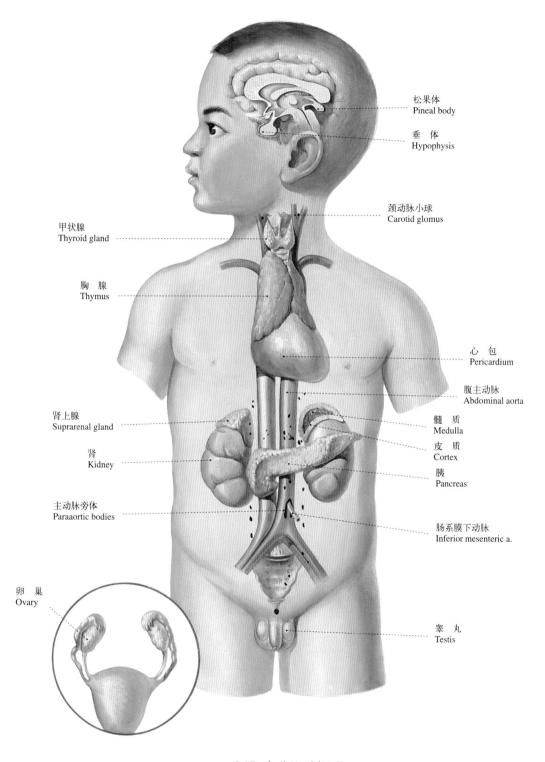

松果体
Pineal body

垂 体
Hypophysis

颈动脉小球
Carotid glomus

甲状腺
Thyroid gland

胸 腺
Thymus

心 包
Pericardium

腹主动脉
Abdominal aorta

肾上腺
Suprarenal gland

髓 质
Medulla

皮 质
Cortex

肾
Kidney

胰
Pancreas

主动脉旁体
Paraaortic bodies

肠系膜下动脉
Inferior mesenteric a.

卵 巢
Ovary

睾 丸
Testis

345. 内分泌腺概观
The endocrine glands

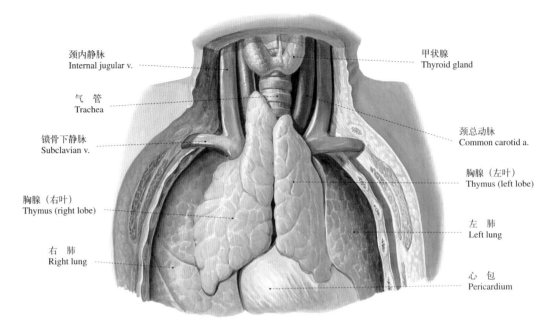

颈内静脉
Internal jugular v.

甲状腺
Thyroid gland

气 管
Trachea

锁骨下静脉
Subclavian v.

颈总动脉
Common carotid a.

胸腺（左叶）
Thymus (left lobe)

胸腺（右叶）
Thymus (right lobe)

左 肺
Left lung

右 肺
Right lung

心 包
Pericardium

346. 胸 腺　The thymus

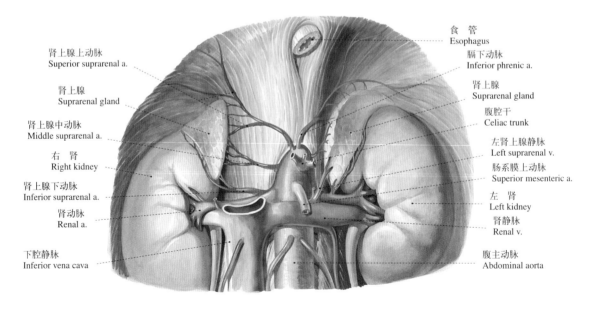

肾上腺上动脉
Superior suprarenal a.

食 管
Esophagus

膈下动脉
Inferior phrenic a.

肾上腺
Suprarenal gland

肾上腺
Suprarenal gland

腹腔干
Celiac trunk

肾上腺中动脉
Middle suprarenal a.

左肾上腺静脉
Left suprarenal v.

右 肾
Right kidney

肠系膜上动脉
Superior mesenteric a.

肾上腺下动脉
Inferior suprarenal a.

左 肾
Left kidney

肾动脉
Renal a.

肾静脉
Renal v.

下腔静脉
Inferior vena cava

腹主动脉
Abdominal aorta

347. 肾上腺　The suprarenal glands

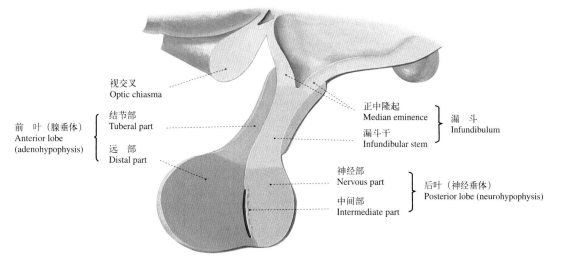

视交叉
Optic chiasma

正中隆起
Median eminence

漏 斗
Infundibulum

前 叶（腺垂体）
Anterior lobe
(adenohypophysis)

结节部
Tuberal part

漏斗干
Infundibular stem

远 部
Distal part

神经部
Nervous part

后叶（神经垂体）
Posterior lobe (neurohypophysis)

中间部
Intermediate part

348. 垂体的分部
Divisions of the hypophysis

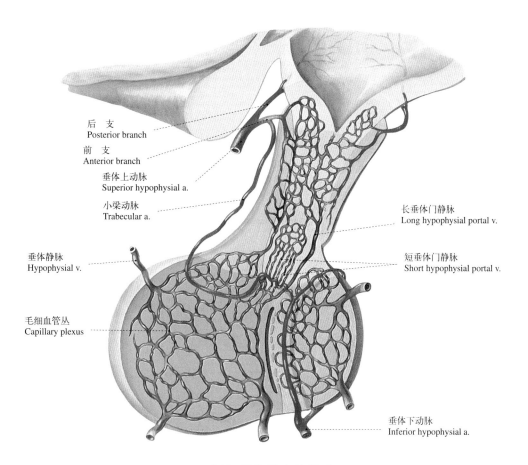

后 支
Posterior branch

前 支
Anterior branch

垂体上动脉
Superior hypophysial a.

小梁动脉
Trabecular a.

长垂体门静脉
Long hypophysial portal v.

垂体静脉
Hypophysial v.

短垂体门静脉
Short hypophysial portal v.

毛细血管丛
Capillary plexus

垂体下动脉
Inferior hypophysial a.

349. 垂体的血管供应
Blood supply of the hypophysis

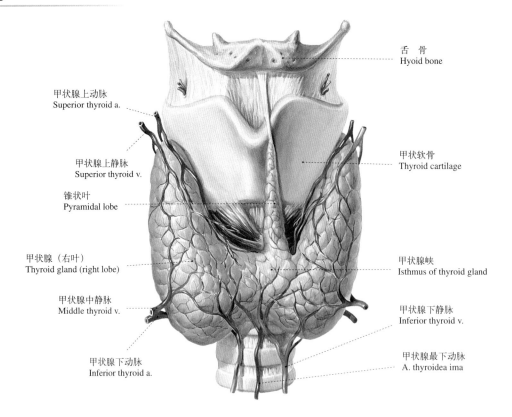

甲状腺上动脉
Superior thyroid a.

甲状腺上静脉
Superior thyroid v.

锥状叶
Pyramidal lobe

甲状腺（右叶）
Thyroid gland (right lobe)

甲状腺中静脉
Middle thyroid v.

甲状腺下动脉
Inferior thyroid a.

舌 骨
Hyoid bone

甲状软骨
Thyroid cartilage

甲状腺峡
Isthmus of thyroid gland

甲状腺下静脉
Inferior thyroid v.

甲状腺最下动脉
A. thyroidea ima

前 面 观
Anterior aspect

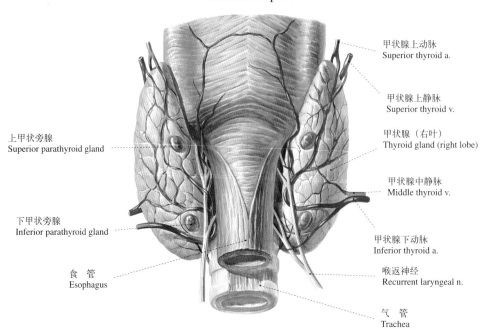

上甲状旁腺
Superior parathyroid gland

下甲状旁腺
Inferior parathyroid gland

食 管
Esophagus

甲状腺上动脉
Superior thyroid a.

甲状腺上静脉
Superior thyroid v.

甲状腺（右叶）
Thyroid gland (right lobe)

甲状腺中静脉
Middle thyroid v.

甲状腺下动脉
Inferior thyroid a.

喉返神经
Recurrent laryngeal n.

气 管
Trachea

后 面 观
Posterior aspect

350. 甲状腺及甲状旁腺
The thyroid gland and parathyroid glands

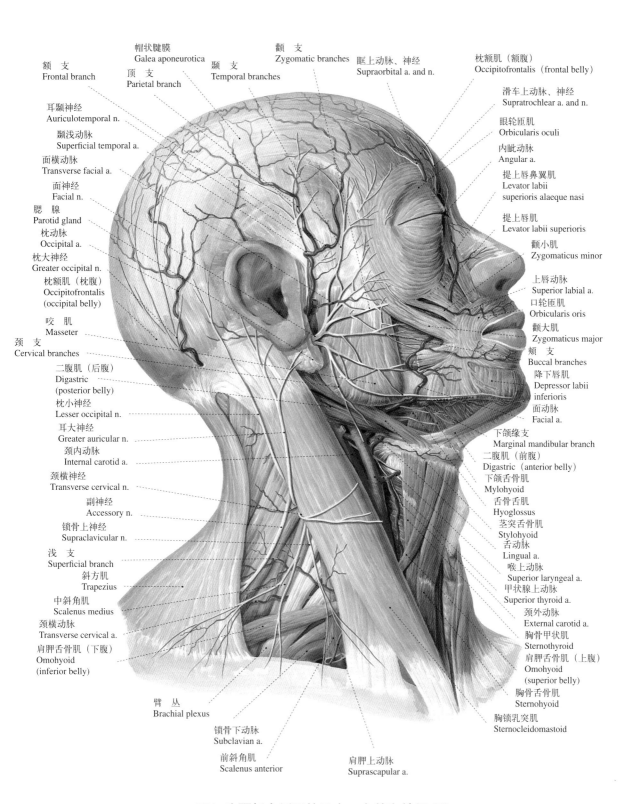

帽状腱膜
Galea aponeurotica

额 支
Frontal branch

顶 支
Parietal branch

颞 支
Temporal branches

颧 支
Zygomatic branches

眶上动脉、神经
Supraorbital a. and n.

枕额肌（额腹）
Occipitofrontalis（frontal belly）

耳颞神经
Auriculotemporal n.

颞浅动脉
Superficial temporal a.

面横动脉
Transverse facial a.

面神经
Facial n.

腮 腺
Parotid gland

枕动脉
Occipital a.

枕大神经
Greater occipital n.

枕额肌（枕腹）
Occipitofrontalis
(occipital belly)

咬 肌
Masseter

颈 支
Cervical branches

二腹肌（后腹）
Digastric
(posterior belly)

枕小神经
Lesser occipital n.

耳大神经
Greater auricular n.

颈内动脉
Internal carotid a.

颈横神经
Transverse cervical n.

副神经
Accessory n.

锁骨上神经
Supraclavicular n.

浅 支
Superficial branch

斜方肌
Trapezius

中斜角肌
Scalenus medius

颈横动脉
Transverse cervical a.

肩胛舌骨肌（下腹）
Omohyoid
(inferior belly)

臂 丛
Brachial plexus

锁骨下动脉
Subclavian a.

前斜角肌
Scalenus anterior

肩胛上动脉
Suprascapular a.

滑车上动脉、神经
Supratrochlear a. and n.

眼轮匝肌
Orbicularis oculi

内眦动脉
Angular a.

提上唇鼻翼肌
Levator labii
superioris alaeque nasi

提上唇肌
Levator labii superioris

颧小肌
Zygomaticus minor

上唇动脉
Superior labial a.

口轮匝肌
Orbicularis oris

颧大肌
Zygomaticus major

颊 支
Buccal branches

降下唇肌
Depressor labii
inferioris

面动脉
Facial a.

下颌缘支
Marginal mandibular branch

二腹肌（前腹）
Digastric（anterior belly）

下颌舌骨肌
Mylohyoid

舌骨舌肌
Hyoglossus

茎突舌骨肌
Stylohyoid

舌动脉
Lingual a.

喉上动脉
Superior laryngeal a.

甲状腺上动脉
Superior thyroid a.

颈外动脉
External carotid a.

胸骨甲状肌
Sternothyroid

肩胛舌骨肌（上腹）
Omohyoid
(superior belly)

胸骨舌骨肌
Sternohyoid

胸锁乳突肌
Sternocleidomastoid

351. 头颈部右侧面的肌肉、血管和神经 (1)
Muscles, blood vessels and nerves of right lateral aspect of the head and neck (1)

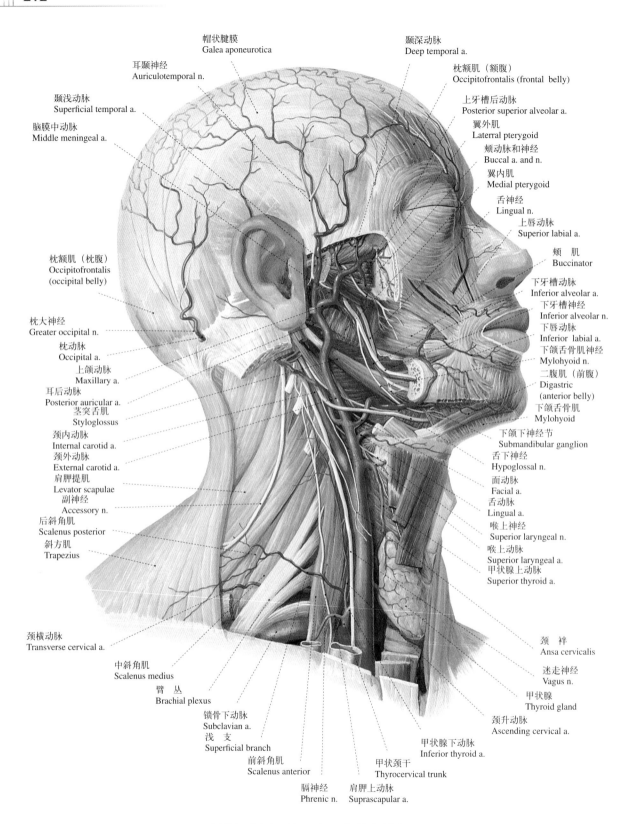

帽状腱膜
Galea aponeurotica

颞深动脉
Deep temporal a.

耳颞神经
Auriculotemporal n.

枕额肌（额腹）
Occipitofrontalis (frontal belly)

颞浅动脉
Superficial temporal a.

上牙槽后动脉
Posterior superior alveolar a.

脑膜中动脉
Middle meningeal a.

翼外肌
Lateral pterygoid

颊动脉和神经
Buccal a. and n.

翼内肌
Medial pterygoid

舌神经
Lingual n.

上唇动脉
Superior labial a.

枕额肌（枕腹）
Occipitofrontalis
(occipital belly)

颊肌
Buccinator

下牙槽动脉
Inferior alveolar a.

枕大神经
Greater occipital n.

下牙槽神经
Inferior alveolar n.

下唇动脉
Inferior labial a.

枕动脉
Occipital a.

下颌舌骨肌神经
Mylohyoid n.

上颌动脉
Maxillary a.

二腹肌（前腹）
Digastric
(anterior belly)

耳后动脉
Posterior auricular a.

茎突舌肌
Styloglossus

下颌舌骨肌
Mylohyoid

颈内动脉
Internal carotid a.

下颌下神经节
Submandibular ganglion

颈外动脉
External carotid a.

舌下神经
Hypoglossal n.

肩胛提肌
Levator scapulae

面动脉
Facial a.

副神经
Accessory n.

舌动脉
Lingual a.

后斜角肌
Scalenus posterior

喉上神经
Superior laryngeal n.

斜方肌
Trapezius

喉上动脉
Superior laryngeal a.

甲状腺上动脉
Superior thyroid a.

颈横动脉
Transverse cervical a.

颈袢
Ansa cervicalis

中斜角肌
Scalenus medius

迷走神经
Vagus n.

臂丛
Brachial plexus

甲状腺
Thyroid gland

锁骨下动脉
Subclavian a.

颈升动脉
Ascending cervical a.

浅支
Superficial branch

前斜角肌
Scalenus anterior

甲状颈干
Thyrocervical trunk

甲状腺下动脉
Inferior thyroid a.

膈神经
Phrenic n.

肩胛上动脉
Suprascapular a.

352. 头颈部右侧面的肌肉、血管和神经 (2)
Muscles, blood vessels and nerves of right lateral aspect of the head and neck (2)

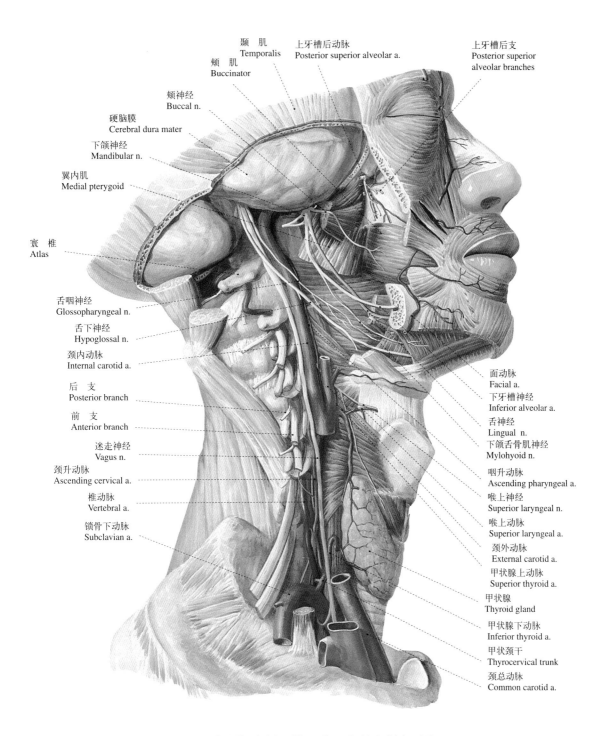

颞 肌
Temporalis

颊 肌
Buccinator

颊神经
Buccal n.

硬脑膜
Cerebral dura mater

下颌神经
Mandibular n.

翼内肌
Medial pterygoid

寰 椎
Atlas

舌咽神经
Glossopharyngeal n.

舌下神经
Hypoglossal n.

颈内动脉
Internal carotid a.

后 支
Posterior branch

前 支
Anterior branch

迷走神经
Vagus n.

颈升动脉
Ascending cervical a.

椎动脉
Vertebral a.

锁骨下动脉
Subclavian a.

上牙槽后动脉
Posterior superior alveolar a.

上牙槽后支
Posterior superior
alveolar branches

面动脉
Facial a.

下牙槽神经
Inferior alveolar a.

舌神经
Lingual n.

下颌舌骨肌神经
Mylohyoid n.

咽升动脉
Ascending pharyngeal a.

喉上神经
Superior laryngeal n.

喉上动脉
Superior laryngeal a.

颈外动脉
External carotid a.

甲状腺上动脉
Superior thyroid a.

甲状腺
Thyroid gland

甲状腺下动脉
Inferior thyroid a.

甲状颈干
Thyrocervical trunk

颈总动脉
Common carotid a.

353. 头颈部右侧面的肌肉、血管和神经 (3)
Muscles, blood vessels and nerves of right lateral aspect of the head and neck (3)

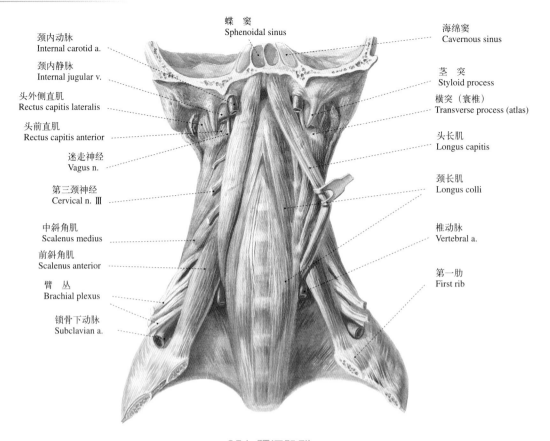

蝶窦
Sphenoidal sinus

海绵窦
Cavernous sinus

颈内动脉
Internal carotid a.

颈内静脉
Internal jugular v.

头外侧直肌
Rectus capitis lateralis

头前直肌
Rectus capitis anterior

迷走神经
Vagus n.

第三颈神经
Cervical n. Ⅲ

中斜角肌
Scalenus medius

前斜角肌
Scalenus anterior

臂丛
Brachial plexus

锁骨下动脉
Subclavian a.

茎突
Styloid process

横突（寰椎）
Transverse process (atlas)

头长肌
Longus capitis

颈长肌
Longus colli

椎动脉
Vertebral a.

第一肋
First rib

354. 颈深肌群
Deep muscles of the neck

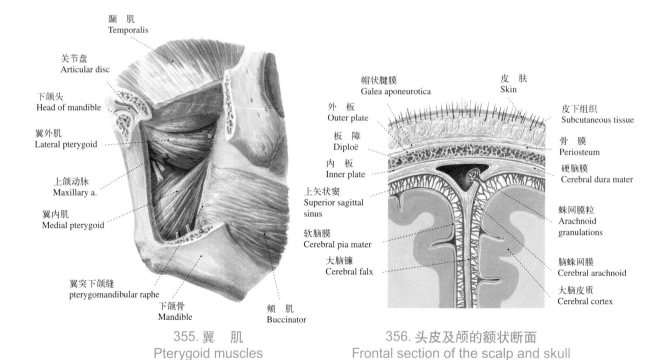

颞肌
Temporalis

关节盘
Articular disc

下颌头
Head of mandible

翼外肌
Lateral pterygoid

上颌动脉
Maxillary a.

翼内肌
Medial pterygoid

翼突下颌缝
pterygomandibular raphe

下颌骨
Mandible

颊肌
Buccinator

355. 翼肌
Pterygoid muscles

帽状腱膜
Galea aponeurotica

皮肤
Skin

外板
Outer plate

板障
Diploë

内板
Inner plate

上矢状窦
Superior sagittal sinus

软脑膜
Cerebral pia mater

大脑镰
Cerebral falx

皮下组织
Subcutaneous tissue

骨膜
Periosteum

硬脑膜
Cerebral dura mater

蛛网膜粒
Arachnoid granulations

脑蛛网膜
Cerebral arachnoid

大脑皮质
Cerebral cortex

356. 头皮及颅的额状断面
Frontal section of the scalp and skull

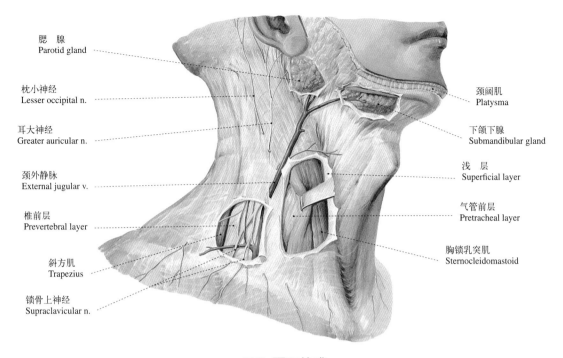

腮　腺
Parotid gland

枕小神经
Lesser occipital n.

耳大神经
Greater auricular n.

颈外静脉
External jugular v.

椎前层
Prevertebral layer

斜方肌
Trapezius

锁骨上神经
Supraclavicular n.

颈阔肌
Platysma

下颌下腺
Submandibular gland

浅　层
Superficial layer

气管前层
Pretracheal layer

胸锁乳突肌
Sternocleidomastoid

357. 颈深筋膜
Deep cervical fascia

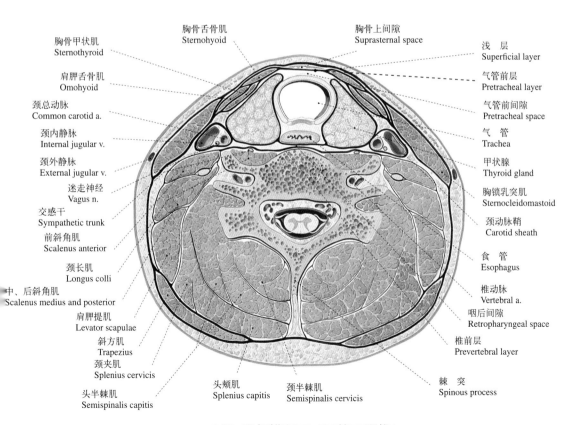

胸骨甲状肌
Sternothyroid

肩胛舌骨肌
Omohyoid

颈总动脉
Common carotid a.

颈内静脉
Internal jugular v.

颈外静脉
External jugular v.

迷走神经
Vagus n.

交感干
Sympathetic trunk

前斜角肌
Scalenus anterior

颈长肌
Longus colli

中、后斜角肌
Scalenus medius and posterior

肩胛提肌
Levator scapulae

斜方肌
Trapezius

颈夹肌
Splenius cervicis

头半棘肌
Semispinalis capitis

胸骨舌骨肌
Sternohyoid

胸骨上间隙
Suprasternal space

浅　层
Superficial layer

气管前层
Pretracheal layer

气管前间隙
Pretracheal space

气　管
Trachea

甲状腺
Thyroid gland

胸锁乳突肌
Sternocleidomastoid

颈动脉鞘
Carotid sheath

食　管
Esophagus

椎动脉
Vertebral a.

咽后间隙
Retropharyngeal space

椎前层
Prevertebral layer

棘　突
Spinous process

头夹肌
Splenius capitis

颈半棘肌
Semispinalis cervicis

358. 颈部横断面（平第五颈椎）
Transverse section of the neck at lever of the fifth cervical vertebra

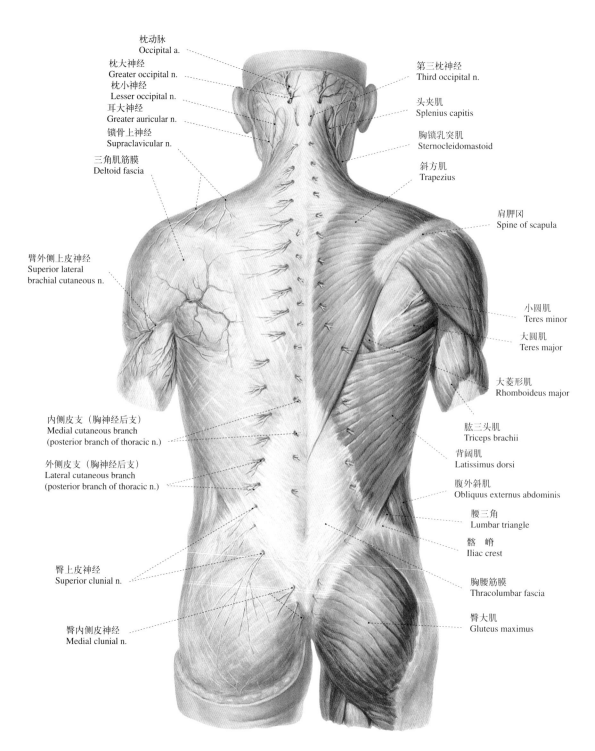

枕动脉
Occipital a.

枕大神经
Greater occipital n.

枕小神经
Lesser occipital n.

耳大神经
Greater auricular n.

锁骨上神经
Supraclavicular n.

三角肌筋膜
Deltoid fascia

臀外侧上皮神经
Superior lateral
brachial cutaneous n.

内侧皮支（胸神经后支）
Medial cutaneous branch
(posterior branch of thoracic n.)

外侧皮支（胸神经后支）
Lateral cutaneous branch
(posterior branch of thoracic n.)

臀上皮神经
Superior clunial n.

臀内侧皮神经
Medial clunial n.

第三枕神经
Third occipital n.

头夹肌
Splenius capitis

胸锁乳突肌
Sternocleidomastoid

斜方肌
Trapezius

肩胛冈
Spine of scapula

小圆肌
Teres minor

大圆肌
Teres major

大菱形肌
Rhomboideus major

肱三头肌
Triceps brachii

背阔肌
Latissimus dorsi

腹外斜肌
Obliquus externus abdominis

腰三角
Lumbar triangle

髂 嵴
Iliac crest

胸腰筋膜
Thracolumbar fascia

臀大肌
Gluteus maximus

359. 背部的肌肉和神经 (1)
Muscles and nerves of the back (1)

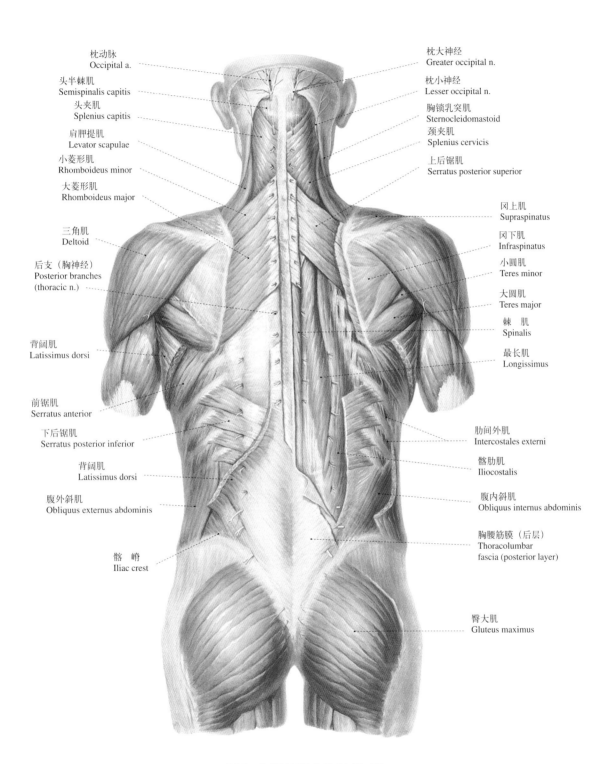

枕动脉
Occipital a.

头半棘肌
Semispinalis capitis

头夹肌
Splenius capitis

肩胛提肌
Levator scapulae

小菱形肌
Rhomboideus minor

大菱形肌
Rhomboideus major

三角肌
Deltoid

后支（胸神经）
Posterior branches
(thoracic n.)

背阔肌
Latissimus dorsi

前锯肌
Serratus anterior

下后锯肌
Serratus posterior inferior

背阔肌
Latissimus dorsi

腹外斜肌
Obliquus externus abdominis

髂 嵴
Iliac crest

枕大神经
Greater occipital n.

枕小神经
Lesser occipital n.

胸锁乳突肌
Sternocleidomastoid

颈夹肌
Splenius cervicis

上后锯肌
Serratus posterior superior

冈上肌
Supraspinatus

冈下肌
Infraspinatus

小圆肌
Teres minor

大圆肌
Teres major

棘 肌
Spinalis

最长肌
Longissimus

肋间外肌
Intercostales externi

髂肋肌
Iliocostalis

腹内斜肌
Obliquus internus abdominis

胸腰筋膜（后层）
Thoracolumbar
fascia (posterior layer)

臀大肌
Gluteus maximus

360. 背部的肌肉和神经 (2)
Muscles and nerves of the back (2)

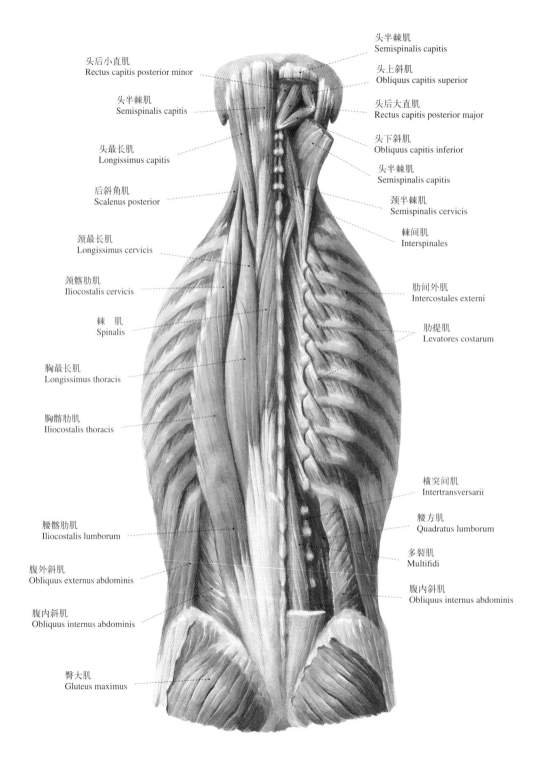

头后小直肌
Rectus capitis posterior minor

头半棘肌
Semispinalis capitis

头最长肌
Longissimus capitis

后斜角肌
Scalenus posterior

颈最长肌
Longissimus cervicis

颈髂肋肌
Iliocostalis cervicis

棘　肌
Spinalis

胸最长肌
Longissimus thoracis

胸髂肋肌
Iliocostalis thoracis

腰髂肋肌
Iliocostalis lumborum

腹外斜肌
Obliquus externus abdominis

腹内斜肌
Obliquus internus abdominis

臀大肌
Gluteus maximus

头半棘肌
Semispinalis capitis

头上斜肌
Obliquus capitis superior

头后大直肌
Rectus capitis posterior major

头下斜肌
Obliquus capitis inferior

头半棘肌
Semispinalis capitis

颈半棘肌
Semispinalis cervicis

棘间肌
Interspinales

肋间外肌
Intercostales externi

肋提肌
Levatores costarum

横突间肌
Intertransversarii

腰方肌
Quadratus lumborum

多裂肌
Multifidi

腹内斜肌
Obliquus internus abdominis

361. 背部的肌肉和神经 (3)
Muscles and nerves of the back (3)

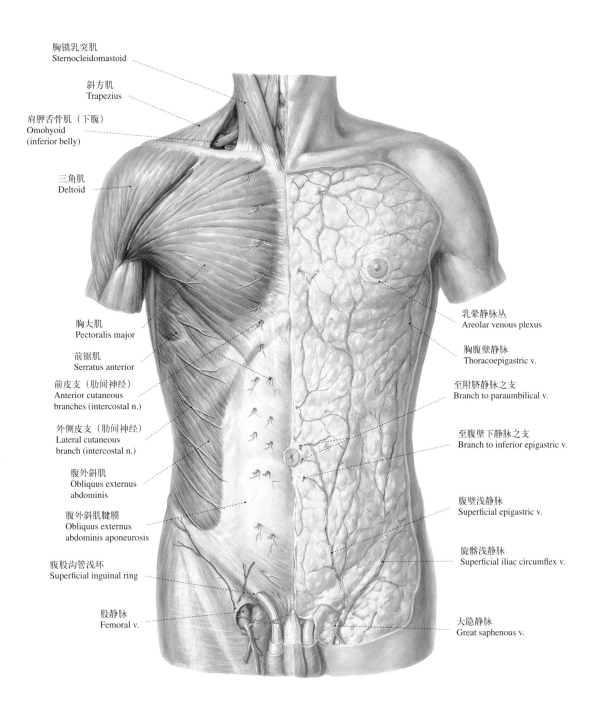

胸锁乳突肌
Sternocleidomastoid

斜方肌
Trapezius

肩胛舌骨肌（下腹）
Omohyoid
(inferior belly)

三角肌
Deltoid

胸大肌
Pectoralis major

前锯肌
Serratus anterior

前皮支（肋间神经）
Anterior cutaneous
branches (intercostal n.)

外侧皮支（肋间神经）
Lateral cutaneous
branch (intercostal n.)

腹外斜肌
Obliquus externus
abdominis

腹外斜肌腱膜
Obliquus externus
abdominis aponeurosis

腹股沟管浅环
Superficial inguinal ring

股静脉
Femoral v.

乳晕静脉丛
Areolar venous plexus

胸腹壁静脉
Thoracoepigastric v.

至脐旁静脉之支
Branch to paraumbilical v.

至腹壁下静脉之支
Branch to inferior epigastric v.

腹壁浅静脉
Superficial epigastric v.

旋髂浅静脉
Superficial iliac circumflex v.

大隐静脉
Great saphenous v.

362. 胸腹壁的肌肉、血管和神经 (1)
Muscles, blood vessels and nerves of the thoracic and abdominal wall (1)

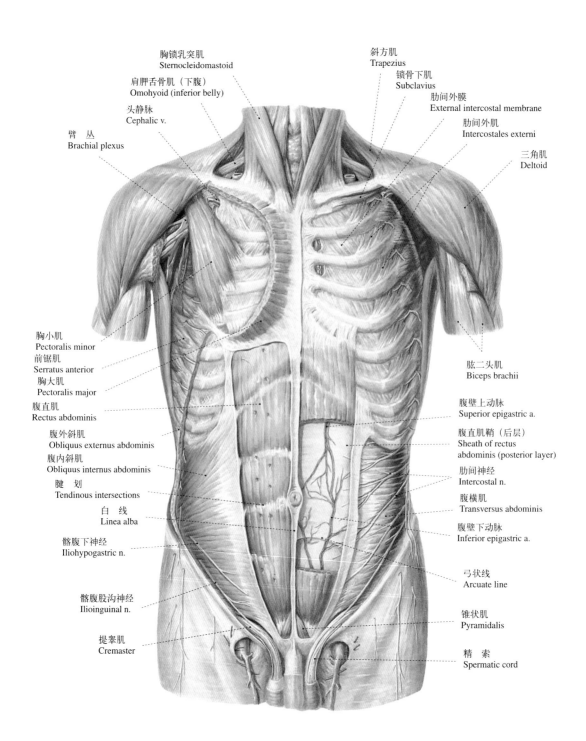

胸锁乳突肌
Sternocleidomastoid

肩胛舌骨肌（下腹）
Omohyoid (inferior belly)

头静脉
Cephalic v.

臂　丛
Brachial plexus

斜方肌
Trapezius

锁骨下肌
Subclavius

肋间外膜
External intercostal membrane

肋间外肌
Intercostales externi

三角肌
Deltoid

胸小肌
Pectoralis minor

前锯肌
Serratus anterior

胸大肌
Pectoralis major

腹直肌
Rectus abdominis

腹外斜肌
Obliquus externus abdominis

腹内斜肌
Obliquus internus abdominis

腱　划
Tendinous intersections

白　线
Linea alba

髂腹下神经
Iliohypogastric n.

髂腹股沟神经
Ilioinguinal n.

提睾肌
Cremaster

肱二头肌
Biceps brachii

腹壁上动脉
Superior epigastric a.

腹直肌鞘（后层）
Sheath of rectus abdominis (posterior layer)

肋间神经
Intercostal n.

腹横肌
Transversus abdominis

腹壁下动脉
Inferior epigastric a.

弓状线
Arcuate line

锥状肌
Pyramidalis

精　索
Spermatic cord

363. 胸腹壁的肌肉、血管和神经 (2)
Muscles, blood vessels and nerves of the thoracic and abdominal wall (2)

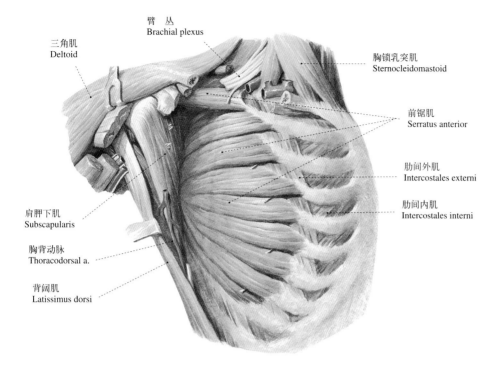

臂　丛
Brachial plexus

三角肌
Deltoid

胸锁乳突肌
Sternocleidomastoid

前锯肌
Serratus anterior

肋间外肌
Intercostales externi

肋间内肌
Intercostales interni

肩胛下肌
Subscapularis

胸背动脉
Thoracodorsal a.

背阔肌
Latissimus dorsi

364. 前锯肌
The serratus anterior

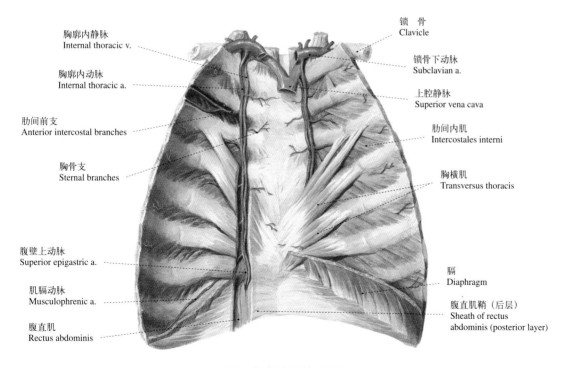

胸廓内静脉
Internal thoracic v.

胸廓内动脉
Internal thoracic a.

肋间前支
Anterior intercostal branches

胸骨支
Sternal branches

腹壁上动脉
Superior epigastric a.

肌膈动脉
Musculophrenic a.

腹直肌
Rectus abdominis

锁　骨
Clavicle

锁骨下动脉
Subclavian a.

上腔静脉
Superior vena cava

肋间内肌
Intercostales interni

胸横肌
Transversus thoracis

膈
Diaphragm

腹直肌鞘（后层）
Sheath of rectus abdominis (posterior layer)

365. 胸廓前壁内面观
Internal aspect of the anterior wall of the thorax

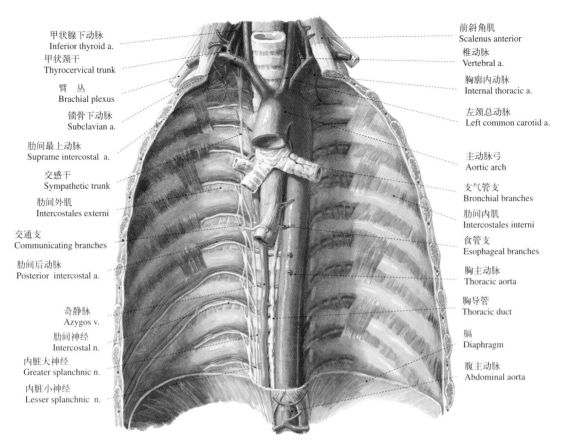

甲状腺下动脉
Inferior thyroid a.

甲状颈干
Thyrocervical trunk

臂 丛
Brachial plexus

锁骨下动脉
Subclavian a.

肋间最上动脉
Suprame intercostal a.

交感干
Sympathetic trunk

肋间外肌
Intercostales externi

交通支
Communicating branches

肋间后动脉
Posterior intercostal a.

奇静脉
Azygos v.

肋间神经
Intercostal n.

内脏大神经
Greater splanchnic n.

内脏小神经
Lesser splanchnic n.

前斜角肌
Scalenus anterior

椎动脉
Vertebral a.

胸廓内动脉
Internal thoracic a.

左颈总动脉
Left common carotid a.

主动脉弓
Aortic arch

支气管支
Bronchial branches

肋间内肌
Intercostales interni

食管支
Esophageal branches

胸主动脉
Thoracic aorta

胸导管
Thoracic duct

膈
Diaphragm

腹主动脉
Abdominal aorta

366. 胸主动脉及其分支
The thoracic aorta and its branches

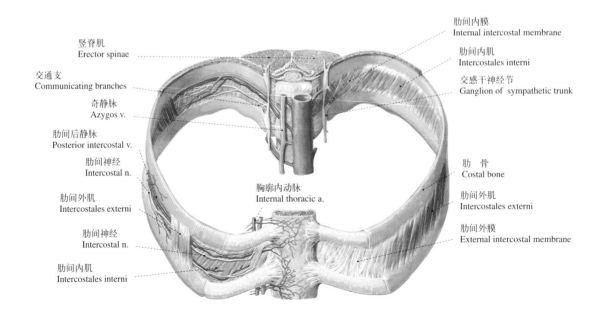

竖脊肌
Erector spinae

交通支
Communicating branches

奇静脉
Azygos v.

肋间后静脉
Posterior intercostal v.

肋间神经
Intercostal n.

肋间外肌
Intercostales externi

肋间神经
Intercostal n.

肋间内肌
Intercostales interni

肋间内膜
Internal intercostal membrane

肋间内肌
Intercostales interni

交感干神经节
Ganglion of sympathetic trunk

肋 骨
Costal bone

肋间外肌
Intercostales externi

肋间外膜
External intercostal membrane

胸廓内动脉
Internal thoracic a.

367. 胸壁局解
Topography of the thoracic wall

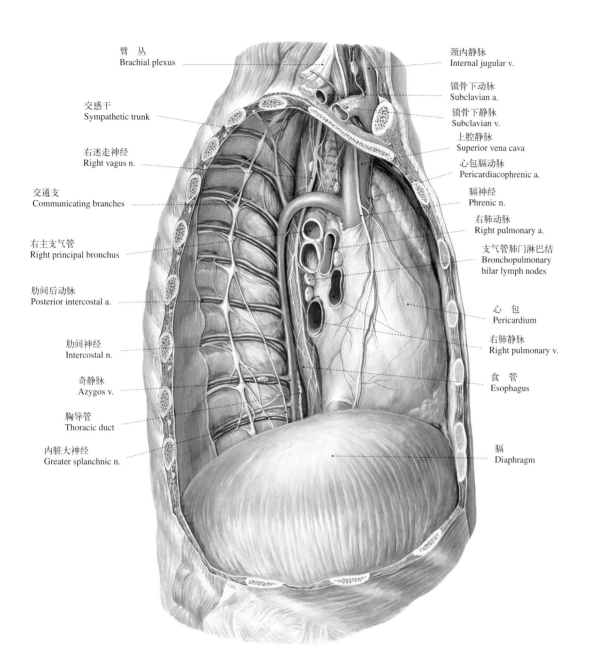

臂 丛
Brachial plexus

交感干
Sympathetic trunk

右迷走神经
Right vagus n.

交通支
Communicating branches

右主支气管
Right principal bronchus

肋间后动脉
Posterior intercostal a.

肋间神经
Intercostal n.

奇静脉
Azygos v.

胸导管
Thoracic duct

内脏大神经
Greater splanchnic n.

颈内静脉
Internal jugular v.

锁骨下动脉
Subclavian a.

锁骨下静脉
Subclavian v.

上腔静脉
Superior vena cava

心包膈动脉
Pericardiacophrenic a.

膈神经
Phrenic n.

右肺动脉
Right pulmonary a.

支气管肺门淋巴结
Bronchopulmonary
hilar lymph nodes

心 包
Pericardium

右肺静脉
Right pulmonary v.

食 管
Esophagus

膈
Diaphragm

368. 纵隔（右侧）
The mediastinum. Right aspect

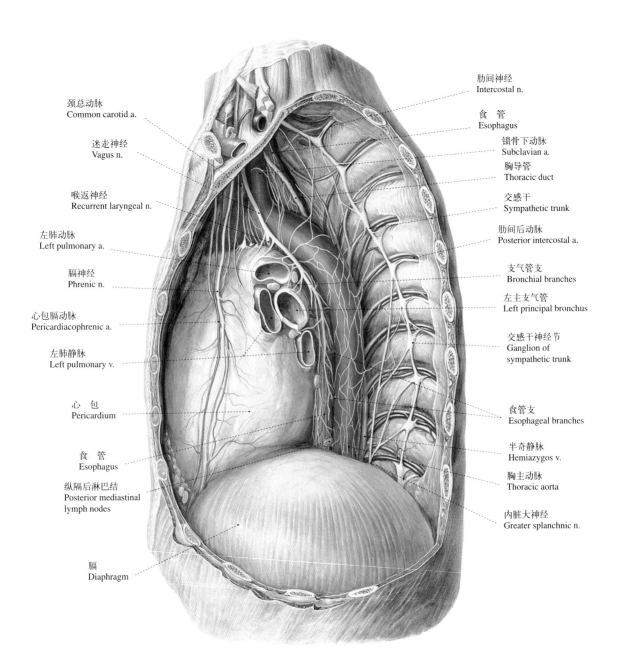

颈总动脉
Common carotid a.

迷走神经
Vagus n.

喉返神经
Recurrent laryngeal n.

左肺动脉
Left pulmonary a.

膈神经
Phrenic n.

心包膈动脉
Pericardiacophrenic a.

左肺静脉
Left pulmonary v.

心 包
Pericardium

食 管
Esophagus

纵隔后淋巴结
Posterior mediastinal
lymph nodes

膈
Diaphragm

肋间神经
Intercostal n.

食 管
Esophagus

锁骨下动脉
Subclavian a.

胸导管
Thoracic duct

交感干
Sympathetic trunk

肋间后动脉
Posterior intercostal a.

支气管支
Bronchial branches

左主支气管
Left principal bronchus

交感干神经节
Ganglion of
sympathetic trunk

食管支
Esophageal branches

半奇静脉
Hemiazygos v.

胸主动脉
Thoracic aorta

内脏大神经
Greater splanchnic n.

369. 纵隔（左侧）
The mediastinum. Left aspect

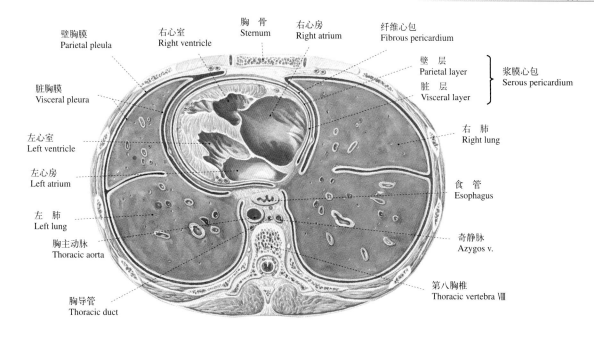

壁胸膜 Parietal pleula
右心室 Right ventricle
胸骨 Sternum
右心房 Right atrium
纤维心包 Fibrous pericardium
壁层 Parietal layer
脏层 Visceral layer
浆膜心包 Serous pericardium
脏胸膜 Visceral pleura
右肺 Right lung
左心室 Left ventricle
左心房 Left atrium
食管 Esophagus
左肺 Left lung
胸主动脉 Thoracic aorta
奇静脉 Azygos v.
胸导管 Thoracic duct
第八胸椎 Thoracic vertebra Ⅷ

370. 胸部横断面
Transverse section of the thorax

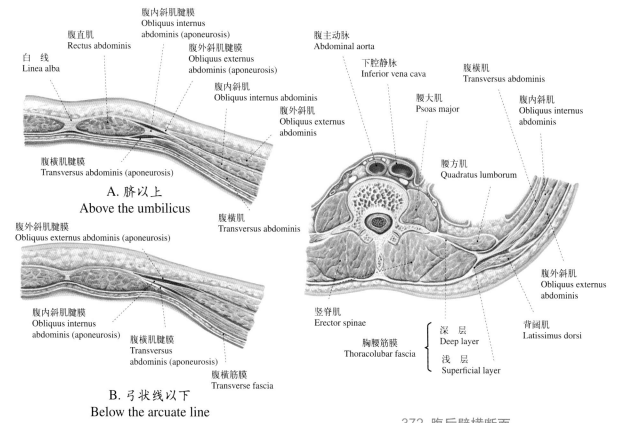

腹直肌 Rectus abdominis
腹内斜肌腱膜 Obliquus internus abdominis (aponeurosis)
腹外斜肌腱膜 Obliquus externus abdominis (aponeurosis)
白线 Linea alba
腹内斜肌 Obliquus internus abdominis
腹外斜肌 Obliquus externus abdominis
腹横肌腱膜 Transversus abdominis (aponeurosis)

A. 脐以上
Above the umbilicus

腹横肌 Transversus abdominis

腹外斜肌腱膜 Obliquus externus abdominis (aponeurosis)
腹内斜肌腱膜 Obliquus internus abdominis (aponeurosis)
腹横肌腱膜 Transversus abdominis (aponeurosis)
腹横筋膜 Transverse fascia

B. 弓状线以下
Below the arcuate line

371. 腹前壁横断面
Transverse section through the anterior abdominal wall

腹主动脉 Abdominal aorta
下腔静脉 Inferior vena cava
腹横肌 Transversus abdominis
腰大肌 Psoas major
腹内斜肌 Obliquus internus abdominis
腰方肌 Quadratus lumborum
腹外斜肌 Obliquus externus abdominis
竖脊肌 Erector spinae
胸腰筋膜 Thoracolubar fascia
深层 Deep layer
浅层 Superficial layer
背阔肌 Latissimus dorsi

372. 腹后壁横断面
Transverse section through the posterior abdominal wall

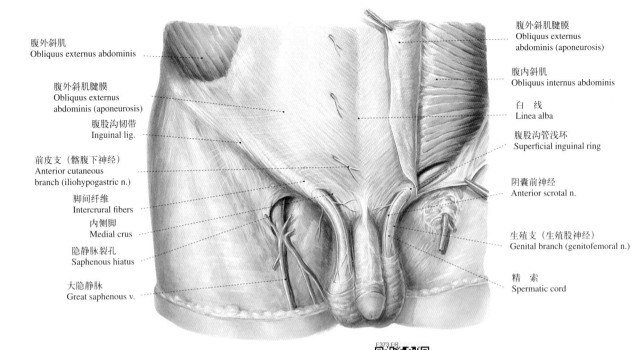

腹外斜肌
Obliquus externus abdominis

腹外斜肌腱膜
Obliquus externus
abdominis (aponeurosis)

腹股沟韧带
Inguinal lig.

前皮支（髂腹下神经）
Anterior cutaneous
branch (iliohypogastric n.)

脚间纤维
Intercrural fibers

内侧脚
Medial crus

隐静脉裂孔
Saphenous hiatus

大隐静脉
Great saphenous v.

腹外斜肌腱膜
Obliquus externus
abdominis (aponeurosis)

腹内斜肌
Obliquus internus abdominis

白 线
Linea alba

腹股沟管浅环
Superficial inguinal ring

阴囊前神经
Anterior scrotal n.

生殖支（生殖股神经）
Genital branch (genitofemoral n.)

精 索
Spermatic cord

373. 腹股沟管 (1)
The inguinal canal (1)

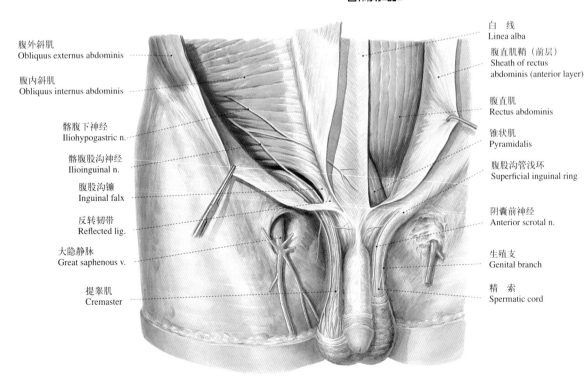

腹外斜肌
Obliquus externus abdominis

腹内斜肌
Obliquus internus abdominis

髂腹下神经
Iliohypogastric n.

髂腹股沟神经
Ilioinguinal n.

腹股沟镰
Inguinal falx

反转韧带
Reflected lig.

大隐静脉
Great saphenous v.

提睾肌
Cremaster

白 线
Linea alba

腹直肌鞘（前层）
Sheath of rectus
abdominis (anterior layer)

腹直肌
Rectus abdominis

锥状肌
Pyramidalis

腹股沟管浅环
Superficial inguinal ring

阴囊前神经
Anterior scrotal n.

生殖支
Genital branch

精 索
Spermatic cord

374. 腹股沟管 (2)
The inguinal canal (2)

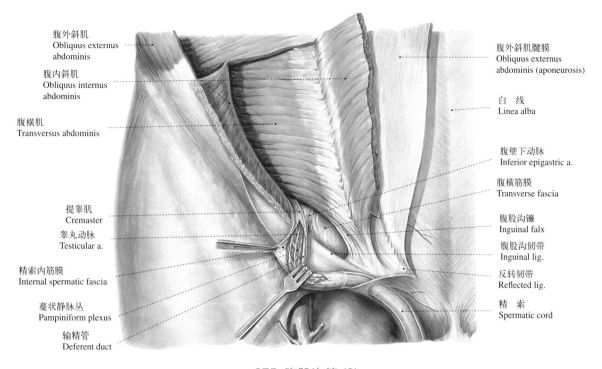

腹外斜肌
Obliquus externus
abdominis

腹内斜肌
Obliquus internus
abdominis

腹横肌
Transversus abdominis

提睾肌
Cremaster

睾丸动脉
Testicular a.

精索内筋膜
Internal spermatic fascia

蔓状静脉丛
Pampiniform plexus

输精管
Deferent duct

腹外斜肌腱膜
Obliquus externus
abdominis (aponeurosis)

白　线
Linea alba

腹壁下动脉
Inferior epigastric a.

腹横筋膜
Transverse fascia

腹股沟镰
Inguinal falx

腹股沟韧带
Inguinal lig.

反转韧带
Reflected lig.

精　索
Spermatic cord

375. 腹股沟管 (3)
The inguinal canal (3)

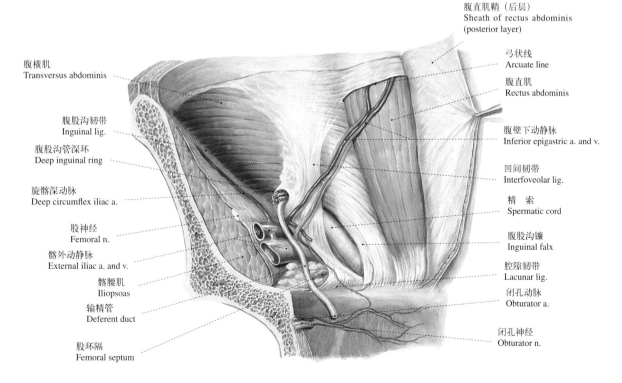

腹横肌
Transversus abdominis

腹股沟韧带
Inguinal lig.

腹股沟管深环
Deep inguinal ring

旋髂深动脉
Deep circumflex iliac a.

股神经
Femoral n.

髂外动静脉
External iliac a. and v.

髂腰肌
Iliopsoas

输精管
Deferent duct

股环隔
Femoral septum

腹直肌鞘（后层）
Sheath of rectus abdominis
(posterior layer)

弓状线
Arcuate line

腹直肌
Rectus abdominis

腹壁下动静脉
Inferior epigastric a. and v.

凹间韧带
Interfoveolar lig.

精　索
Spermatic cord

腹股沟镰
Inguinal falx

腔隙韧带
Lacunar lig.

闭孔动脉
Obturator a.

闭孔神经
Obturator n.

376. 腹股沟三角
The inguinal triangle

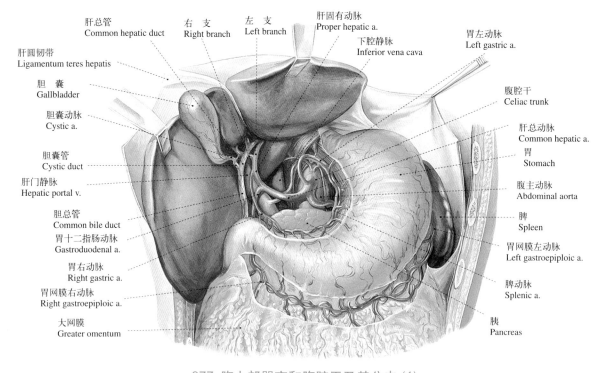

肝总管 Common hepatic duct
右支 Right branch
左支 Left branch
肝固有动脉 Proper hepatic a.
下腔静脉 Inferior vena cava
胃左动脉 Left gastric a.
肝圆韧带 Ligamentum teres hepatis
胆囊 Gallbladder
胆囊动脉 Cystic a.
胆囊管 Cystic duct
肝门静脉 Hepatic portal v.
胆总管 Common bile duct
胃十二指肠动脉 Gastroduodenal a.
胃右动脉 Right gastric a.
胃网膜右动脉 Right gastroepiploic a.
大网膜 Greater omentum
腹腔干 Celiac trunk
肝总动脉 Common hepatic a.
胃 Stomach
腹主动脉 Abdominal aorta
脾 Spleen
胃网膜左动脉 Left gastroepiploic a.
脾动脉 Splenic a.
胰 Pancreas

377. 腹上部器官和腹腔干及其分支 (1)
The organs of the upper abdomen and the celiac trunk and its branches (1)

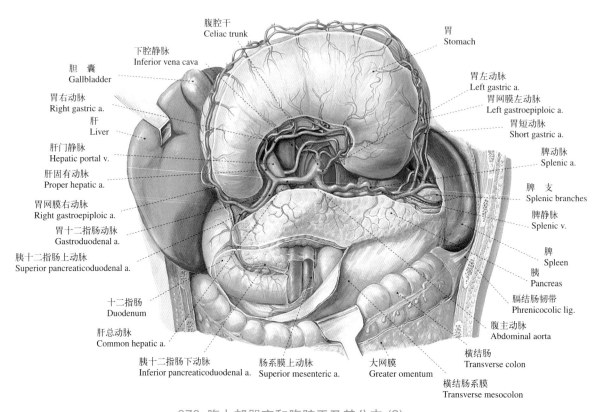

腹腔干 Celiac trunk
胃 Stomach
下腔静脉 Inferior vena cava
胆囊 Gallbladder
胃右动脉 Right gastric a.
肝 Liver
肝门静脉 Hepatic portal v.
肝固有动脉 Proper hepatic a.
胃网膜右动脉 Right gastroepiploic a.
胃十二指肠动脉 Gastroduodenal a.
胰十二指肠上动脉 Superior pancreaticoduodenal a.
十二指肠 Duodenum
肝总动脉 Common hepatic a.
胰十二指肠下动脉 Inferior pancreaticoduodenal a.
肠系膜上动脉 Superior mesenteric a.
大网膜 Greater omentum
胃左动脉 Left gastric a.
胃网膜左动脉 Left gastroepiploic a.
胃短动脉 Short gastric a.
脾动脉 Splenic a.
脾支 Splenic branches
脾静脉 Splenic v.
脾 Spleen
胰 Pancreas
膈结肠韧带 Phrenicocolic lig.
腹主动脉 Abdominal aorta
横结肠 Transverse colon
横结肠系膜 Transverse mesocolon

378. 腹上部器官和腹腔干及其分支 (2)
The organs of the upper abdomen and the celiac trunk and its branches (2)

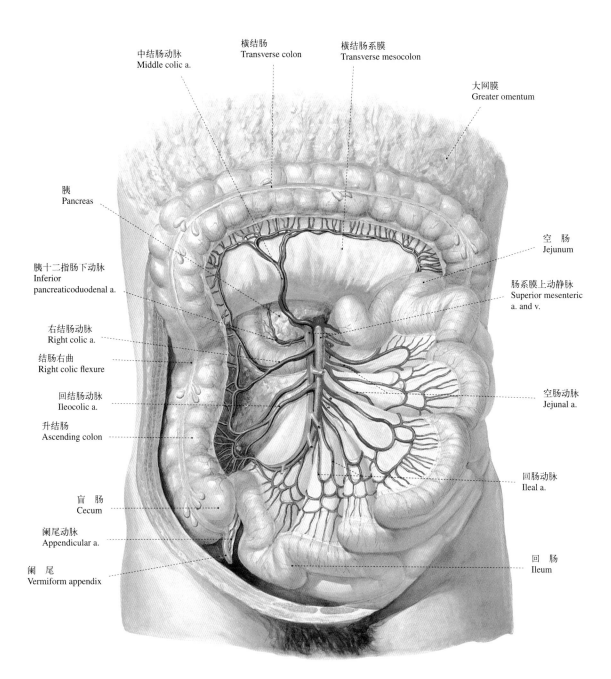

中结肠动脉
Middle colic a.

横结肠
Transverse colon

横结肠系膜
Transverse mesocolon

大网膜
Greater omentum

胰
Pancreas

胰十二指肠下动脉
Inferior
pancreaticoduodenal a.

右结肠动脉
Right colic a.

结肠右曲
Right colic flexure

回结肠动脉
Ileocolic a.

升结肠
Ascending colon

盲 肠
Cecum

阑尾动脉
Appendicular a.

阑 尾
Vermiform appendix

空 肠
Jejunum

肠系膜上动静脉
Superior mesenteric
a. and v.

空肠动脉
Jejunal a.

回肠动脉
Ileal a.

回 肠
Ileum

379. 小肠、大肠和肠系膜上动脉
The small and large intestines and the superior mesenteric artery

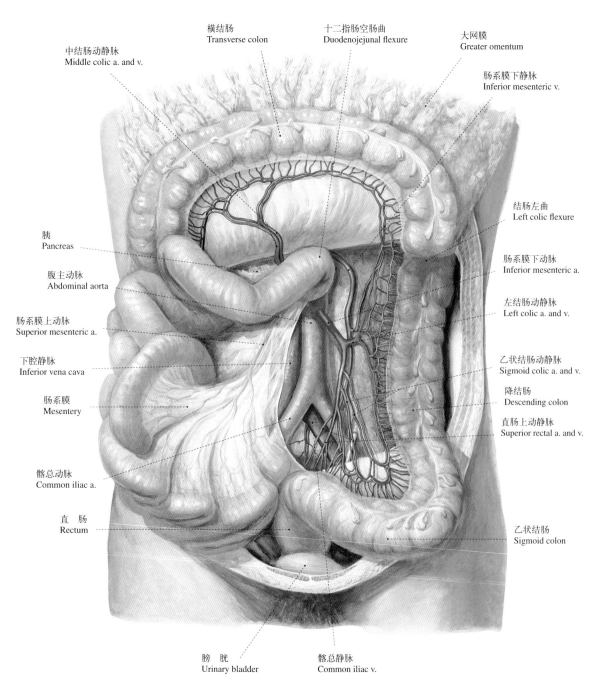

中结肠动静脉
Middle colic a. and v.

横结肠
Transverse colon

十二指肠空肠曲
Duodenojejunal flexure

大网膜
Greater omentum

肠系膜下静脉
Inferior mesenteric v.

胰
Pancreas

结肠左曲
Left colic flexure

腹主动脉
Abdominal aorta

肠系膜下动脉
Inferior mesenteric a.

肠系膜上动脉
Superior mesenteric a.

左结肠动静脉
Left colic a. and v.

下腔静脉
Inferior vena cava

乙状结肠动静脉
Sigmoid colic a. and v.

肠系膜
Mesentery

降结肠
Descending colon

直肠上动静脉
Superior rectal a. and v.

髂总动脉
Common iliac a.

直 肠
Rectum

乙状结肠
Sigmoid colon

膀 胱
Urinary bladder

髂总静脉
Common iliac v.

380. 小肠、大肠和肠系膜下动脉
The small and large intestines and the inferior mesenteric artery

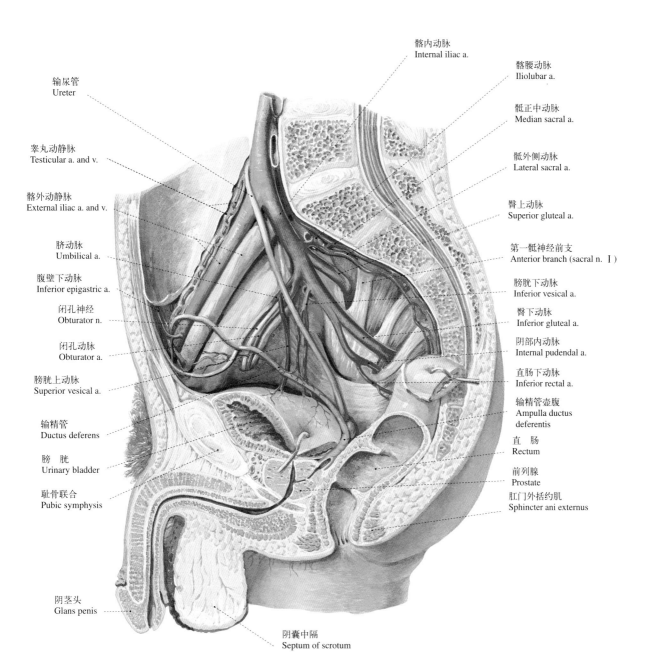

输尿管
Ureter

睾丸动静脉
Testicular a. and v.

髂外动静脉
External iliac a. and v.

脐动脉
Umbilical a.

腹壁下动脉
Inferior epigastric a.

闭孔神经
Obturator n.

闭孔动脉
Obturator a.

膀胱上动脉
Superior vesical a.

输精管
Ductus deferens

膀　胱
Urinary bladder

耻骨联合
Pubic symphysis

阴茎头
Glans penis

阴囊中隔
Septum of scrotum

髂内动脉
Internal iliac a.

髂腰动脉
Iliolubar a.

骶正中动脉
Median sacral a.

骶外侧动脉
Lateral sacral a.

臀上动脉
Superior gluteal a.

第一骶神经前支
Anterior branch (sacral n. Ⅰ)

膀胱下动脉
Inferior vesical a.

臀下动脉
Inferior gluteal a.

阴部内动脉
Internal pudendal a.

直肠下动脉
Inferior rectal a.

输精管壶腹
Ampulla ductus deferentis

直　肠
Rectum

前列腺
Prostate

肛门外括约肌
Sphincter ani externus

381. 盆腔的血管（男）
Blood vessels of the pelvic cavity (Male)

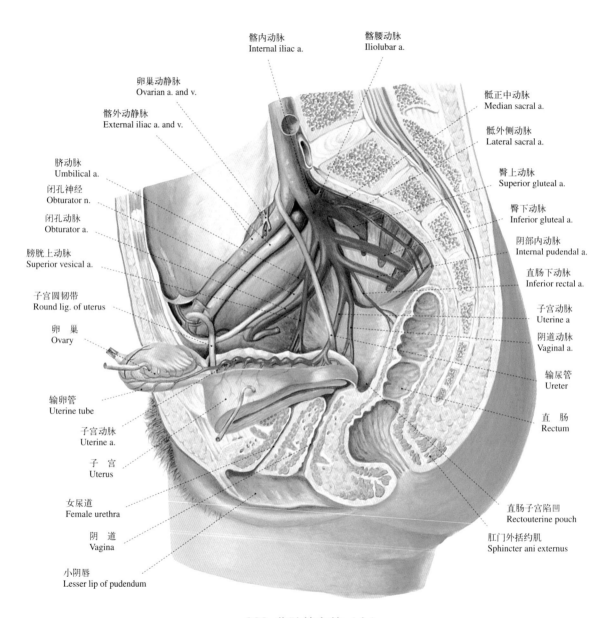

髂内动脉
Internal iliac a.

髂腰动脉
Iliolubar a.

卵巢动静脉
Ovarian a. and v.

髂外动静脉
External iliac a. and v.

骶正中动脉
Median sacral a.

骶外侧动脉
Lateral sacral a.

脐动脉
Umbilical a.

闭孔神经
Obturator n.

闭孔动脉
Obturator a.

臀上动脉
Superior gluteal a.

膀胱上动脉
Superior vesical a.

臀下动脉
Inferior gluteal a.

子宫圆韧带
Round lig. of uterus

阴部内动脉
Internal pudendal a.

卵 巢
Ovary

直肠下动脉
Inferior rectal a.

子宫动脉
Uterine a

阴道动脉
Vaginal a.

输卵管
Uterine tube

输尿管
Ureter

子宫动脉
Uterine a.

直 肠
Rectum

子 宫
Uterus

女尿道
Female urethra

阴 道
Vagina

直肠子宫陷凹
Rectouterine pouch

小阴唇
Lesser lip of pudendum

肛门外括约肌
Sphincter ani externus

382. 盆腔的血管（女）
Blood vessels of the pelvic cavity (Female)

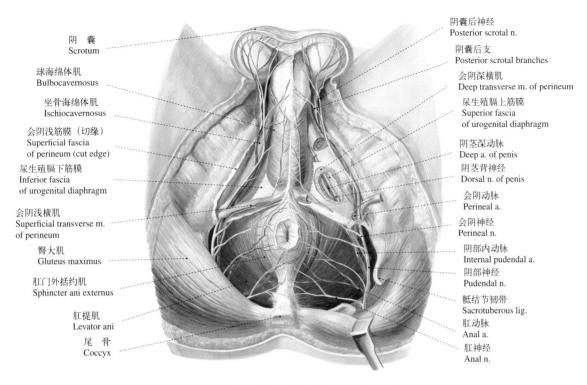

阴囊 Scrotum
球海绵体肌 Bulbocavernosus
坐骨海绵体肌 Ischiocavernosus
会阴浅筋膜（切缘）Superficial fascia of perineum (cut edge)
尿生殖膈下筋膜 Inferior fascia of urogenital diaphragm
会阴浅横肌 Superficial transverse m. of perineum
臀大肌 Gluteus maximus
肛门外括约肌 Sphincter ani externus
肛提肌 Levator ani
尾骨 Coccyx

阴囊后神经 Posterior scrotal n.
阴囊后支 Posterior scrotal branches
会阴深横肌 Deep transverse m. of perineum
尿生殖膈上筋膜 Superior fascia of urogenital diaphragm
阴茎深动脉 Deep a. of penis
阴茎背神经 Dorsal n. of penis
会阴动脉 Perineal a.
会阴神经 Perineal n.
阴部内动脉 Internal pudendal a.
阴部神经 Pudendal n.
骶结节韧带 Sacrotuberous lig.
肛动脉 Anal a.
肛神经 Anal n.

383. 男性会阴的肌肉、血管及神经
Muscles, blood vessels and nerves of the male perineum

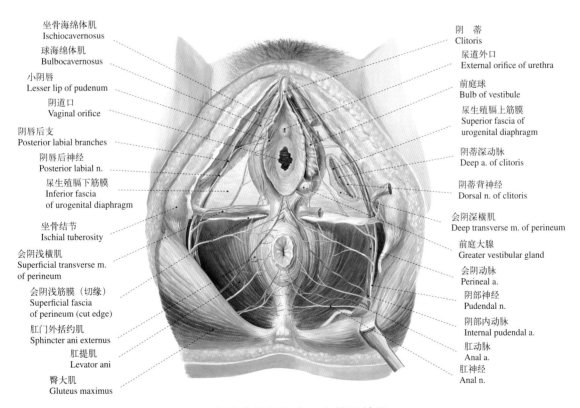

坐骨海绵体肌 Ischiocavernosus
球海绵体肌 Bulbocavernosus
小阴唇 Lesser lip of pudendum
阴道口 Vaginal orifice
阴唇后支 Posterior labial branches
阴唇后神经 Posterior labial n.
尿生殖膈下筋膜 Inferior fascia of urogenital diaphragm
坐骨结节 Ischial tuberosity
会阴浅横肌 Superficial transverse m. of perineum
会阴浅筋膜（切缘）Superficial fascia of perineum (cut edge)
肛门外括约肌 Sphincter ani externus
肛提肌 Levator ani
臀大肌 Gluteus maximus

阴蒂 Clitoris
尿道外口 External orifice of urethra
前庭球 Bulb of vestibule
尿生殖膈上筋膜 Superior fascia of urogenital diaphragm
阴蒂深动脉 Deep a. of clitoris
阴蒂背神经 Dorsal n. of clitoris
会阴深横肌 Deep transverse m. of perineum
前庭大腺 Greater vestibular gland
会阴动脉 Perineal a.
阴部神经 Pudendal n.
阴部内动脉 Internal pudendal a.
肛动脉 Anal a.
肛神经 Anal n.

384. 女性会阴的肌肉、血管及神经
Muscles, blood vessels and nerves of the female perineum

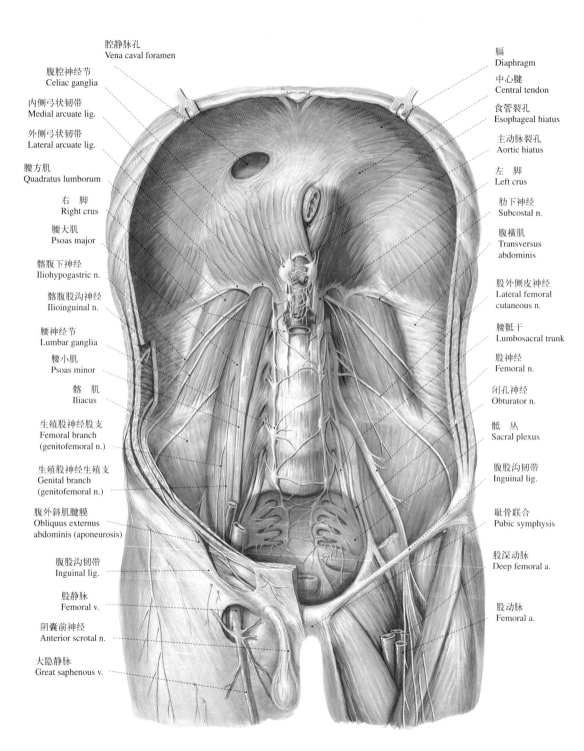

腔静脉孔 Vena caval foramen
腹腔神经节 Celiac ganglia
内侧弓状韧带 Medial arcuate lig.
外侧弓状韧带 Lateral arcuate lig.
腰方肌 Quadratus lumborum
右脚 Right crus
腰大肌 Psoas major
髂腹下神经 Iliohypogastric n.
髂腹股沟神经 Ilioinguinal n.
腰神经节 Lumbar ganglia
腰小肌 Psoas minor
髂肌 Iliacus
生殖股神经股支 Femoral branch (genitofemoral n.)
生殖股神经生殖支 Genital branch (genitofemoral n.)
腹外斜肌腱膜 Obliquus externus abdominis (aponeurosis)
腹股沟韧带 Inguinal lig.
股静脉 Femoral v.
阴囊前神经 Anterior scrotal n.
大隐静脉 Great saphenous v.

膈 Diaphragm
中心腱 Central tendon
食管裂孔 Esophageal hiatus
主动脉裂孔 Aortic hiatus
左脚 Left crus
肋下神经 Subcostal n.
腹横肌 Transversus abdominis
股外侧皮神经 Lateral femoral cutaneous n.
腰骶干 Lumbosacral trunk
股神经 Femoral n.
闭孔神经 Obturator n.
骶丛 Sacral plexus
腹股沟韧带 Inguinal lig.
耻骨联合 Pubic symphysis
股深动脉 Deep femoral a.
股动脉 Femoral a.

385. 膈、腹后壁的肌肉和神经
The diaphragm and the muscles and nerves of the posterior abdominal wall

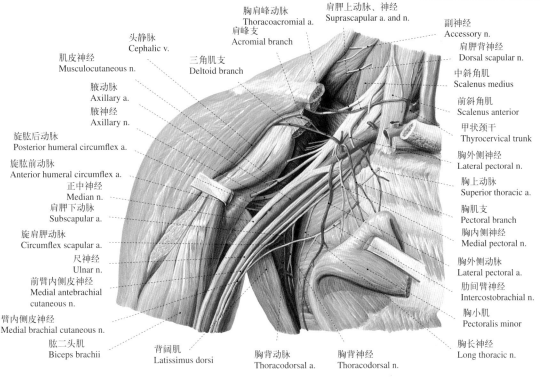

胸肩峰动脉 Thoracoacromial a.
肩峰支 Acromial branch
肩胛上动脉、神经 Suprascapular a. and n.
副神经 Accessory n.
肩胛背神经 Dorsal scapular n.
头静脉 Cephalic v.
三角肌支 Deltoid branch
中斜角肌 Scalenus medius
肌皮神经 Musculocutaneous n.
前斜角肌 Scalenus anterior
腋动脉 Axillary a.
甲状颈干 Thyrocervical trunk
腋神经 Axillary n.
胸外侧神经 Lateral pectoral n.
旋肱后动脉 Posterior humeral circumflex a.
胸上动脉 Superior thoracic a.
旋肱前动脉 Anterior humeral circumflex a.
胸肌支 Pectoral branch
正中神经 Median n.
胸内侧神经 Medial pectoral n.
肩胛下动脉 Subscapular a.
胸外侧动脉 Lateral pectoral a.
旋肩胛动脉 Circumflex scapular a.
肋间臂神经 Intercostobrachial n.
尺神经 Ulnar n.
胸小肌 Pectoralis minor
前臂内侧皮神经 Medial antebrachial cutaneous n.
臂内侧皮神经 Medial brachial cutaneous n.
肱二头肌 Biceps brachii
背阔肌 Latissimus dorsi
胸背动脉 Thoracodorsal a.
胸背神经 Thoracodorsal n.
胸长神经 Long thoracic n.

386. 腋窝的肌肉、血管和神经 (1)
Muscles, blood vessels and nerves of the axillary fossa (1)

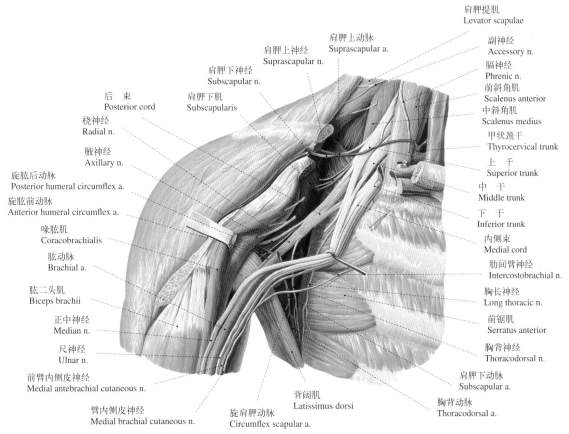

肩胛提肌 Levator scapulae
肩胛上神经 Suprascapular n.
肩胛上动脉 Suprascapular a.
副神经 Accessory n.
膈神经 Phrenic n.
肩胛下神经 Subscapular n.
前斜角肌 Scalenus anterior
后 束 Posterior cord
肩胛下肌 Subscapularis
中斜角肌 Scalenus medius
桡神经 Radial n.
甲状颈干 Thyrocervical trunk
腋神经 Axillary n.
上 干 Superior trunk
旋肱后动脉 Posterior humeral circumflex a.
中 干 Middle trunk
旋肱前动脉 Anterior humeral circumflex a.
下 干 Inferior trunk
喙肱肌 Coracobrachialis
内侧束 Medial cord
肋间臂神经 Intercostobrachial n.
肱动脉 Brachial a.
胸长神经 Long thoracic n.
肱二头肌 Biceps brachii
前锯肌 Serratus anterior
正中神经 Median n.
胸背神经 Thoracodorsal n.
尺神经 Ulnar n.
肩胛下动脉 Subscapular a.
前臂内侧皮神经 Medial antebrachial cutaneous n.
胸背动脉 Thoracodorsal a.
臂内侧皮神经 Medial brachial cutaneous n.
旋肩胛动脉 Circumflex scapular a.
背阔肌 Latissimus dorsi

387. 腋窝的肌肉、血管和神经 (2)
Muscles, blood vessels and nerves of the axillary fossa (2)

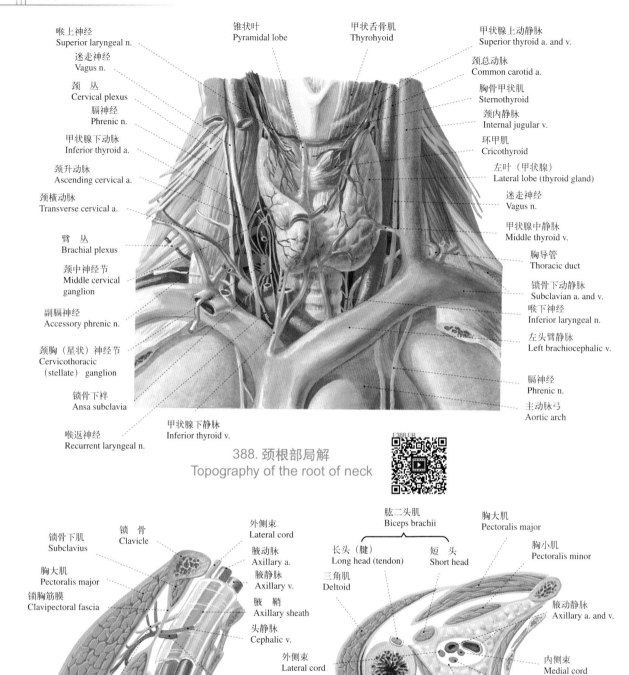

喉上神经
Superior laryngeal n.

迷走神经
Vagus n.

颈 丛
Cervical plexus

膈神经
Phrenic n.

甲状腺下动脉
Inferior thyroid a.

颈升动脉
Ascending cervical a.

颈横动脉
Transverse cervical a.

臂 丛
Brachial plexus

颈中神经节
Middle cervical ganglion

副膈神经
Accessory phrenic n.

颈胸（星状）神经节
Cervicothoracic (stellate) ganglion

锁骨下袢
Ansa subclavia

喉返神经
Recurrent laryngeal n.

甲状腺下静脉
Inferior thyroid v.

锥状叶
Pyramidal lobe

甲状舌骨肌
Thyrohyoid

甲状腺上动静脉
Superior thyroid a. and v.

颈总动脉
Common carotid a.

胸骨甲状肌
Sternothyroid

颈内静脉
Internal jugular v.

环甲肌
Cricothyroid

左叶（甲状腺）
Lateral lobe (thyroid gland)

迷走神经
Vagus n.

甲状腺中静脉
Middle thyroid v.

胸导管
Thoracic duct

锁骨下动静脉
Subclavian a. and v.

喉下神经
Inferior laryngeal n.

左头臂静脉
Left brachiocephalic v.

膈神经
Phrenic n.

主动脉弓
Aortic arch

388. 颈根部局解
Topography of the root of neck

锁骨下肌
Subclavius

胸大肌
Pectoralis major

锁胸筋膜
Clavipectoral fascia

胸外侧神经
Lateral pectoral n.

锁 骨
Clavicle

外侧束
Lateral cord

腋动脉
Axillary a.

腋静脉
Axillary v.

腋 鞘
Axillary sheath

头静脉
Cephalic v.

外侧束
Lateral cord

胸肩峰动脉
Thoracoacromial a.

肋间外肌
Intercostales externi

前锯肌
Serratus anterior

389. 腋窝矢状断模式图
Diagram of sagittal section
of the axillary fossa

肱二头肌
Biceps brachii

长头（腱）
Long head (tendon)

短 头
Short head

三角肌
Deltoid

肱 骨
Humerus

冈下肌
Infraspinatus

肩胛下肌
Subscapularis

胸大肌
Pectoralis major

胸小肌
Pectoralis minor

腋动静脉
Axillary a. and v.

内侧束
Medial cord

后 束
Posterior cord

肋间外肌
Intercostales externi

前锯肌
Serratus anterior

腋 鞘
Axillary sheath

390. 腋窝横断模式图
Diagram of transverse section
of the axillary fossa

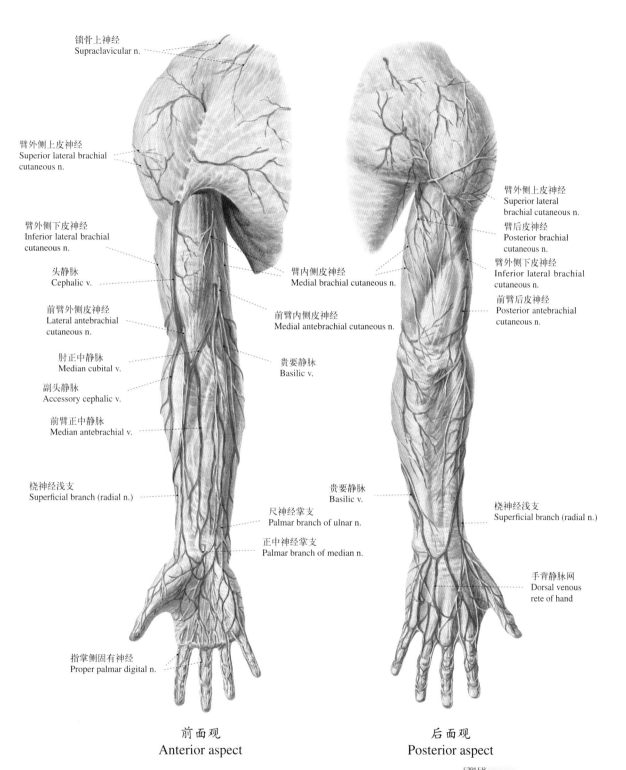

锁骨上神经
Supraclavicular n.

臂外侧上皮神经
Superior lateral brachial
cutaneous n.

臂外侧下皮神经
Inferior lateral brachial
cutaneous n.

头静脉
Cephalic v.

前臂外侧皮神经
Lateral antebrachial
cutaneous n.

肘正中静脉
Median cubital v.

副头静脉
Accessory cephalic v.

前臂正中静脉
Median antebrachial v.

桡神经浅支
Superficial branch (radial n.)

指掌侧固有神经
Proper palmar digital n.

臂内侧皮神经
Medial brachial cutaneous n.

前臂内侧皮神经
Medial antebrachial cutaneous n.

贵要静脉
Basilic v.

尺神经掌支
Palmar branch of ulnar n.

正中神经掌支
Palmar branch of median n.

臂外侧上皮神经
Superior lateral
brachial cutaneous n.

臂后皮神经
Posterior brachial
cutaneous n.

臂外侧下皮神经
Inferior lateral brachial
cutaneous n.

前臂后皮神经
Posterior antebrachial
cutaneous n.

贵要静脉
Basilic v.

桡神经浅支
Superficial branch (radial n.)

手背静脉网
Dorsal venous
rete of hand

前面观
Anterior aspect

后面观
Posterior aspect

391. 上肢的皮神经和浅静脉
Cutaneous nerves and superficial veins of the upper limb

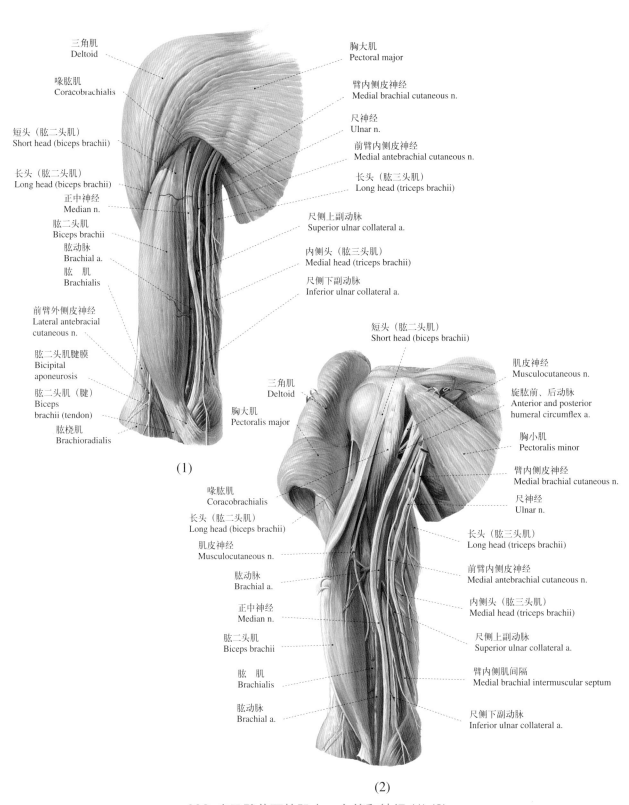

三角肌
Deltoid

喙肱肌
Coracobrachialis

短头（肱二头肌）
Short head (biceps brachii)

长头（肱二头肌）
Long head (biceps brachii)

正中神经
Median n.

肱二头肌
Biceps brachii

肱动脉
Brachial a.

肱肌
Brachialis

前臂外侧皮神经
Lateral antebracial
cutaneous n.

肱二头肌腱膜
Bicipital
aponeurosis

肱二头肌（腱）
Biceps
brachii (tendon)

肱桡肌
Brachioradialis

胸大肌
Pectoral major

臂内侧皮神经
Medial brachial cutaneous n.

尺神经
Ulnar n.

前臂内侧皮神经
Medial antebrachial cutaneous n.

长头（肱三头肌）
Long head (triceps brachii)

尺侧上副动脉
Superior ulnar collateral a.

内侧头（肱三头肌）
Medial head (triceps brachii)

尺侧下副动脉
Inferior ulnar collateral a.

(1)

短头（肱二头肌）
Short head (biceps brachii)

三角肌
Deltoid

胸大肌
Pectoralis major

喙肱肌
Coracobrachialis

长头（肱二头肌）
Long head (biceps brachii)

肌皮神经
Musculocutaneous n.

肱动脉
Brachial a.

正中神经
Median n.

肱二头肌
Biceps brachii

肱肌
Brachialis

肱动脉
Brachial a.

肌皮神经
Musculocutaneous n.

旋肱前、后动脉
Anterior and posterior
humeral circumflex a.

胸小肌
Pectoralis minor

臂内侧皮神经
Medial brachial cutaneous n.

尺神经
Ulnar n.

长头（肱三头肌）
Long head (triceps brachii)

前臂内侧皮神经
Medial antebrachial cutaneous n.

内侧头（肱三头肌）
Medial head (triceps brachii)

尺侧上副动脉
Superior ulnar collateral a.

臂内侧肌间隔
Medial brachial intermuscular septum

尺侧下副动脉
Inferior ulnar collateral a.

(2)

392. 肩及臂前面的肌肉、血管和神经 (1) (2)
Muscles，blood vessels and nerves of the anterior aspect of the shoulder and arm (1) (2)

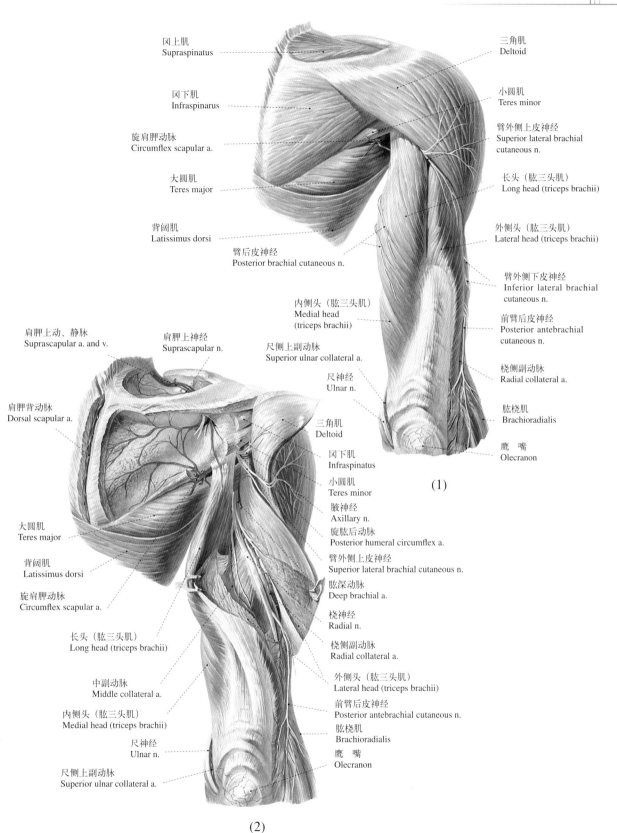

冈上肌
Supraspinatus

三角肌
Deltoid

冈下肌
Infraspinarus

小圆肌
Teres minor

旋肩胛动脉
Circumflex scapular a.

臂外侧上皮神经
Superior lateral brachial cutaneous n.

大圆肌
Teres major

长头（肱三头肌）
Long head (triceps brachii)

背阔肌
Latissimus dorsi

外侧头（肱三头肌）
Lateral head (triceps brachii)

臂后皮神经
Posterior brachial cutaneous n.

臂外侧下皮神经
Inferior lateral brachial cutaneous n.

内侧头（肱三头肌）
Medial head (triceps brachii)

前臂后皮神经
Posterior antebrachial cutaneous n.

尺侧上副动脉
Superior ulnar collateral a.

桡侧副动脉
Radial collateral a.

尺神经
Ulnar n.

肱桡肌
Brachioradialis

鹰嘴
Olecranon

(1)

肩胛上动、静脉
Suprascapular a. and v.

肩胛上神经
Suprascapular n.

肩胛背动脉
Dorsal scapular a.

三角肌
Deltoid

冈下肌
Infraspinatus

小圆肌
Teres minor

腋神经
Axillary n.

大圆肌
Teres major

旋肱后动脉
Posterior humeral circumflex a.

背阔肌
Latissimus dorsi

臂外侧上皮神经
Superior lateral brachial cutaneous n.

旋肩胛动脉
Circumflex scapular a.

肱深动脉
Deep brachial a.

长头（肱三头肌）
Long head (triceps brachii)

桡神经
Radial n.

桡侧副动脉
Radial collateral a.

中副动脉
Middle collateral a.

外侧头（肱三头肌）
Lateral head (triceps brachii)

内侧头（肱三头肌）
Medial head (triceps brachii)

前臂后皮神经
Posterior antebrachial cutaneous n.

尺神经
Ulnar n.

肱桡肌
Brachioradialis

尺侧上副动脉
Superior ulnar collateral a.

鹰嘴
Olecranon

(2)

393. 肩及臂后面的肌肉、血管和神经 (1) (2)
Muscles，blood vessels and nerves of the posterior aspect
of the shoulder and arm (1) (2)

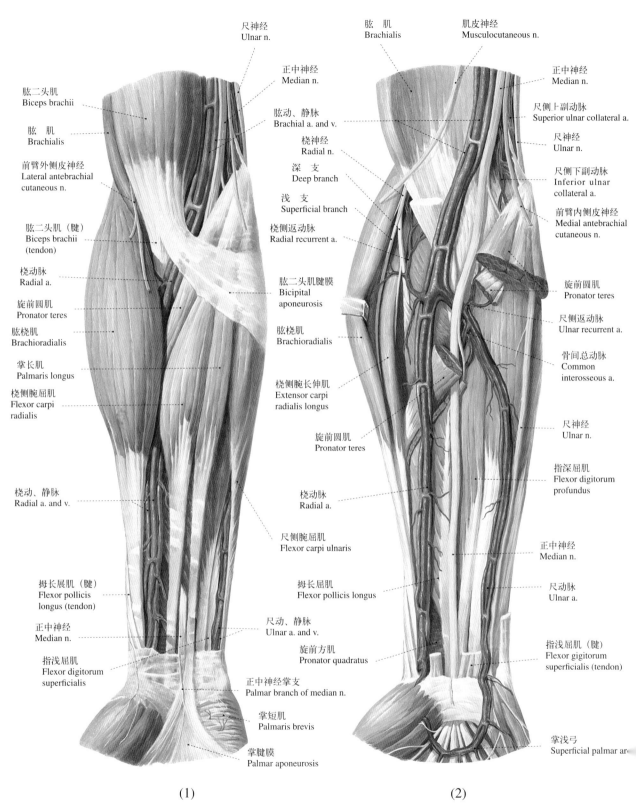

肱二头肌
Biceps brachii

肱 肌
Brachialis

前臂外侧皮神经
Lateral antebrachial
cutaneous n.

肱二头肌（腱）
Biceps brachii
(tendon)

桡动脉
Radial a.

旋前圆肌
Pronator teres

肱桡肌
Brachioradialis

掌长肌
Palmaris longus

桡侧腕屈肌
Flexor carpi
radialis

桡动、静脉
Radial a. and v.

拇长展肌（腱）
Flexor pollicis
longus (tendon)

正中神经
Median n.

指浅屈肌
Flexor digitorum
superficialis

尺神经
Ulnar n.

正中神经
Median n.

肱动、静脉
Brachial a. and v.

桡神经
Radial n.

深 支
Deep branch

浅 支
Superficial branch

桡侧返动脉
Radial recurrent a.

肱二头肌腱膜
Bicipital
aponeurosis

肱桡肌
Brachioradialis

桡侧腕长伸肌
Extensor carpi
radialis longus

旋前圆肌
Pronator teres

桡动脉
Radial a.

尺侧腕屈肌
Flexor carpi ulnaris

拇长屈肌
Flexor pollicis longus

尺动、静脉
Ulnar a. and v.

旋前方肌
Pronator quadratus

正中神经掌支
Palmar branch of median n.

掌短肌
Palmaris brevis

掌腱膜
Palmar aponeurosis

肱 肌
Brachialis

肌皮神经
Musculocutaneous n.

正中神经
Median n.

尺侧上副动脉
Superior ulnar collateral a.

尺神经
Ulnar n.

尺侧下副动脉
Inferior ulnar
collateral a.

前臂内侧皮神经
Medial antebrachial
cutaneous n.

旋前圆肌
Pronator teres

尺侧返动脉
Ulnar recurrent a.

骨间总动脉
Common
interosseous a.

尺神经
Ulnar n.

指深屈肌
Flexor digitorum
profundus

正中神经
Median n.

尺动脉
Ulnar a.

指浅屈肌（腱）
Flexor gigitorum
superficialis (tendon)

掌浅弓
Superficial palmar ar

(1)   (2)

394. 前臂前面的肌肉、血管和神经 (1) (2)
Muscles，blood vessels and nerves of the anterior aspect of the forearm (1) (2)

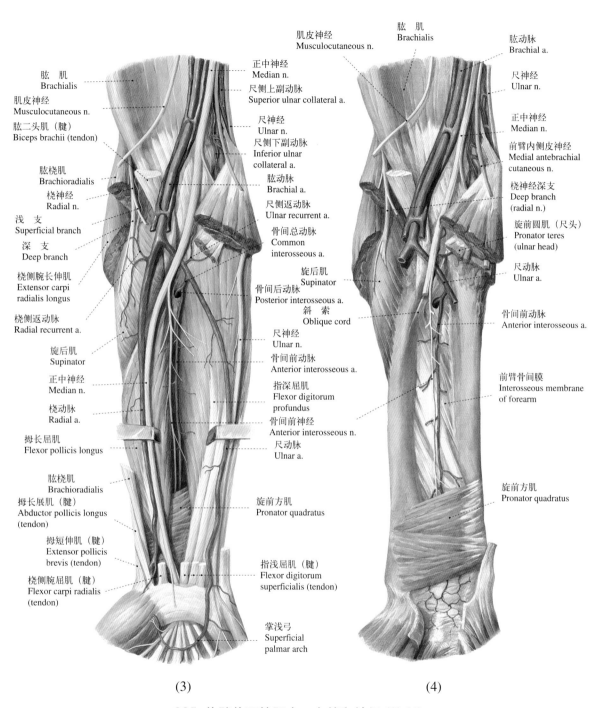

肱 肌
Brachialis

肌皮神经
Musculocutaneous n.

正中神经
Median n.

尺侧上副动脉
Superior ulnar collateral a.

尺神经
Ulnar n.

尺侧下副动脉
Inferior ulnar collateral a.

肱动脉
Brachial a.

尺侧返动脉
Ulnar recurrent a.

骨间总动脉
Common interosseous a.

旋后肌
Supinator

骨间后动脉
Posterior interosseous a.

斜 索
Oblique cord

尺神经
Ulnar n.

骨间前动脉
Anterior interosseous a.

指深屈肌
Flexor digitorum profundus

骨间前神经
Anterior interosseous n.

尺动脉
Ulnar a.

旋前方肌
Pronator quadratus

指浅屈肌（腱）
Flexor digitorum superficialis (tendon)

掌浅弓
Superficial palmar arch

肱 肌
Brachialis

肌皮神经
Musculocutaneous n.

肱二头肌（腱）
Biceps brachii (tendon)

肱桡肌
Brachioradialis

桡神经
Radial n.

浅 支
Superficial branch

深 支
Deep branch

桡侧腕长伸肌
Extensor carpi radialis longus

桡侧返动脉
Radial recurrent a.

旋后肌
Supinator

正中神经
Median n.

桡动脉
Radial a.

拇长屈肌
Flexor pollicis longus

肱桡肌
Brachioradialis

拇长展肌（腱）
Abductor pollicis longus (tendon)

拇短伸肌（腱）
Extensor pollicis brevis (tendon)

桡侧腕屈肌（腱）
Flexor carpi radialis (tendon)

肱 肌
Brachialis

肱动脉
Brachial a.

尺神经
Ulnar n.

正中神经
Median n.

前臂内侧皮神经
Medial antebrachial cutaneous n.

桡神经深支
Deep branch (radial n.)

旋前圆肌（尺头）
Pronator teres (ulnar head)

尺动脉
Ulnar a.

骨间前动脉
Anterior interosseous a.

前臂骨间膜
Interosseous membrane of forearm

旋前方肌
Pronator quadratus

(3)　　　　　　　　　　(4)

395. 前臂前面的肌肉、血管和神经 (3) (4)
Muscles, blood vessels and nerves of the anterior aspect of the forearm (3) (4)

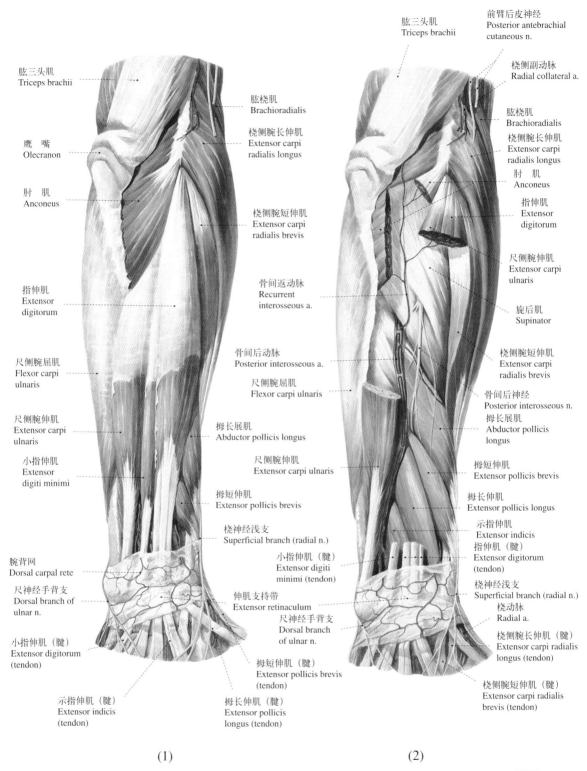

肱三头肌
Triceps brachii

肱三头肌
Triceps brachii

前臂后皮神经
Posterior antebrachial
cutaneous n.

肱桡肌
Brachioradialis

桡侧副动脉
Radial collateral a.

桡侧腕长伸肌
Extensor carpi
radialis longus

肱桡肌
Brachioradialis

鹰嘴
Olecranon

桡侧腕长伸肌
Extensor carpi
radialis longus

肘肌
Anconeus

桡侧腕短伸肌
Extensor carpi
radialis brevis

肘 肌
Anconeus

指伸肌
Extensor
digitorum

骨间返动脉
Recurrent
interosseous a.

尺侧腕伸肌
Extensor carpi
ulnaris

指伸肌
Extensor
digitorum

旋后肌
Supinator

骨间后动脉
Posterior interosseous a.

桡侧腕短伸肌
Extensor carpi
radialis brevis

尺侧腕屈肌
Flexor carpi
ulnaris

尺侧腕屈肌
Flexor carpi ulnaris

骨间后神经
Posterior interosseous n.

尺侧腕伸肌
Extensor carpi
ulnaris

拇长展肌
Abductor pollicis longus

拇长展肌
Abductor pollicis
longus

小指伸肌
Extensor
digiti minimi

尺侧腕伸肌
Extensor carpi ulnaris

拇短伸肌
Extensor pollicis brevis

拇短伸肌
Extensor pollicis brevis

拇长伸肌
Extensor pollicis longus

桡神经浅支
Superficial branch (radial n.)

示指伸肌
Extensor indicis
指伸肌（腱）
Extensor digitorum
(tendon)

腕背网
Dorsal carpal rete

小指伸肌（腱）
Extensor digiti
minimi (tendon)

桡神经浅支
Superficial branch (radial n.)

尺神经手背支
Dorsal branch of
ulnar n.

伸肌支持带
Extensor retinaculum

桡动脉
Radial a.

小指伸肌（腱）
Extensor digitorum
(tendon)

尺神经手背支
Dorsal branch
of ulnar n.

桡侧腕长伸肌（腱）
Extensor carpi radialis
longus (tendon)

示指伸肌（腱）
Extensor indicis
(tendon)

拇短伸肌（腱）
Extensor pollicis brevis
(tendon)

拇长伸肌（腱）
Extensor pollicis
longus (tendon)

桡侧腕短伸肌（腱）
Extensor carpi radialis
brevis (tendon)

(1)

(2)

396. 前臂后面的肌肉、血管和神经 (1) (2)
Muscles，blood vessels and nerves of the posterior aspect of the forearm (1) (2)

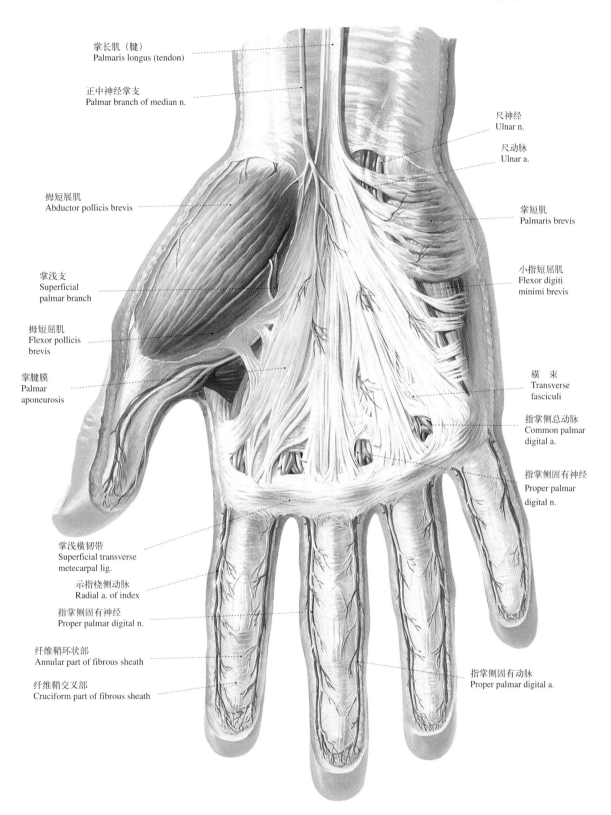

掌长肌（腱）
Palmaris longus (tendon)

正中神经掌支
Palmar branch of median n.

尺神经
Ulnar n.

尺动脉
Ulnar a.

拇短展肌
Abductor pollicis brevis

掌短肌
Palmaris brevis

掌浅支
Superficial
palmar branch

小指短屈肌
Flexor digiti
minimi brevis

拇短屈肌
Flexor pollicis
brevis

掌腱膜
Palmar
aponeurosis

横　束
Transverse
fasciculi

指掌侧总动脉
Common palmar
digital a.

指掌侧固有神经
Proper palmar
digital n.

掌浅横韧带
Superficial transverse
metecarpal lig.

示指桡侧动脉
Radial a. of index

指掌侧固有神经
Proper palmar digital n.

纤维鞘环状部
Annular part of fibrous sheath

纤维鞘交叉部
Cruciform part of fibrous sheath

指掌侧固有动脉
Proper palmar digital a.

397. 手掌的肌肉、血管和神经 (1)
Muscles，blood vessels and nerves of the palm of hand (1)

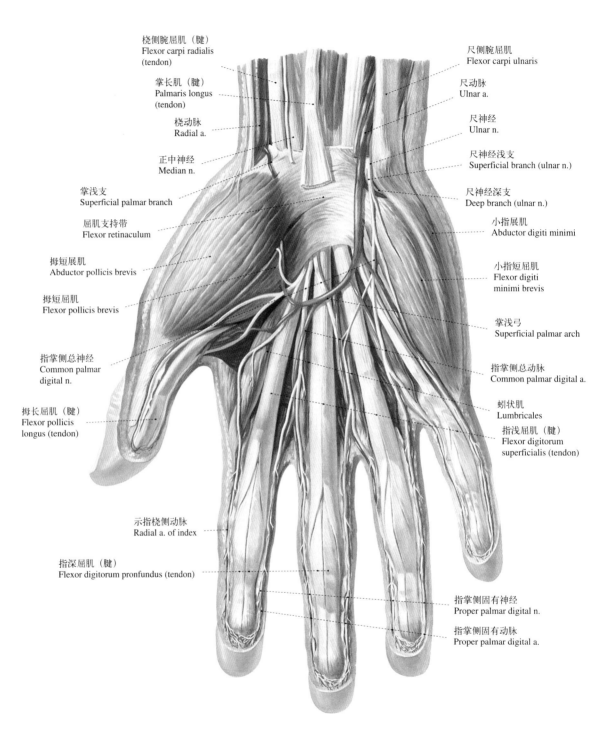

桡侧腕屈肌（腱）
Flexor carpi radialis
(tendon)

掌长肌（腱）
Palmaris longus
(tendon)

桡动脉
Radial a.

正中神经
Median n.

掌浅支
Superficial palmar branch

屈肌支持带
Flexor retinaculum

拇短展肌
Abductor pollicis brevis

拇短屈肌
Flexor pollicis brevis

指掌侧总神经
Common palmar
digital n.

拇长屈肌（腱）
Flexor pollicis
longus (tendon)

示指桡侧动脉
Radial a. of index

指深屈肌（腱）
Flexor digitorum pronfundus (tendon)

尺侧腕屈肌
Flexor carpi ulnaris

尺动脉
Ulnar a.

尺神经
Ulnar n.

尺神经浅支
Superficial branch (ulnar n.)

尺神经深支
Deep branch (ulnar n.)

小指展肌
Abductor digiti minimi

小指短屈肌
Flexor digiti
minimi brevis

掌浅弓
Superficial palmar arch

指掌侧总动脉
Common palmar digital a.

蚓状肌
Lumbricales

指浅屈肌（腱）
Flexor digitorum
superficialis (tendon)

指掌侧固有神经
Proper palmar digital n.

指掌侧固有动脉
Proper palmar digital a.

398. 手掌的肌肉、血管和神经 (2)
Muscles，blood vessels and nerves of the palm of hand (2)

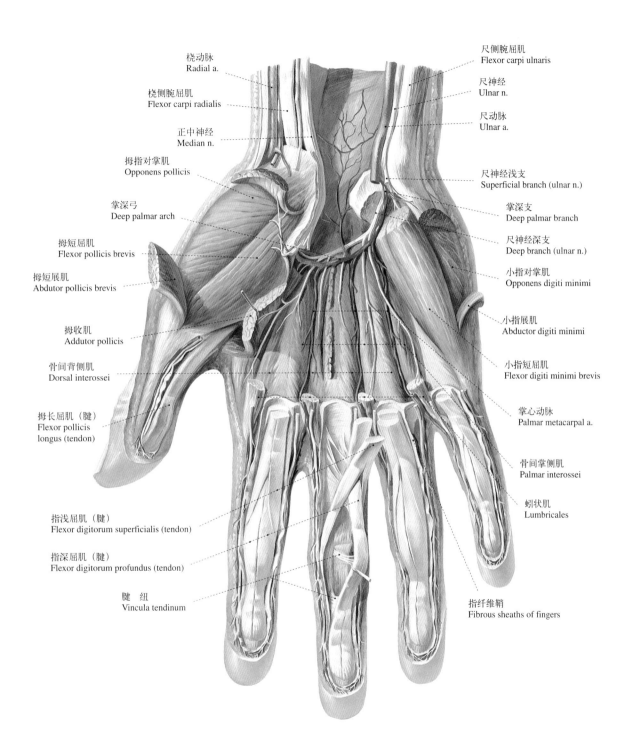

桡动脉
Radial a.

桡侧腕屈肌
Flexor carpi radialis

正中神经
Median n.

拇指对掌肌
Opponens pollicis

掌深弓
Deep palmar arch

拇短屈肌
Flexor pollicis brevis

拇短展肌
Abdutor pollicis brevis

拇收肌
Addutor pollicis

骨间背侧肌
Dorsal interossei

拇长屈肌（腱）
Flexor pollicis longus (tendon)

指浅屈肌（腱）
Flexor digitorum superficialis (tendon)

指深屈肌（腱）
Flexor digitorum profundus (tendon)

腱组
Vincula tendinum

尺侧腕屈肌
Flexor carpi ulnaris

尺神经
Ulnar n.

尺动脉
Ulnar a.

尺神经浅支
Superficial branch (ulnar n.)

掌深支
Deep palmar branch

尺神经深支
Deep branch (ulnar n.)

小指对掌肌
Opponens digiti minimi

小指展肌
Abductor digiti minimi

小指短屈肌
Flexor digiti minimi brevis

掌心动脉
Palmar metacarpal a.

骨间掌侧肌
Palmar interossei

蚓状肌
Lumbricales

指纤维鞘
Fibrous sheaths of fingers

399. 手掌的肌肉、血管和神经 (3)
Muscles，blood vessels and nerves of the palm of hand (3)

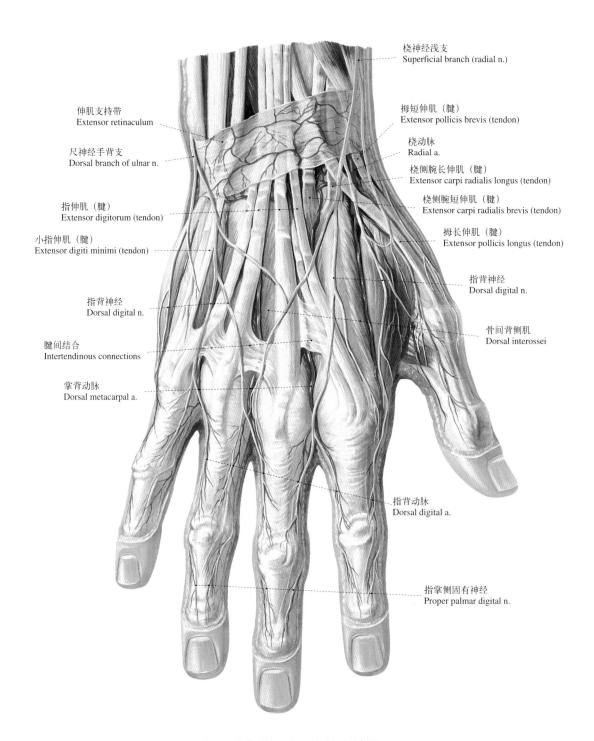

桡神经浅支
Superficial branch (radial n.)

伸肌支持带
Extensor retinaculum

尺神经手背支
Dorsal branch of ulnar n.

拇短伸肌（腱）
Extensor pollicis brevis (tendon)

桡动脉
Radial a.

桡侧腕长伸肌（腱）
Extensor carpi radialis longus (tendon)

桡侧腕短伸肌（腱）
Extensor carpi radialis brevis (tendon)

指伸肌（腱）
Extensor digitorum (tendon)

小指伸肌（腱）
Extensor digiti minimi (tendon)

拇长伸肌（腱）
Extensor pollicis longus (tendon)

指背神经
Dorsal digital n.

指背神经
Dorsal digital n.

骨间背侧肌
Dorsal interossei

腱间结合
Intertendinous connections

掌背动脉
Dorsal metacarpal a.

指背动脉
Dorsal digital a.

指掌侧固有神经
Proper palmar digital n.

400. 手背的肌肉、血管和神经
Muscles，blood vessels and nerves of the dorsum of hand

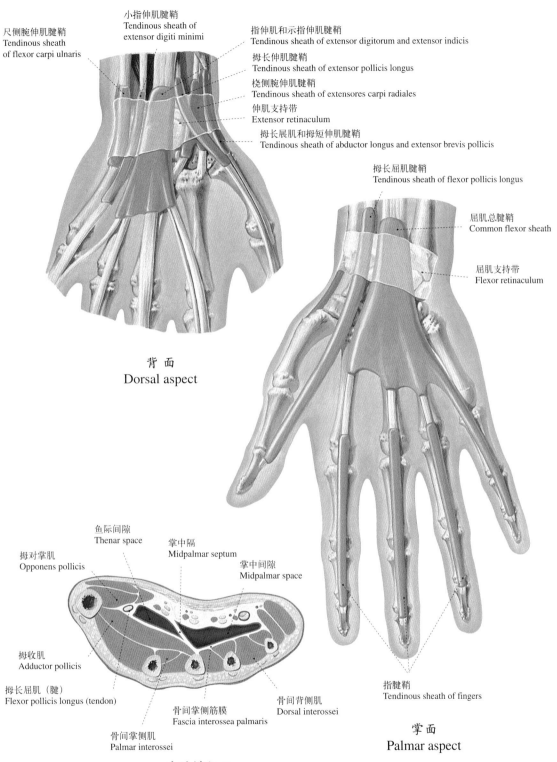

尺侧腕伸肌腱鞘
Tendinous sheath
of flexor carpi ulnaris

小指伸肌腱鞘
Tendinous sheath of
extensor digiti minimi

指伸肌和示指伸肌腱鞘
Tendinous sheath of extensor digitorum and extensor indicis

拇长伸肌腱鞘
Tendinous sheath of extensor pollicis longus

桡侧腕伸肌腱鞘
Tendinous sheath of extensores carpi radiales

伸肌支持带
Extensor retinaculum

拇长展肌和拇短伸肌腱鞘
Tendinous sheath of abductor longus and extensor brevis pollicis

背 面
Dorsal aspect

拇长屈肌腱鞘
Tendinous sheath of flexor pollicis longus

屈肌总腱鞘
Common flexor sheath

屈肌支持带
Flexor retinaculum

指腱鞘
Tendinous sheath of fingers

掌 面
Palmar aspect

鱼际间隙
Thenar space

掌中隔
Midpalmar septum

掌中间隙
Midpalmar space

拇对掌肌
Opponens pollicis

拇收肌
Adductor pollicis

拇长屈肌（腱）
Flexor pollicis longus (tendon)

骨间掌侧筋膜
Fascia interossea palmaris

骨间背侧肌
Dorsal interossei

骨间掌侧肌
Palmar interossei

手的横断面
Transverse section of hand

401. 手的腱滑膜鞘和筋膜间隙
The synovial sheaths of tendons and fascial spaces of the hand

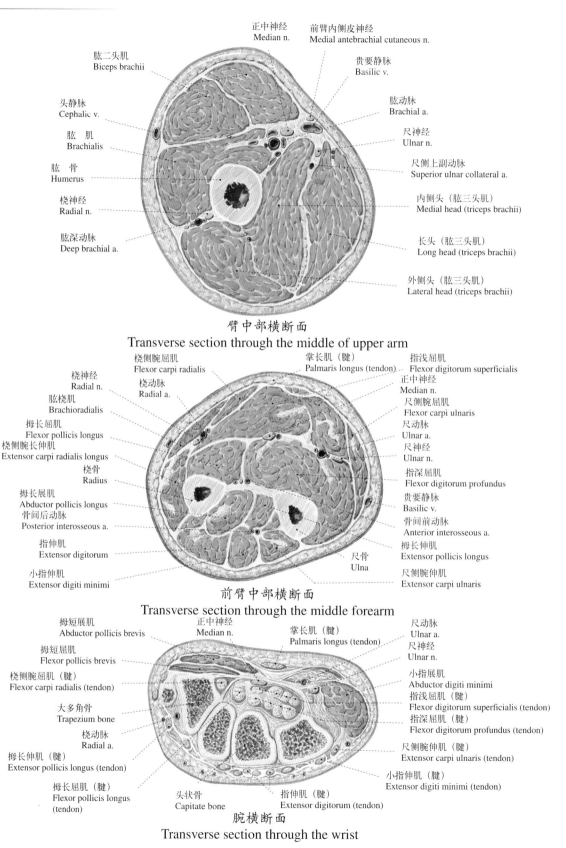

正中神经
Median n.

前臂内侧皮神经
Medial antebrachial cutaneous n.

肱二头肌
Biceps brachii

贵要静脉
Basilic v.

头静脉
Cephalic v.

肱动脉
Brachial a.

肱肌
Brachialis

尺神经
Ulnar n.

肱骨
Humerus

尺侧上副动脉
Superior ulnar collateral a.

桡神经
Radial n.

内侧头（肱三头肌）
Medial head (triceps brachii)

肱深动脉
Deep brachial a.

长头（肱三头肌）
Long head (triceps brachii)

外侧头（肱三头肌）
Lateral head (triceps brachii)

臂中部横断面
Transverse section through the middle of upper arm

桡侧腕屈肌
Flexor carpi radialis

掌长肌（腱）
Palmaris longus (tendon)

指浅屈肌
Flexor digitorum superficialis

桡神经
Radial n.

桡动脉
Radial a.

正中神经
Median n.

肱桡肌
Brachioradialis

尺侧腕屈肌
Flexor carpi ulnaris

拇长屈肌
Flexor pollicis longus

尺动脉
Ulnar a.

桡侧腕长伸肌
Extensor carpi radialis longus

尺神经
Ulnar n.

桡骨
Radius

指深屈肌
Flexor digitorum profundus

拇长展肌
Abductor pollicis longus

贵要静脉
Basilic v.

骨间后动脉
Posterior interosseous a.

骨间前动脉
Anterior interosseous a.

指伸肌
Extensor digitorum

拇长伸肌
Extensor pollicis longus

小指伸肌
Extensor digiti minimi

尺骨
Ulna

尺侧腕伸肌
Extensor carpi ulnaris

前臂中部横断面
Transverse section through the middle forearm

拇短展肌
Abductor pollicis brevis

正中神经
Median n.

掌长肌（腱）
Palmaris longus (tendon)

尺动脉
Ulnar a.

尺神经
Ulnar n.

拇短屈肌
Flexor pollicis brevis

小指展肌
Abductor digiti minimi

桡侧腕屈肌（腱）
Flexor carpi radialis (tendon)

指浅屈肌（腱）
Flexor digitorum superficialis (tendon)

大多角骨
Trapezium bone

指深屈肌（腱）
Flexor digitorum profundus (tendon)

桡动脉
Radial a.

尺侧腕伸肌（腱）
Extensor carpi ulnaris (tendon)

拇长伸肌（腱）
Extensor pollicis longus (tendon)

小指伸肌（腱）
Extensor digiti minimi (tendon)

拇长屈肌（腱）
Flexor pollicis longus
(tendon)

头状骨
Capitate bone

指伸肌（腱）
Extensor digitorum (tendon)

腕横断面
Transverse section through the wrist

402. 上肢的横断面
Transverse sections of the upper limb

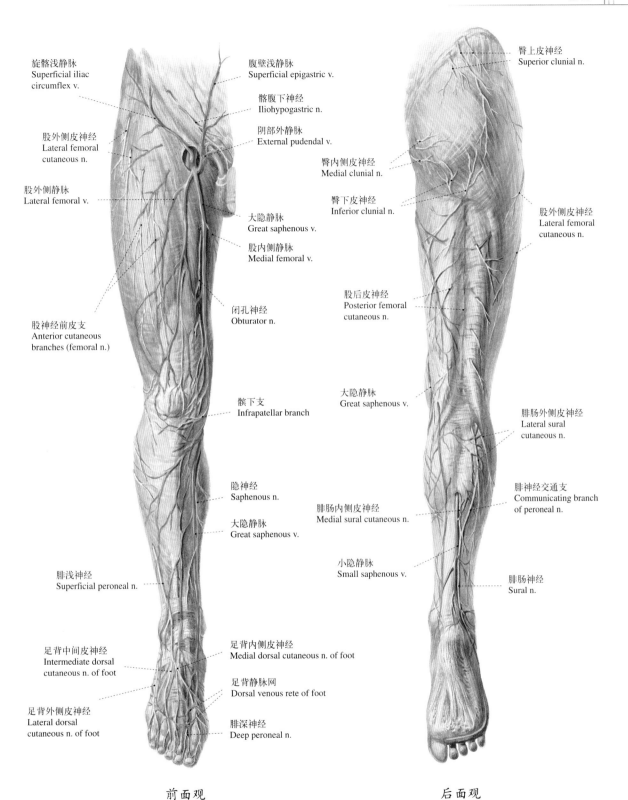

旋髂浅静脉
Superficial iliac
circumflex v.

股外侧皮神经
Lateral femoral
cutaneous n.

股外侧静脉
Lateral femoral v.

股神经前皮支
Anterior cutaneous
branches (femoral n.)

腹壁浅静脉
Superficial epigastric v.

髂腹下神经
Iliohypogastric n.

阴部外静脉
External pudendal v.

大隐静脉
Great saphenous v.

股内侧静脉
Medial femoral v.

闭孔神经
Obturator n.

髌下支
Infrapatellar branch

隐神经
Saphenous n.

大隐静脉
Great saphenous v.

腓浅神经
Superficial peroneal n.

足背中间皮神经
Intermediate dorsal
cutaneous n. of foot

足背外侧皮神经
Lateral dorsal
cutaneous n. of foot

足背内侧皮神经
Medial dorsal cutaneous n. of foot

足背静脉网
Dorsal venous rete of foot

腓深神经
Deep peroneal n.

臀上皮神经
Superior clunial n.

臀内侧皮神经
Medial clunial n.

臀下皮神经
Inferior clunial n.

股外侧皮神经
Lateral femoral
cutaneous n.

股后皮神经
Posterior femoral
cutaneous n.

大隐静脉
Great saphenous v.

腓肠外侧皮神经
Lateral sural
cutaneous n.

腓神经交通支
Communicating branch
of peroneal n.

腓肠内侧皮神经
Medial sural cutaneous n.

小隐静脉
Small saphenous v.

腓肠神经
Sural n.

前面观
Anterior aspect

后面观
Posterior aspect

403. 下肢的皮神经和浅静脉
Cutaneous nerves and superficial veins of the lower limb

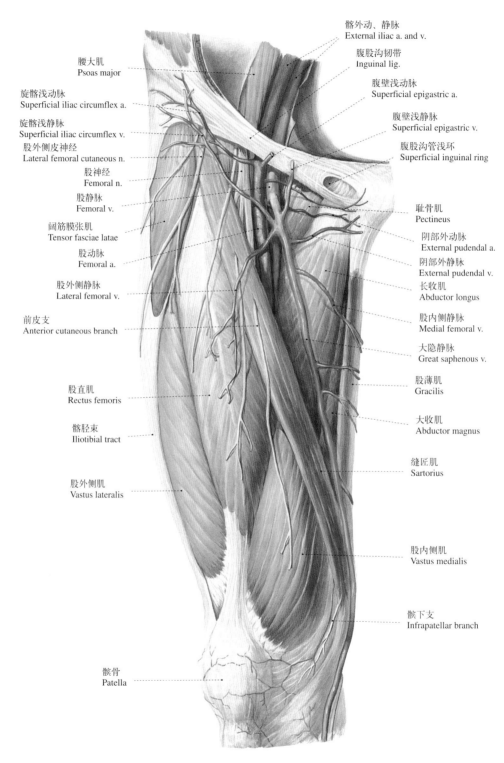

腰大肌
Psoas major

旋髂浅动脉
Superficial iliac circumflex a.

旋髂浅静脉
Superficial iliac circumflex v.

股外侧皮神经
Lateral femoral cutaneous n.

股神经
Femoral n.

股静脉
Femoral v.

阔筋膜张肌
Tensor fasciae latae

股动脉
Femoral a.

股外侧静脉
Lateral femoral v.

前皮支
Anterior cutaneous branch

股直肌
Rectus femoris

髂胫束
Iliotibial tract

股外侧肌
Vastus lateralis

髌骨
Patella

髂外动、静脉
External iliac a. and v.

腹股沟韧带
Inguinal lig.

腹壁浅动脉
Superficial epigastric a.

腹壁浅静脉
Superficial epigastric v.

腹股沟管浅环
Superficial inguinal ring

耻骨肌
Pectineus

阴部外动脉
External pudendal a.

阴部外静脉
External pudendal v.

长收肌
Abductor longus

股内侧静脉
Medial femoral v.

大隐静脉
Great saphenous v.

股薄肌
Gracilis

大收肌
Abductor magnus

缝匠肌
Sartorius

股内侧肌
Vastus medialis

髌下支
Infrapatellar branch

404. 大腿前内侧面的肌肉、血管和神经 (1)
Muscles，blood vessels and nerves of antero-medial aspect of the thigh (1)

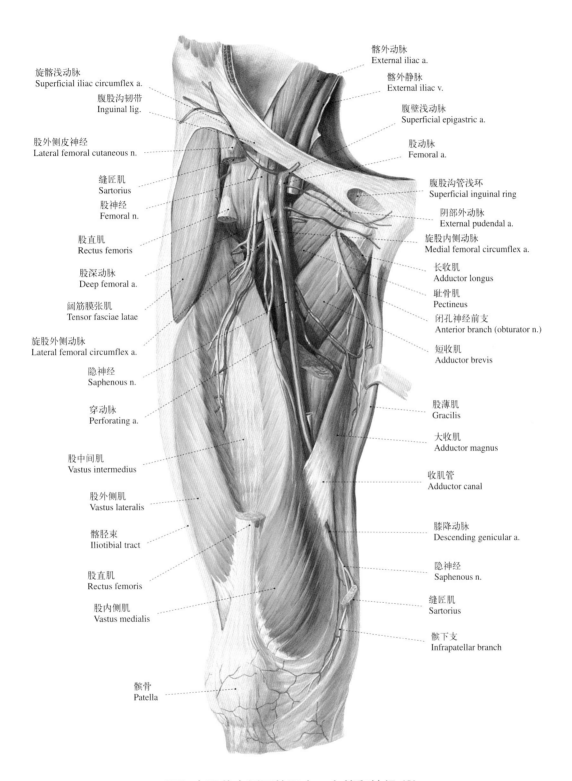

旋髂浅动脉
Superficial iliac circumflex a.

腹股沟韧带
Inguinal lig.

股外侧皮神经
Lateral femoral cutaneous n.

缝匠肌
Sartorius

股神经
Femoral n.

股直肌
Rectus femoris

股深动脉
Deep femoral a.

阔筋膜张肌
Tensor fasciae latae

旋股外侧动脉
Lateral femoral circumflex a.

隐神经
Saphenous n.

穿动脉
Perforating a.

股中间肌
Vastus intermedius

股外侧肌
Vastus lateralis

髂胫束
Iliotibial tract

股直肌
Rectus femoris

股内侧肌
Vastus medialis

髌骨
Patella

髂外动脉
External iliac a.

髂外静脉
External iliac v.

腹壁浅动脉
Superficial epigastric a.

股动脉
Femoral a.

腹股沟管浅环
Superficial inguinal ring

阴部外动脉
External pudendal a.

旋股内侧动脉
Medial femoral circumflex a.

长收肌
Adductor longus

耻骨肌
Pectineus

闭孔神经前支
Anterior branch (obturator n.)

短收肌
Adductor brevis

股薄肌
Gracilis

大收肌
Adductor magnus

收肌管
Adductor canal

膝降动脉
Descending genicular a.

隐神经
Saphenous n.

缝匠肌
Sartorius

髌下支
Infrapatellar branch

405. 大腿前内侧面的肌肉、血管和神经 (2)
Muscles，blood vessels and nerves of antero-medial aspect of the thigh (2)

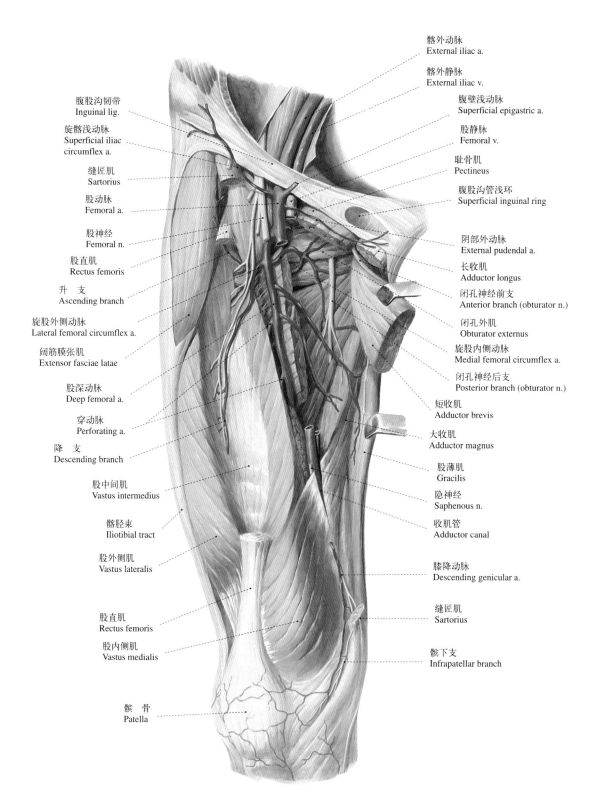

髂外动脉
External iliac a.

髂外静脉
External iliac v.

腹壁浅动脉
Superficial epigastric a.

股静脉
Femoral v.

耻骨肌
Pectineus

腹股沟管浅环
Superficial inguinal ring

阴部外动脉
External pudendal a.

长收肌
Adductor longus

闭孔神经前支
Anterior branch (obturator n.)

闭孔外肌
Obturator externus

旋股内侧动脉
Medial femoral circumflex a.

闭孔神经后支
Posterior branch (obturator n.)

短收肌
Adductor brevis

大收肌
Adductor magnus

股薄肌
Gracilis

隐神经
Saphenous n.

收肌管
Adductor canal

膝降动脉
Descending genicular a.

缝匠肌
Sartorius

髌下支
Infrapatellar branch

腹股沟韧带
Inguinal lig.

旋髂浅动脉
Superficial iliac
circumflex a.

缝匠肌
Sartorius

股动脉
Femoral a.

股神经
Femoral n.

股直肌
Rectus femoris

升 支
Ascending branch

旋股外侧动脉
Lateral femoral circumflex a.

阔筋膜张肌
Extensor fasciae latae

股深动脉
Deep femoral a.

穿动脉
Perforating a.

降 支
Descending branch

股中间肌
Vastus intermedius

髂胫束
Iliotibial tract

股外侧肌
Vastus lateralis

股直肌
Rectus femoris

股内侧肌
Vastus medialis

髌 骨
Patella

406. 大腿前内侧面的肌肉、血管和神经 (3)
Muscles，blood vessels and nerves of antero-medial aspect of the thigh (3)

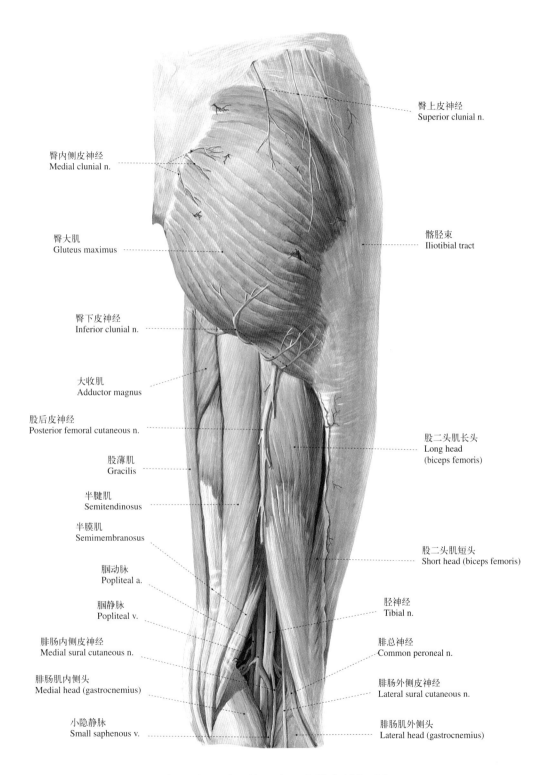

臀上皮神经
Superior clunial n.

臀内侧皮神经
Medial clunial n.

臀大肌
Gluteus maximus

臀下皮神经
Inferior clunial n.

大收肌
Adductor magnus

股后皮神经
Posterior femoral cutaneous n.

股薄肌
Gracilis

半腱肌
Semitendinosus

半膜肌
Semimembranosus

腘动脉
Popliteal a.

腘静脉
Popliteal v.

腓肠内侧皮神经
Medial sural cutaneous n.

腓肠肌内侧头
Medial head (gastrocnemius)

小隐静脉
Small saphenous v.

髂胫束
Iliotibial tract

股二头肌长头
Long head
(biceps femoris)

股二头肌短头
Short head (biceps femoris)

胫神经
Tibial n.

腓总神经
Common peroneal n.

腓肠外侧皮神经
Lateral sural cutaneous n.

腓肠肌外侧头
Lateral head (gastrocnemius)

407. 臀部及大腿后面的肌肉、血管和神经 (1)
Muscles，blood vessels and nerves of the gluteal region and posterior aspect of the thigh (1)

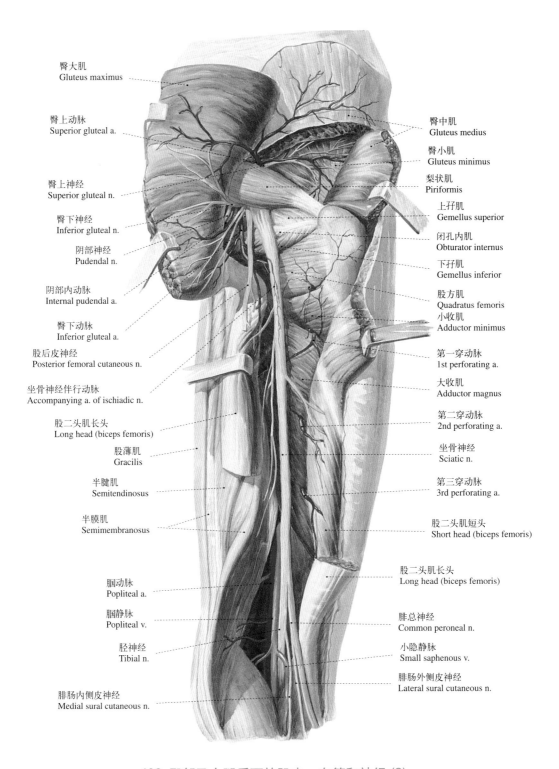

臀大肌
Gluteus maximus

臀上动脉
Superior gluteal a.

臀上神经
Superior gluteal n.

臀下神经
Inferior gluteal n.

阴部神经
Pudendal n.

阴部内动脉
Internal pudendal a.

臀下动脉
Inferior gluteal a.

股后皮神经
Posterior femoral cutaneous n.

坐骨神经伴行动脉
Accompanying a. of ischiadic n.

股二头肌长头
Long head (biceps femoris)

股薄肌
Gracilis

半腱肌
Semitendinosus

半膜肌
Semimembranosus

腘动脉
Popliteal a.

腘静脉
Popliteal v.

胫神经
Tibial n.

腓肠内侧皮神经
Medial sural cutaneous n.

臀中肌
Gluteus medius

臀小肌
Gluteus minimus

梨状肌
Piriformis

上孖肌
Gemellus superior

闭孔内肌
Obturator internus

下孖肌
Gemellus inferior

股方肌
Quadratus femoris

小收肌
Adductor minimus

第一穿动脉
1st perforating a.

大收肌
Adductor magnus

第二穿动脉
2nd perforating a.

坐骨神经
Sciatic n.

第三穿动脉
3rd perforating a.

股二头肌短头
Short head (biceps femoris)

股二头肌长头
Long head (biceps femoris)

腓总神经
Common peroneal n.

小隐静脉
Small saphenous v.

腓肠外侧皮神经
Lateral sural cutaneous n.

408. 臀部及大腿后面的肌肉、血管和神经 (2)
Muscles，blood vessels and nerves of the gluteal region
and posterior aspect of the thigh (2)

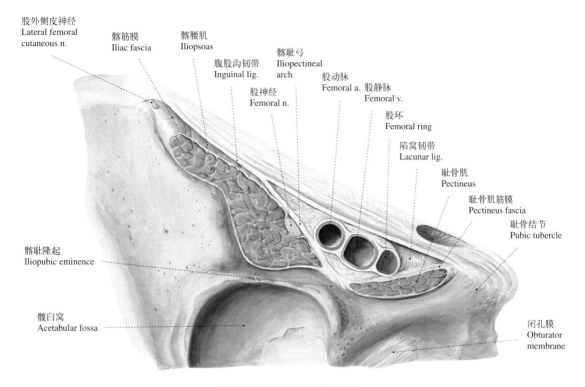

股外侧皮神经
Lateral femoral
cutaneous n.

髂筋膜
Iliac fascia

髂腰肌
Iliopsoas

腹股沟韧带
Inguinal lig.

髂耻弓
Iliopectineal
arch

股神经
Femoral n.

股动脉
Femoral a.

股静脉
Femoral v.

股环
Femoral ring

陷窝韧带
Lacunar lig.

耻骨肌
Pectineus

耻骨肌筋膜
Pectineus fascia

耻骨结节
Pubic tubercle

髂耻隆起
Iliopubic eminence

髋臼窝
Acetabular fossa

闭孔膜
Obturator
membrane

409. 肌腔隙及血管腔隙
The lacuna musculorum and lacuna vasorum

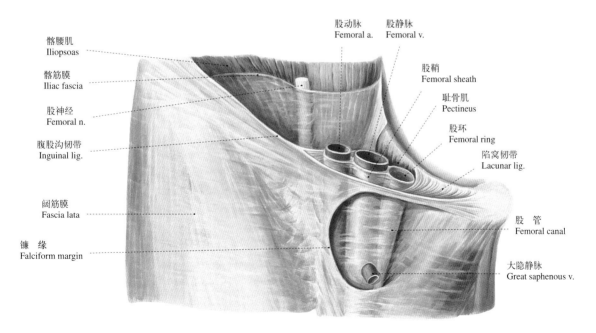

髂腰肌
Iliopsoas

髂筋膜
Iliac fascia

股神经
Femoral n.

腹股沟韧带
Inguinal lig.

阔筋膜
Fascia lata

镰缘
Falciform margin

股动脉
Femoral a.

股静脉
Femoral v.

股鞘
Femoral sheath

耻骨肌
Pectineus

股环
Femoral ring

陷窝韧带
Lacunar lig.

股管
Femoral canal

大隐静脉
Great saphenous v.

410. 股鞘
The femoral sheath

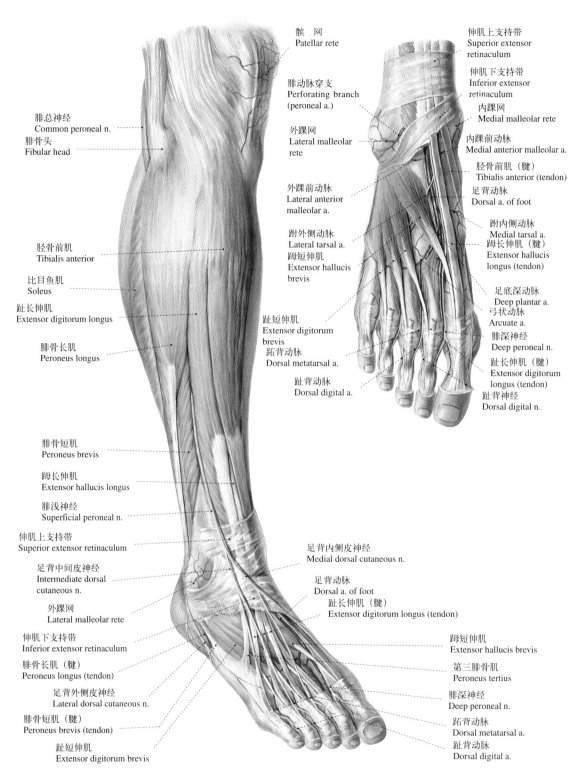

髌网
Patellar rete

腓动脉穿支
Perforating branch
(peroneal a.)

外踝网
Lateral malleolar
rete

外踝前动脉
Lateral anterior
malleolar a.

跗外侧动脉
Lateral tarsal a.

踇短伸肌
Extensor hallucis
brevis

趾短伸肌
Extensor digitorum
brevis

跖背动脉
Dorsal metatarsal a.

趾背动脉
Dorsal digital a.

伸肌上支持带
Superior extensor
retinaculum

伸肌下支持带
Inferior extensor
retinaculum

内踝网
Medial malleolar rete

内踝前动脉
Medial anterior malleolar a.

胫骨前肌 (腱)
Tibialis anterior (tendon)

足背动脉
Dorsal a. of foot

跗内侧动脉
Medial tarsal a.

踇长伸肌 (腱)
Extensor hallucis
longus (tendon)

足底深动脉
Deep plantar a.

弓状动脉
Arcuate a.

腓深神经
Deep peroneal n.

趾长伸肌 (腱)
Extensor digitorum
longus (tendon)

趾背神经
Dorsal digital n.

腓总神经
Common peroneal n.

腓骨头
Fibular head

胫骨前肌
Tibialis anterior

比目鱼肌
Soleus

趾长伸肌
Extensor digitorum longus

腓骨长肌
Peroneus longus

腓骨短肌
Peroneus brevis

踇长伸肌
Extensor hallucis longus

腓浅神经
Superficial peroneal n.

伸肌上支持带
Superior extensor retinaculum

足背中间皮神经
Intermediate dorsal
cutaneous n.

外踝网
Lateral malleolar rete

伸肌下支持带
Inferior extensor retinaculum

腓骨长肌 (腱)
Peroneus longus (tendon)

足背外侧皮神经
Lateral dorsal cutaneous n.

腓骨短肌 (腱)
Peroneus brevis (tendon)

趾短伸肌
Extensor digitorum brevis

足背内侧皮神经
Medial dorsal cutaneous n.

足背动脉
Dorsal a. of foot

趾长伸肌 (腱)
Extensor digitorum longus (tendon)

踇短伸肌
Extensor hallucis brevis

第三腓骨肌
Peroneus tertius

腓深神经
Deep peroneal n.

跖背动脉
Dorsal metatarsal a.

趾背动脉
Dorsal digital a.

411. 小腿前外侧面及足背的肌肉、血管和神经 (1)
Muscles, blood vessels and nerves of antero-lateral aspect of the leg and dorsum of the foot (1)

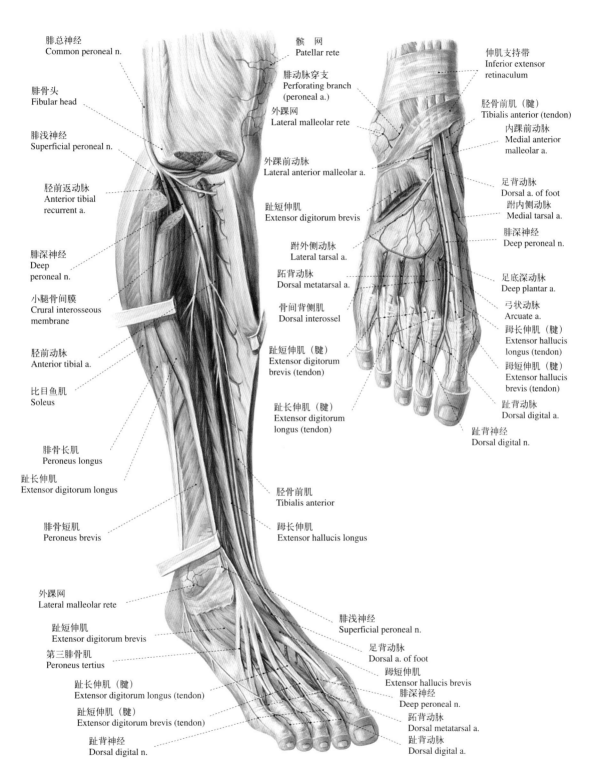

腓总神经
Common peroneal n.

腓骨头
Fibular head

腓浅神经
Superficial peroneal n.

胫前返动脉
Anterior tibial
recurrent a.

腓深神经
Deep
peroneal n.

小腿骨间膜
Crural interosseous
membrane

胫前动脉
Anterior tibial a.

比目鱼肌
Soleus

腓骨长肌
Peroneus longus

趾长伸肌
Extensor digitorum longus

腓骨短肌
Peroneus brevis

外踝网
Lateral malleolar rete

趾短伸肌
Extensor digitorum brevis

第三腓骨肌
Peroneus tertius

趾长伸肌（腱）
Extensor digitorum longus (tendon)

趾短伸肌（腱）
Extensor digitorum brevis (tendon)

趾背神经
Dorsal digital n.

髌网
Patellar rete

腓动脉穿支
Perforating branch
(peroneal a.)

外踝网
Lateral malleolar rete

外踝前动脉
Lateral anterior malleolar a.

趾短伸肌
Extensor digitorum brevis

跗外侧动脉
Lateral tarsal a.

跖背动脉
Dorsal metatarsal a.

骨间背侧肌
Dorsal interossel

趾短伸肌（腱）
Extensor digitorum
brevis (tendon)

趾长伸肌（腱）
Extensor digitorum
longus (tendon)

胫骨前肌
Tibialis anterior

踇长伸肌
Extensor hallucis longus

腓浅神经
Superficial peroneal n.

足背动脉
Dorsal a. of foot

踇短伸肌
Extensor hallucis brevis

腓深神经
Deep peroneal n.

跖背动脉
Dorsal metatarsal a.

趾背动脉
Dorsal digital a.

伸肌支持带
Inferior extensor
retinaculum

胫骨前肌（腱）
Tibialis anterior (tendon)

内踝前动脉
Medial anterior
malleolar a.

足背动脉
Dorsal a. of foot

跗内侧动脉
Medial tarsal a.

腓深神经
Deep peroneal n.

足底深动脉
Deep plantar a.

弓状动脉
Arcuate a.

踇长伸肌（腱）
Extensor hallucis
longus (tendon)

踇短伸肌（腱）
Extensor hallucis
brevis (tendon)

趾背动脉
Dorsal digital a.

趾背神经
Dorsal digital n.

412. 小腿前外侧面及足背的肌肉、血管和神经 (2)
Muscles，blood vessels and nerves of antero-lateral aspect of the leg and dorsum of the foot (2)

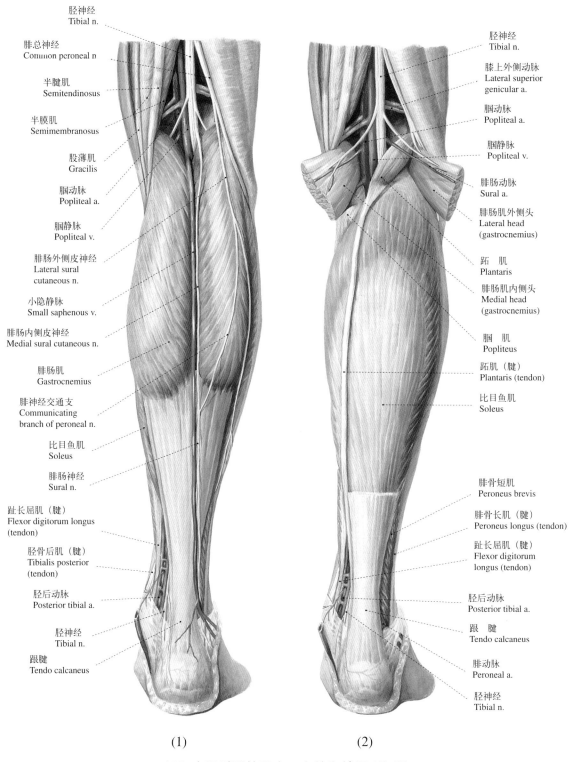

胫神经
Tibial n.

腓总神经
Common peroneal n

半腱肌
Semitendinosus

半膜肌
Semimembranosus

股薄肌
Gracilis

腘动脉
Popliteal a.

腘静脉
Popliteal v.

腓肠外侧皮神经
Lateral sural
cutaneous n.

小隐静脉
Small saphenous v.

腓肠内侧皮神经
Medial sural cutaneous n.

腓肠肌
Gastrocnemius

腓神经交通支
Communicating
branch of peroneal n.

比目鱼肌
Soleus

腓肠神经
Sural n.

趾长屈肌（腱）
Flexor digitorum longus
(tendon)

胫骨后肌（腱）
Tibialis posterior
(tendon)

胫后动脉
Posterior tibial a.

胫神经
Tibial n.

跟腱
Tendo calcaneus

胫神经
Tibial n.

膝上外侧动脉
Lateral superior
genicular a.

腘动脉
Popliteal a.

腘静脉
Popliteal v.

腓肠动脉
Sural a.

腓肠肌外侧头
Lateral head
(gastrocnemius)

跖肌
Plantaris

腓肠肌内侧头
Medial head
(gastrocnemius)

腘肌
Popliteus

跖肌（腱）
Plantaris (tendon)

比目鱼肌
Soleus

腓骨短肌
Peroneus brevis

腓骨长肌（腱）
Peroneus longus (tendon)

趾长屈肌（腱）
Flexor digitorum
longus (tendon)

胫后动脉
Posterior tibial a.

跟腱
Tendo calcaneus

腓动脉
Peroneal a.

胫神经
Tibial n.

(1)　　　　　　(2)

413. 小腿后面的肌肉、血管和神经 (1) (2)
Muscles，blood vessels and nerves of posterior aspect of the leg (1) (2)

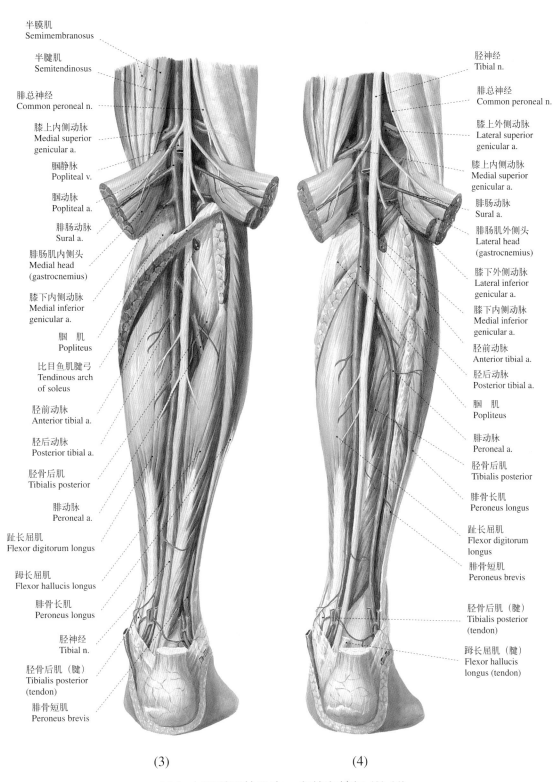

半膜肌
Semimembranosus

半腱肌
Semitendinosus

腓总神经
Common peroneal n.

膝上内侧动脉
Medial superior
genicular a.

腘静脉
Popliteal v.

腘动脉
Popliteal a.

腓肠动脉
Sural a.

腓肠肌内侧头
Medial head
(gastrocnemius)

膝下内侧动脉
Medial inferior
genicular a.

腘肌
Popliteus

比目鱼肌腱弓
Tendinous arch
of soleus

胫前动脉
Anterior tibial a.

胫后动脉
Posterior tibial a.

胫骨后肌
Tibialis posterior

腓动脉
Peroneal a.

趾长屈肌
Flexor digitorum longus

蹬长屈肌
Flexor hallucis longus

腓骨长肌
Peroneus longus

胫神经
Tibial n.

胫骨后肌 (腱)
Tibialis posterior
(tendon)

腓骨短肌
Peroneus brevis

胫神经
Tibial n.

腓总神经
Common peroneal n.

膝上外侧动脉
Lateral superior
genicular a.

膝上内侧动脉
Medial superior
genicular a.

腓肠动脉
Sural a.

腓肠肌外侧头
Lateral head
(gastrocnemius)

膝下外侧动脉
Lateral inferior
genicular a.

膝下内侧动脉
Medial inferior
genicular a.

胫前动脉
Anterior tibial a.

胫后动脉
Posterior tibial a.

腘肌
Popliteus

腓动脉
Peroneal a.

胫骨后肌
Tibialis posterior

腓骨长肌
Peroneus longus

趾长屈肌
Flexor digitorum
longus

腓骨短肌
Peroneus brevis

胫骨后肌 (腱)
Tibialis posterior
(tendon)

蹬长屈肌 (腱)
Flexor hallucis
longus (tendon)

(3)　　　　　　(4)

414. 小腿后面的肌肉、血管和神经 (3) (4)
Muscles，blood vessels and nerves of posterior aspect of the leg (3) (4)

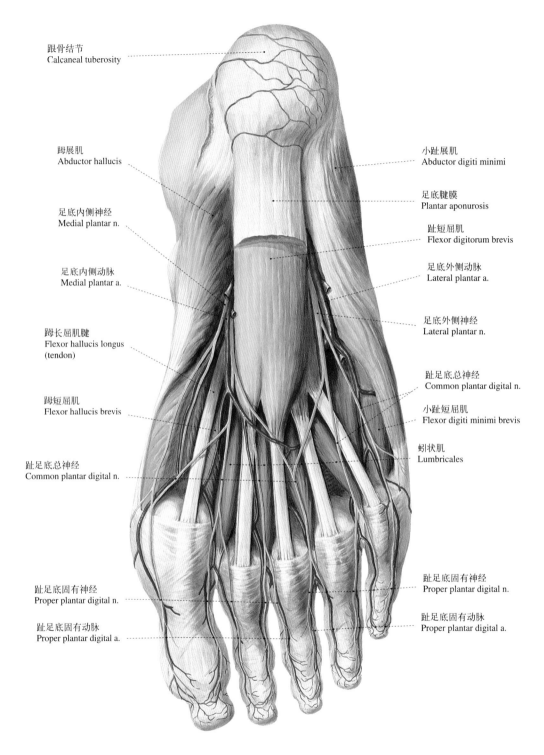

跟骨结节
Calcaneal tuberosity

蹈展肌
Abductor hallucis

足底内侧神经
Medial plantar n.

足底内侧动脉
Medial plantar a.

蹈长屈肌腱
Flexor hallucis longus
(tendon)

蹈短屈肌
Flexor hallucis brevis

趾足底总神经
Common plantar digital n.

趾足底固有神经
Proper plantar digital n.

趾足底固有动脉
Proper plantar digital a.

小趾展肌
Abductor digiti minimi

足底腱膜
Plantar aponurosis

趾短屈肌
Flexor digitorum brevis

足底外侧动脉
Lateral plantar a.

足底外侧神经
Lateral plantar n.

趾足底总神经
Common plantar digital n.

小趾短屈肌
Flexor digiti minimi brevis

蚓状肌
Lumbricales

趾足底固有神经
Proper plantar digital n.

趾足底固有动脉
Proper plantar digital a.

415. 足底的肌肉、血管和神经 (1)
Muscles, blood vessels and nerves of the sole of foot (1)

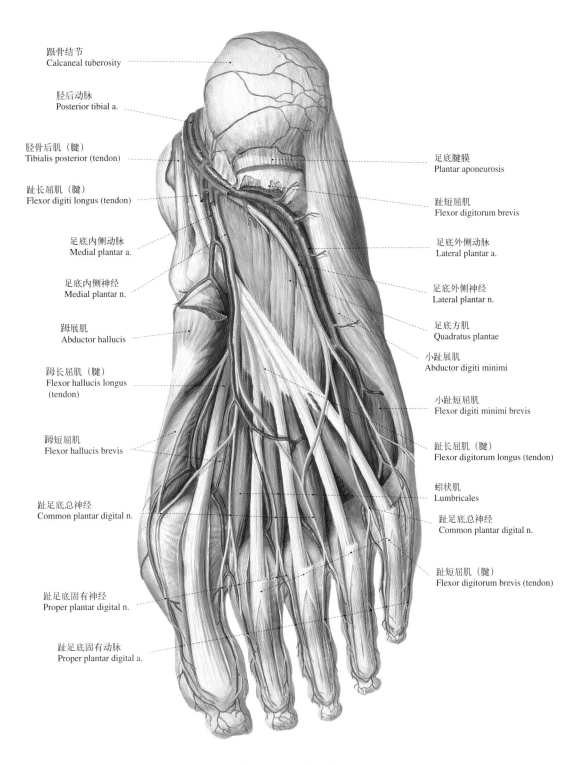

跟骨结节
Calcaneal tuberosity

胫后动脉
Posterior tibial a.

胫骨后肌（腱）
Tibialis posterior (tendon)

趾长屈肌（腱）
Flexor digiti longus (tendon)

足底内侧动脉
Medial plantar a.

足底内侧神经
Medial plantar n.

跗展肌
Abductor hallucis

跗长屈肌（腱）
Flexor hallucis longus
(tendon)

跗短屈肌
Flexor hallucis brevis

趾足底总神经
Common plantar digital n.

趾足底固有神经
Proper plantar digital n.

趾足底固有动脉
Proper plantar digital a.

足底腱膜
Plantar aponeurosis

趾短屈肌
Flexor digitorum brevis

足底外侧动脉
Lateral plantar a.

足底外侧神经
Lateral plantar n.

足底方肌
Quadratus plantae

小趾展肌
Abductor digiti minimi

小趾短屈肌
Flexor digiti minimi brevis

趾长屈肌（腱）
Flexor digitorum longus (tendon)

蚓状肌
Lumbricales

趾足底总神经
Common plantar digital n.

趾短屈肌（腱）
Flexor digitorum brevis (tendon)

416. 足底的肌肉、血管和神经 (2)
Muscles, blood vessels and nerves of the sole of foot (2)

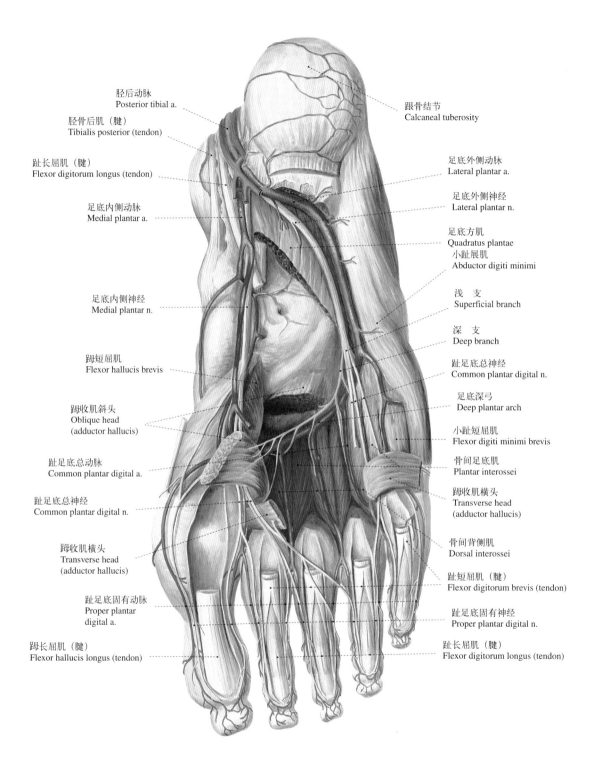

胫后动脉
Posterior tibial a.

胫骨后肌（腱）
Tibialis posterior (tendon)

趾长屈肌（腱）
Flexor digitorum longus (tendon)

足底内侧动脉
Medial plantar a.

足底内侧神经
Medial plantar n.

踇短屈肌
Flexor hallucis brevis

踇收肌斜头
Oblique head
(adductor hallucis)

趾足底总动脉
Common plantar digital a.

趾足底总神经
Common plantar digital n.

踇收肌横头
Transverse head
(adductor hallucis)

趾足底固有动脉
Proper plantar
digital a.

踇长屈肌（腱）
Flexor hallucis longus (tendon)

跟骨结节
Calcaneal tuberosity

足底外侧动脉
Lateral plantar a.

足底外侧神经
Lateral plantar n.

足底方肌
Quadratus plantae
小趾展肌
Abductor digiti minimi

浅　支
Superficial branch

深　支
Deep branch

趾足底总神经
Common plantar digital n.

足底深弓
Deep plantar arch

小趾短屈肌
Flexor digiti minimi brevis

骨间足底肌
Plantar interossei

踇收肌横头
Transverse head
(adductor hallucis)

骨间背侧肌
Dorsal interossei

趾短屈肌（腱）
Flexor digitorum brevis (tendon)

趾足底固有神经
Proper plantar digital n.

趾长屈肌（腱）
Flexor digitorum longus (tendon)

417. 足底的肌肉、血管和神经 (3)
Muscles, blood vessels and nerves of the sole of foot (3)

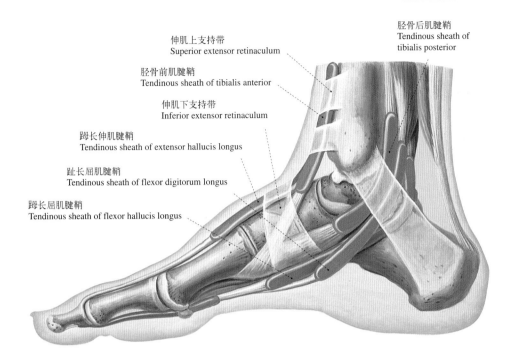

伸肌上支持带
Superior extensor retinaculum

胫骨后肌腱鞘
Tendinous sheath of
tibialis posterior

胫骨前肌腱鞘
Tendinous sheath of tibialis anterior

伸肌下支持带
Inferior extensor retinaculum

蹑长伸肌腱鞘
Tendinous sheath of extensor hallucis longus

趾长屈肌腱鞘
Tendinous sheath of flexor digitorum longus

蹑长屈肌腱鞘
Tendinous sheath of flexor hallucis longus

内 侧 面
Medial aspect

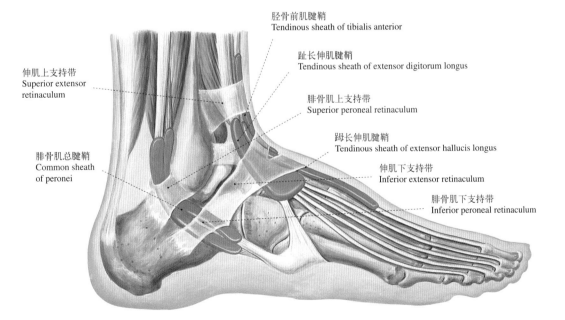

胫骨前肌腱鞘
Tendinous sheath of tibialis anterior

伸肌上支持带
Superior extensor
retinaculum

趾长伸肌腱鞘
Tendinous sheath of extensor digitorum longus

腓骨肌上支持带
Superior peroneal retinaculum

蹑长伸肌腱鞘
Tendinous sheath of extensor hallucis longus

腓骨肌总腱鞘
Common sheath
of peronei

伸肌下支持带
Inferior extensor retinaculum

腓骨肌下支持带
Inferior peroneal retinaculum

外 侧 面
Lateral aspect

418. 足的腱滑膜鞘
The synovial sheaths of the tendons of foot

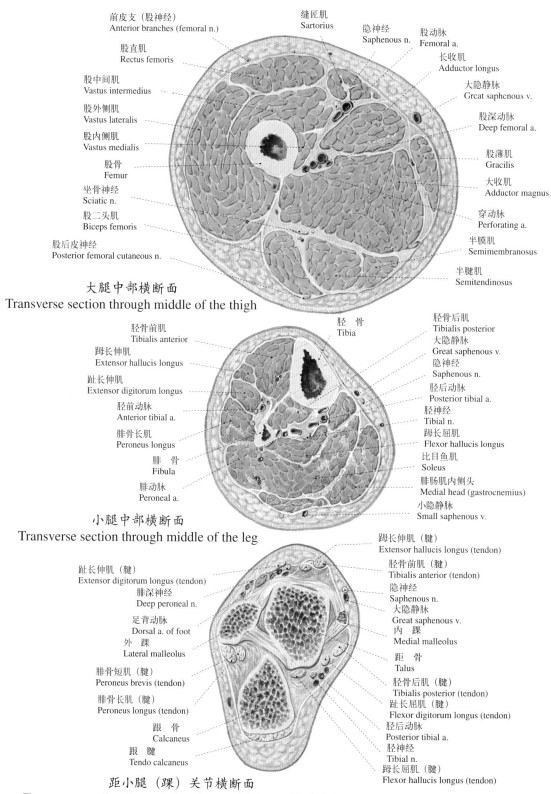

前皮支（股神经）
Anterior branches (femoral n.)

缝匠肌
Sartorius

隐神经
Saphenous n.

股动脉
Femoral a.

股直肌
Rectus femoris

长收肌
Adductor longus

股中间肌
Vastus intermedius

大隐静脉
Great saphenous v.

股外侧肌
Vastus lateralis

股深动脉
Deep femoral a.

股内侧肌
Vastus medialis

股薄肌
Gracilis

股骨
Femur

大收肌
Adductor magnus

坐骨神经
Sciatic n.

穿动脉
Perforating a.

股二头肌
Biceps femoris

半膜肌
Semimembranosus

股后皮神经
Posterior femoral cutaneous n.

半腱肌
Semitendinosus

大腿中部横断面
Transverse section through middle of the thigh

胫骨前肌
Tibialis anterior

胫骨
Tibia

胫骨后肌
Tibialis posterior

蹈长伸肌
Extensor hallucis longus

大隐静脉
Great saphenous v.

趾长伸肌
Extensor digitorum longus

隐神经
Saphenous n.

胫前动脉
Anterior tibial a.

胫后动脉
Posterior tibial a.

腓骨长肌
Peroneus longus

胫神经
Tibial n.

腓骨
Fibula

蹈长屈肌
Flexor hallucis longus

腓动脉
Peroneal a.

比目鱼肌
Soleus

腓肠肌内侧头
Medial head (gastrocnemius)

小隐静脉
Small saphenous v.

小腿中部横断面
Transverse section through middle of the leg

蹈长伸肌（腱）
Extensor hallucis longus (tendon)

趾长伸肌（腱）
Extensor digitorum longus (tendon)

胫骨前肌（腱）
Tibialis anterior (tendon)

腓深神经
Deep peroneal n.

隐神经
Saphenous n.

足背动脉
Dorsal a. of foot

大隐静脉
Great saphenous v.

外踝
Lateral malleolus

内踝
Medial malleolus

距骨
Talus

腓骨短肌（腱）
Peroneus brevis (tendon)

胫骨后肌（腱）
Tibialis posterior (tendon)

腓骨长肌（腱）
Peroneus longus (tendon)

趾长屈肌（腱）
Flexor digitorum longus (tendon)

跟骨
Calcaneus

胫后动脉
Posterior tibial a.

跟腱
Tendo calcaneus

胫神经
Tibial n.

蹈长屈肌（腱）
Flexor hallucis longus (tendon)

距小腿（踝）关节横断面
Transverse section through the talocrural joint (ankle joint)

419. 下肢的横断面
Transverse section of the lower limb

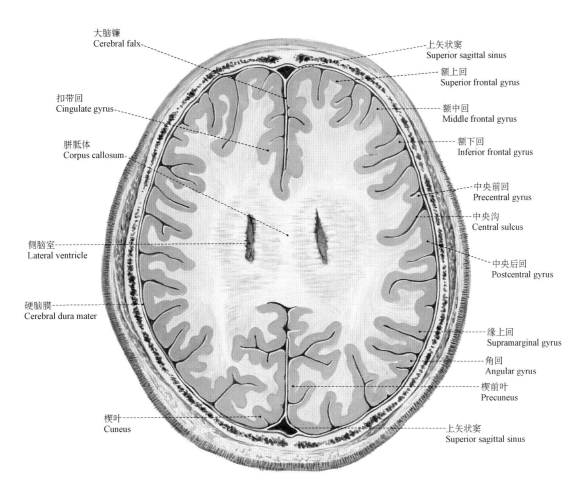

大脑镰
Cerebral falx

扣带回
Cingulate gyrus

胼胝体
Corpus callosum

侧脑室
Lateral ventricle

硬脑膜
Cerebral dura mater

楔叶
Cuneus

上矢状窦
Superior sagittal sinus

额上回
Superior frontal gyrus

额中回
Middle frontal gyrus

额下回
Inferior frontal gyrus

中央前回
Precentral gyrus

中央沟
Central sulcus

中央后回
Postcentral gyrus

缘上回
Supramarginal gyrus

角回
Angular gyrus

楔前叶
Precuneus

上矢状窦
Superior sagittal sinus

420. 头部水平断面（经侧脑室顶部）
Horizontal section of the head through the cupular part of lateral ventricle

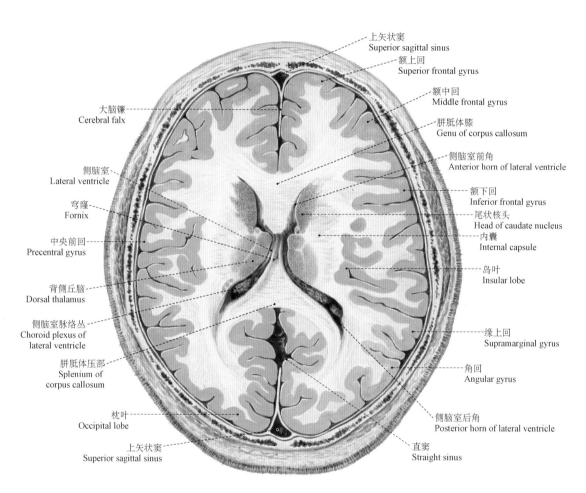

上矢状窦
Superior sagittal sinus

额上回
Superior frontal gyrus

额中回
Middle frontal gyrus

胼胝体膝
Genu of corpus callosum

侧脑室前角
Anterior horn of lateral ventricle

额下回
Inferior frontal gyrus

尾状核头
Head of caudate nucleus

内囊
Internal capsule

岛叶
Insular lobe

缘上回
Supramarginal gyrus

角回
Angular gyrus

侧脑室后角
Posterior horn of lateral ventricle

直窦
Straight sinus

大脑镰
Cerebral falx

侧脑室
Lateral ventricle

穹窿
Fornix

中央前回
Precentral gyrus

背侧丘脑
Dorsal thalamus

侧脑室脉络丛
Choroid plexus of
lateral ventricle

胼胝体压部
Splenium of
corpus callosum

枕叶
Occipital lobe

上矢状窦
Superior sagittal sinus

421. 头部水平断面（经侧脑室中央部）
Horizontal section of the head through the central part of lateral ventricle

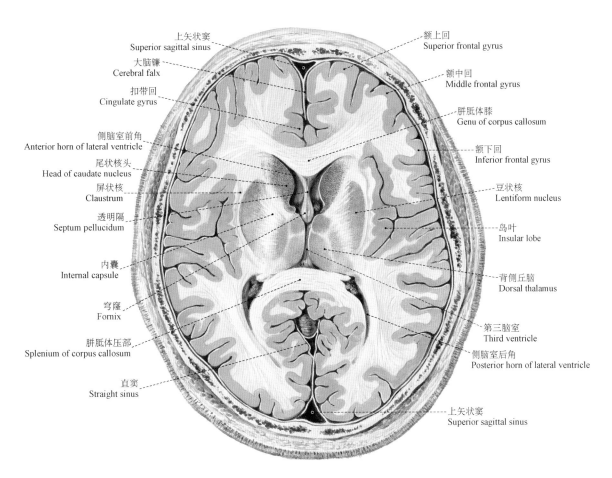

上矢状窦
Superior sagittal sinus

大脑镰
Cerebral falx

扣带回
Cingulate gyrus

侧脑室前角
Anterior horn of lateral ventricle

尾状核头
Head of caudate nucleus

屏状核
Claustrum

透明隔
Septum pellucidum

内囊
Internal capsule

穹窿
Fornix

胼胝体压部
Splenium of corpus callosum

直窦
Straight sinus

额上回
Superior frontal gyrus

额中回
Middle frontal gyrus

胼胝体膝
Genu of corpus callosum

额下回
Inferior frontal gyrus

豆状核
Lentiform nucleus

岛叶
Insular lobe

背侧丘脑
Dorsal thalamus

第三脑室
Third ventricle

侧脑室后角
Posterior horn of lateral ventricle

上矢状窦
Superior sagittal sinus

422. 头部水平断面（经丘脑及基底核）
Horizontal section of the head through the thalamus and basal nuclei

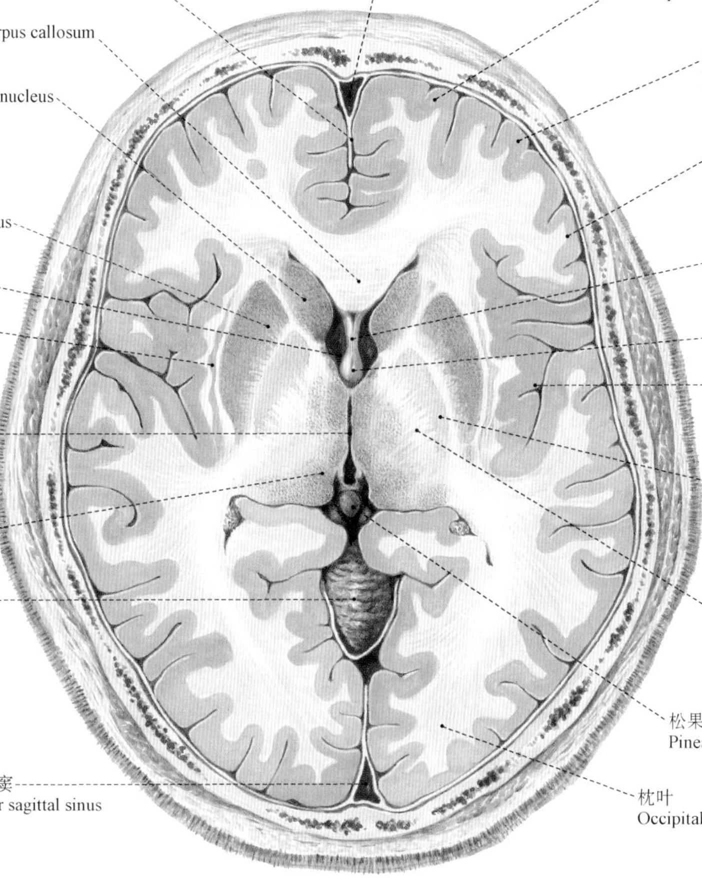

大脑镰
Cerebral falx

上矢状窦
Superior sagittal sinus

额上回
Superior frontal gyrus

胼胝体膝
Genu of corpus callosum

额中回
Middle frontal gyrus

尾状核头
Head of caudate nucleus

额下回
Inferior frontal gyrus

豆状核壳
Putamen of lentiform nucleus

透明隔
Septum pellucidum

侧脑室
Lateral ventricle

穹窿
Fornix

屏状核
Claustrum

岛叶
Insular lobe

第三脑室
Third ventricle

苍白球
Globus pallidus

背侧丘脑
Dorsal thalamus

内囊
Internal capsule

小脑蚓
Vermis

松果体
Pineal body

上矢状窦
Superior sagittal sinus

枕叶
Occipital lobe

423. 头部水平断面（经第三脑室）
Horizontal section of the head through the third ventricle

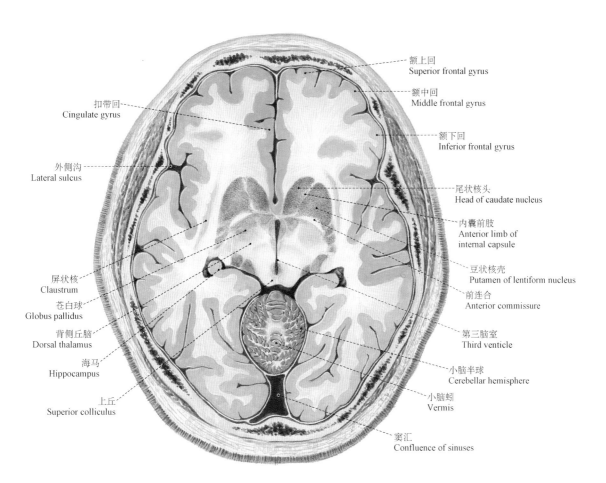

额上回
Superior frontal gyrus

额中回
Middle frontal gyrus

扣带回
Cingulate gyrus

额下回
Inferior frontal gyrus

外侧沟
Lateral sulcus

尾状核头
Head of caudate nucleus

内囊前肢
Anterior limb of
internal capsule

屏状核
Claustrum

豆状核壳
Putamen of lentiform nucleus

苍白球
Globus pallidus

前连合
Anterior commissure

背侧丘脑
Dorsal thalamus

第三脑室
Third venticle

海马
Hippocampus

小脑半球
Cerebellar hemisphere

上丘
Superior colliculus

小脑蚓
Vermis

窦汇
Confluence of sinuses

424. 头部水平断面（经上丘）
Horizontal section of the head through the superior colliculus

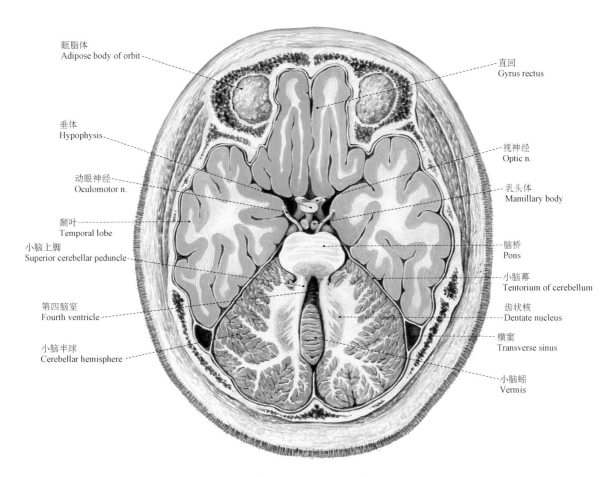

眶脂体
Adipose body of orbit

垂体
Hypophysis

动眼神经
Oculomotor n.

颞叶
Temporal lobe

小脑上脚
Superior cerebellar peduncle

第四脑室
Fourth ventricle

小脑半球
Cerebellar hemisphere

直回
Gyrus rectus

视神经
Optic n.

乳头体
Mamillary body

脑桥
Pons

小脑幕
Tentorium of cerebellum

齿状核
Dentate nucleus

横窦
Transverse sinus

小脑蚓
Vermis

425. 头部水平断面（经脑桥）
Horizontal section of the head through the pons

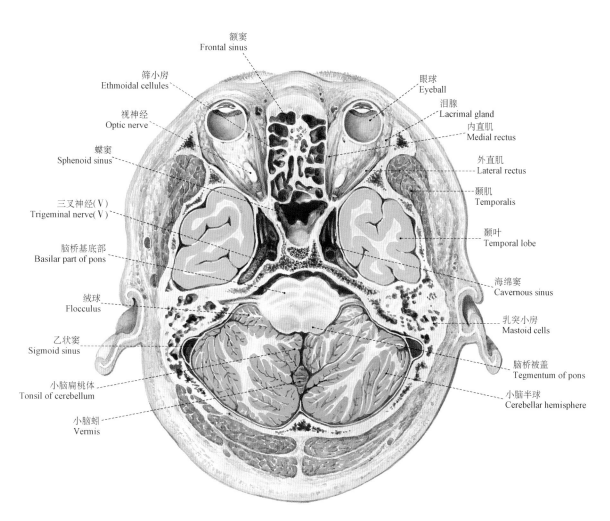

额窦
Frontal sinus

筛小房
Ethmoidal cellules

眼球
Eyeball

泪腺
Lacrimal gland

视神经
Optic nerve

内直肌
Medial rectus

蝶窦
Sphenoid sinus

外直肌
Lateral rectus

三叉神经(Ⅴ)
Trigeminal nerve(Ⅴ)

颞肌
Temporalis

脑桥基底部
Basilar part of pons

颞叶
Temporal lobe

绒球
Flocculus

海绵窦
Cavernous sinus

乙状窦
Sigmoid sinus

乳突小房
Mastoid cells

小脑扁桃体
Tonsil of cerebellum

脑桥被盖
Tegmentum of pons

小脑蚓
Vermis

小脑半球
Cerebellar hemisphere

426. 头部水平断面（经筛小房）
Horizontal section of the head through the ethmoidal cellules

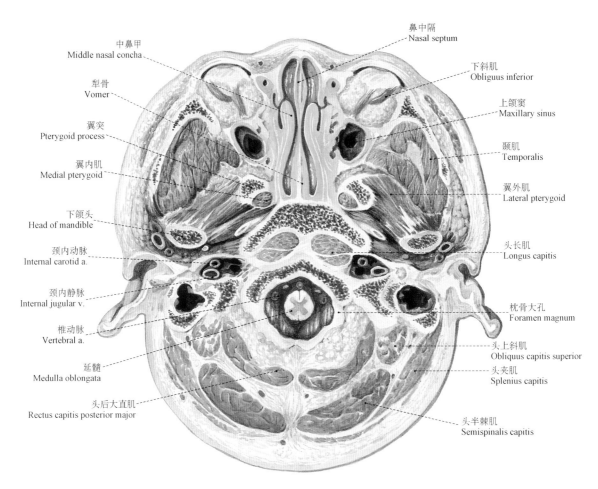

中鼻甲
Middle nasal concha

犁骨
Vomer

翼突
Pterygoid process

翼内肌
Medial pterygoid

下颌头
Head of mandible

颈内动脉
Internal carotid a.

颈内静脉
Internal jugular v.

椎动脉
Vertebral a.

延髓
Medulla oblongata

头后大直肌
Rectus capitis posterior major

鼻中隔
Nasal septum

下斜肌
Obliguus inferior

上颌窦
Maxillary sinus

颞肌
Temporalis

翼外肌
Lateral pterygoid

头长肌
Longus capitis

枕骨大孔
Foramen magnum

头上斜肌
Obliquus capitis superior

头夹肌
Splenius capitis

头半棘肌
Semispinalis capitis

427. 头部水平断面（经枕骨大孔）
Horizontal section of the head through the foramen magnum

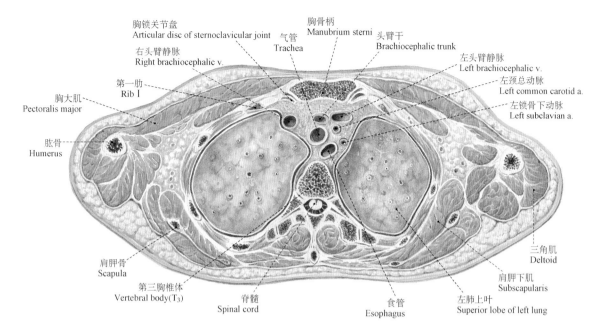

胸锁关节盘
Articular disc of sternoclavicular joint

气管
Trachea

胸骨柄
Manubrium sterni

头臂干
Brachiocephalic trunk

右头臂静脉
Right brachiocephalic v.

左头臂静脉
Left brachiocephalic v.

左颈总动脉
Left common carotid a.

左锁骨下动脉
Left subclavian a.

第一肋
Rib I

胸大肌
Pectoralis major

肱骨
Humerus

肩胛骨
Scapula

第三胸椎体
Vertebral body(T₃)

脊髓
Spinal cord

食管
Esophagus

左肺上叶
Superior lobe of left lung

肩胛下肌
Subscapularis

三角肌
Deltoid

428. 躯干水平断面（经第三胸椎体,下面观）
Horizontal section of the trunk through the 3rd thoracic vertebral body. Inferior aspect

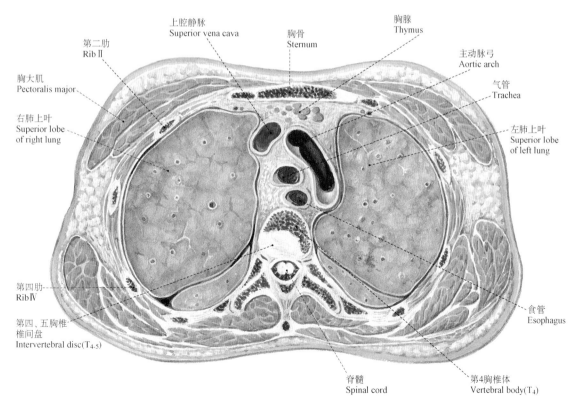

上腔静脉
Superior vena cava

胸骨
Sternum

胸腺
Thymus

第二肋
Rib II

胸大肌
Pectoralis major

右肺上叶
Superior lobe of right lung

主动脉弓
Aortic arch

气管
Trachea

左肺上叶
Superior lobe of left lung

第四肋
Rib IV

第四、五胸椎椎间盘
Intervertebral disc(T₄₋₅)

脊髓
Spinal cord

第4胸椎体
Vertebral body(T₄)

食管
Esophagus

429. 躯干水平断面（经第四胸椎体,下面观）
Horizontal section of the trunk through the 4th thoracic vertebral body. Inferior aspect

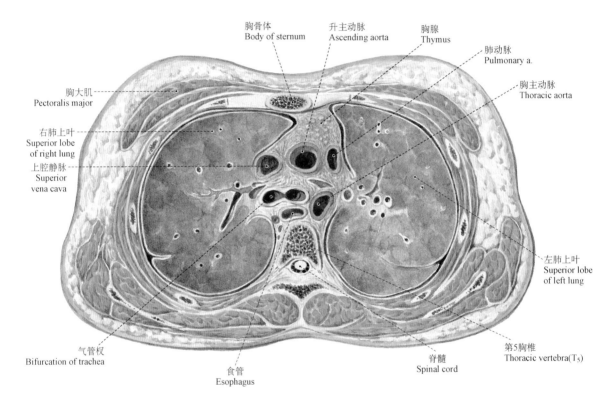

胸骨体
Body of sternum

升主动脉
Ascending aorta

胸腺
Thymus

肺动脉
Pulmonary a.

胸大肌
Pectoralis major

胸主动脉
Thoracic aorta

右肺上叶
Superior lobe
of right lung

上腔静脉
Superior
vena cava

左肺上叶
Superior lobe
of left lung

气管杈
Bifurcation of trachea

第5胸椎
Thoracic vertebra(T5)

食管
Esophagus

脊髓
Spinal cord

430. 躯干水平断面（经气管杈,下面观）
Horizontal cection of the trunk through the bifurcation of trachea. Inferior aspect

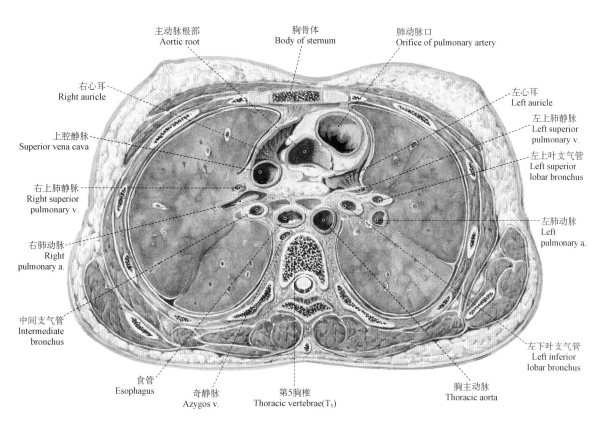

主动脉根部
Aortic root

胸骨体
Body of sternum

肺动脉口
Orifice of pulmonary artery

右心耳
Right auricle

左心耳
Left auricle

上腔静脉
Superior vena cava

左上肺静脉
Left superior
pulmonary v.

左上叶支气管
Left superior
lobar bronchus

右上肺静脉
Right superior
pulmonary v.

左肺动脉
Left
pulmonary a.

右肺动脉
Right
pulmonary a.

中间支气管
Intermediate
bronchus

左下叶支气管
Left inferior
lobar bronchus

食管
Esophagus

奇静脉
Azygos v.

第5胸椎
Thoracic vertebrae(T₅)

胸主动脉
Thoracic aorta

431. 躯干水平断面（经第五胸椎体,下面观）
Horizontal section of the trunk through the 5th thoracic vertebral body. Inferior aspect

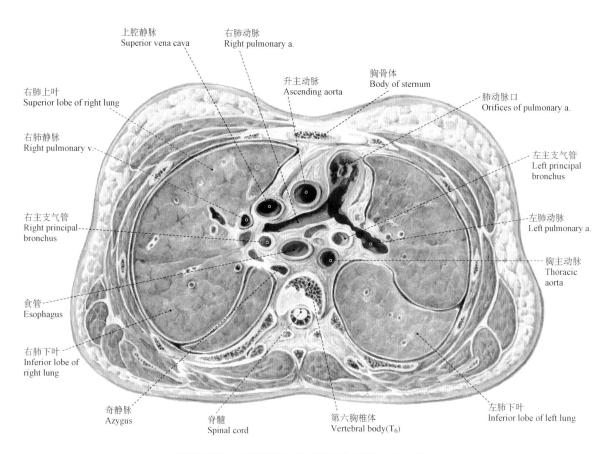

上腔静脉
Superior vena cava

右肺动脉
Right pulmonary a.

升主动脉
Ascending aorta

胸骨体
Body of sternum

右肺上叶
Superior lobe of right lung

肺动脉口
Orifices of pulmonary a.

右肺静脉
Right pulmonary v.

左主支气管
Left principal bronchus

右主支气管
Right principal bronchus

左肺动脉
Left pulmonary a.

胸主动脉
Thoracic aorta

食管
Esophagus

右肺下叶
Inferior lobe of right lung

奇静脉
Azygus

脊髓
Spinal cord

第六胸椎体
Vertebral body(T₆)

左肺下叶
Inferior lobe of left lung

432. 躯干水平断面（经第六胸椎体,下面观）
Horizontal section of the trunk through the 6th thoracic vertebral body. Inferior aspect

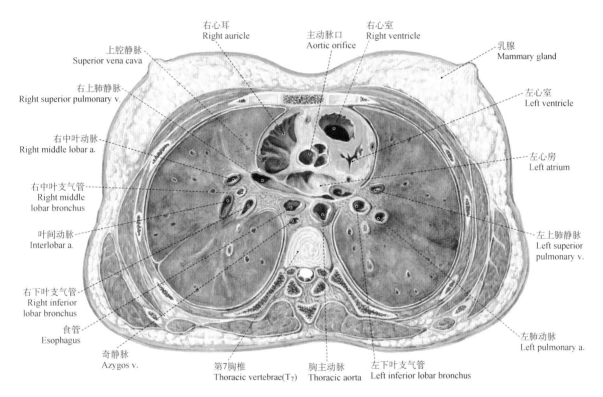

右心耳
Right auricle

主动脉口
Aortic orifice

右心室
Right ventricle

上腔静脉
Superior vena cava

乳腺
Mammary gland

右上肺静脉
Right superior pulmonary v.

左心室
Left ventricle

右中叶动脉
Right middle lobar a.

左心房
Left atrium

右中叶支气管
Right middle
lobar bronchus

叶间动脉
Interlobar a.

左上肺静脉
Left superior
pulmonary v.

右下叶支气管
Right inferior
lobar bronchus

食管
Esophagus

奇静脉
Azygos v.

左肺动脉
Left pulmonary a.

第7胸椎
Thoracic vertebrae(T₇)

胸主动脉
Thoracic aorta

左下叶支气管
Left inferior lobar bronchus

433. 躯干水平断面（经第七胸椎体,下面观）
Horizontal section of the trunk through the 7th thoracic vertebral body. Inferior aspect

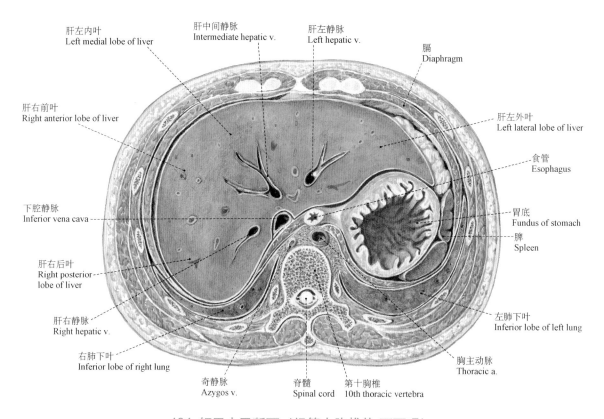

肝左内叶
Left medial lobe of liver

肝中间静脉
Intermediate hepatic v.

肝左静脉
Left hepatic v.

膈
Diaphragm

肝右前叶
Right anterior lobe of liver

肝左外叶
Left lateral lobe of liver

食管
Esophagus

下腔静脉
Inferior vena cava

胃底
Fundus of stomach

脾
Spleen

肝右后叶
Right posterior
lobe of liver

肝右静脉
Right hepatic v.

左肺下叶
Inferior lobe of left lung

右肺下叶
Inferior lobe of right lung

胸主动脉
Thoracic a.

奇静脉
Azygos v.

脊髓
Spinal cord

第十胸椎
10th thoracic vertebra

434. 躯干水平断面（经第十胸椎体,下面观）
Horizontal section of the trunk through the 10th thoracic vertebral body. Inferior aspect

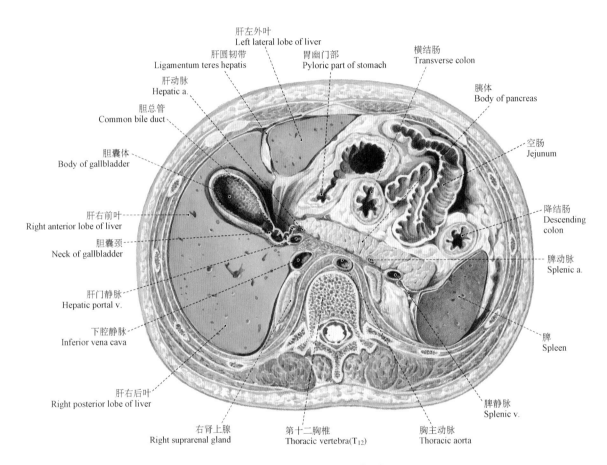

肝左外叶
Left lateral lobe of liver

肝圆韧带
Ligamentum teres hepatis

胃幽门部
Pyloric part of stomach

横结肠
Transverse colon

肝动脉
Hepatic a.

胰体
Body of pancreas

胆总管
Common bile duct

胆囊体
Body of gallbladder

空肠
Jejunum

肝右前叶
Right anterior lobe of liver

降结肠
Descending colon

胆囊颈
Neck of gallbladder

脾动脉
Splenic a.

肝门静脉
Hepatic portal v.

下腔静脉
Inferior vena cava

脾
Spleen

肝右后叶
Right posterior lobe of liver

脾静脉
Splenic v.

右肾上腺
Right suprarenal gland

第十二胸椎
Thoracic vertebra(T$_{12}$)

胸主动脉
Thoracic aorta

435. 躯干水平断面（经第十二胸椎体,下面观）
Horizontal section of the trunk through the 12th thoracic vertebal body. Inferior aspect

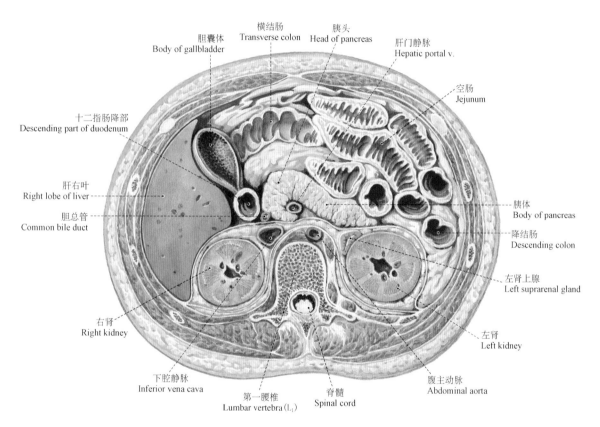

胆囊体
Body of gallbladder

横结肠
Transverse colon

胰头
Head of pancreas

肝门静脉
Hepatic portal v.

空肠
Jejunum

十二指肠降部
Descending part of duodenum

肝右叶
Right lobe of liver

胆总管
Common bile duct

胰体
Body of pancreas

降结肠
Descending colon

左肾上腺
Left suprarenal gland

右肾
Right kidney

左肾
Left kidney

下腔静脉
Inferior vena cava

第一腰椎
Lumbar vertebra (L₁)

脊髓
Spinal cord

腹主动脉
Abdominal aorta

436. 躯干水平断面（经第一腰椎,下面观）
Horizontal section of the trunk through the 1st lumbar vertebra. Inferior aspect

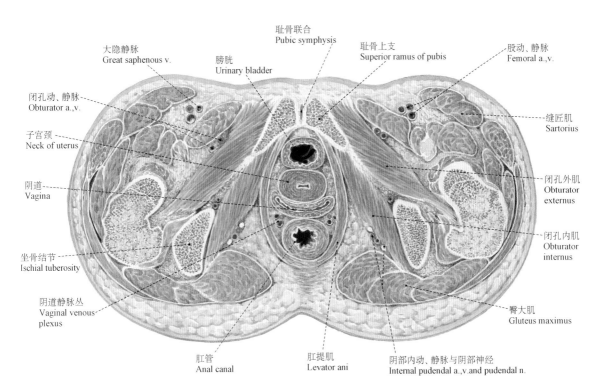

大隐静脉
Great saphenous v.

膀胱
Urinary bladder

耻骨联合
Pubic symphysis

耻骨上支
Superior ramus of pubis

股动、静脉
Femoral a.,v.

闭孔动、静脉
Obturator a.,v.

缝匠肌
Sartorius

子宫颈
Neck of uterus

阴道
Vagina

闭孔外肌
Obturator externus

闭孔内肌
Obturator internus

坐骨结节
Ischial tuberosity

阴道静脉丛
Vaginal venous plexus

臀大肌
Gluteus maximus

肛管
Anal canal

肛提肌
Levator ani

阴部内动、静脉与阴部神经
Internal pudendal a.,v.and pudendal n.

437. 躯干水平断面（经耻骨联合，女）
Horizontal section of the trunk through the pubic symphysis, Female